Lactancia y trabajo

Alba Padró

Lactancia y trabajo

Cómo volver sin morir en el intento

LactApp

Grijalbo

Papel certificado por el Forest Stewardship Council®

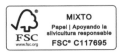

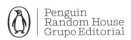

Primera edición: abril de 2024

Printed in Spain – Impreso en España

ISBN: 978-84-253-6439-6
Depósito legal: B-1.779-2024

Compuesto en Fotocomposición gama, sl
Impreso en Gómez Aparicio, S.L.
Casarrubuelos (Madrid)

GR 6 4 3 9 6

A las mujeres de mi familia

ÍNDICE

PRÓLOGO

Mi hijo Theo tenía un mes de vida y ya había navegado en góndola. Minutos antes de posar ante decenas de fotógrafos en el Festival de Cine de Venecia, estuve en un sillón cercano, rodeada de artistas, maquilladores y técnicos inmersos en lo que allí acontecía... Lo que me diferenciaba del resto es que yo lo hacía con la teta fuera. Mientras un maquillador me daba los últimos retoques, mi bebé comía ajeno a todo aquel barullo lleno de lentejuelas... Y ojalá pudiera recordar los pensamientos exactos que me invadieron frente a las cámaras, pero a grandes rasgos eran algo así como «Vamos a hacer esto rápido, que necesito ir a ver cómo está mi niño».

Se había quedado en brazos de Marta, mi jefa de prensa, mi amiga... Sabía que lo perdería de vista solo unos minutos, pero yo estaba ante aquellas personas, con una sonrisa tímida y el corazón roto... Deseando que aquello terminara para poder correr a abrazarlo.

Yo. Que era de esas que, antes de ser madre, pensaba que tener un bebé podía compatibilizarse al cien por cien con una carrera profesional y que el mero hecho de parir no haría que quisiera frenar... Me había costado mucho esfuerzo hacerme un hueco en mi industria, y tener un hijo no podía ser la excusa que utilizáramos todos para que el teléfono dejara de sonar. Pero claro, como os decía, esto lo pensaba sin ser madre.

Por eso, cerré varios compromisos profesionales durante mi embarazo... Me avalaba la inexperiencia.

Dos meses más tarde, me recuerdo en el aeropuerto de Madrid, a punto de romper a llorar, aterrada, pensando cosas como «¿Por qué compro tantas papeletas para que pase algo malo?». Iba a rodar una película en Uruguay... Esta vez, nos acompañaba mi madre (parte fundamental de mis dos pospartos), que había pedido vacaciones en su trabajo para que yo pudiera hacer el mío y así no tuviera que renunciar a la lactancia...

Tres años después, escribo estas líneas en un tren, camino a Barcelona para enfrentarme al siguiente rodaje. Llevo una mochila con un guion, dos libros, un par de bolis y el sacaleches.

Ahora mi hijo pequeño, Piero, tiene dieciséis meses y he vuelto a tropezar en todas las piedras. Desde coger todos los trabajos para demostrar al mundo que ser madre no me hace menos profesional (y que para mí mi trabajo sigue siendo importante), pasando por querer dar la teta a demanda a pesar de las jornadas interminables y los viajes, hasta haber iniciado un destete que aún no ha fraguado, porque la realidad de todo esto es que ni mi hijo ni yo queremos que esta etapa termine todavía.

¿Y cuál es el denominador común de toda esta historia? La autora de esta maravilla que tienes entre las manos. Alba, nunca podré estarte lo suficientemente agradecida por tu acompañamiento, tu trabajo, tus libros y toda la información que me has brindado... Has sido mi luz y mi guía en este proceso, en el que, aparte de mucho amor y felicidad, ha habido mucha amargura con nombres como «mastitis», «cirugía de frenillo», «destete», «conciliación...».

Creo que el sistema y la sociedad aún no están preparados para que las mujeres tengamos hijos sin que haya consecuencias en nuestra carrera profesional o en nuestra crianza. Sobre todo, si quieres amamantar... A todo esto se suma nuestra creencia de que no somos productivas si no estamos generando ingresos, si no podemos demostrar que cotizamos... Cuando realmente no hay nada más productivo, difícil e increíble que construir a una persona desde cero. Así que mientras buscamos la forma de hacérselo saber a quienes manejan el cotarro, para que construyan políticas que favorezcan una conciliación real, podemos rodearnos de mujeres profesionales y entregadas como Alba, para que el camino no solo sea más dulce, sino viable.

Termino este prólogo compartiendo con vosotras que alguien me dijo alguna vez que «el posparto dura toda la vida». Y, después de estos tres años, os diré que me lo estoy empezando a creer...

Sara Sálamo

LA SOPA DE MAMÁ OSA ESTÁ FRÍA

Creo que esto nunca lo he contado. Antes de esta vida, antes de ser IBCLC (International Board Certified Lactation Consultant), antes de cocrear una app, antes de escribir libros, antes de hacer stories mañaneras como una religión, antes de hablar de tetas todo el día…, yo era una chica de veintitrés años, estudiante de cuarto curso de Escritura Dramática en el Institut del Teatre de Barcelona y autónoma en un negocio familiar.

Con mi marido, solo un año atrás, y con la ayuda de mis padres, nos habíamos aventurado a montar un bar-restaurante. Yo en esa época era un poco chica para todo: cocinaba, estaba en la barra, limpiaba, atendía a los clientes con terror (y mucha vergüenza) y, por la tarde, estudiaba. Cuando me quedé embarazada, creí que nada cambiaría. ¡Bendita ingenuidad!

Con María hice una «pseudobaja» de cuatro meses; si eres autónoma y no trabajas, no cobras, pero al ser el negocio familiar, pude dejar un poco de lado el trajín de la cocina y centrarme en la crianza de la niña. Aún creía que podía

con todo y que podría volver a mi antigua vida sin tener que renunciar a nada. Cuando María cumplió cuatro meses el peso de la realidad cayó sobre mí y la pregunta más repetida a la que no tenía solución era «¿Qué harás?». En algún momento, antes de quedarme embarazada, estaba segura de que podría hacerlo todo. Que todas las madres lo conseguían y que, por supuesto, a mí me pasaría igual. Todo era mentira, no podía hacerlo todo ni seguir con mi vida anterior, y aquí irremediablemente empezaron las renuncias. Renuncié a estudiar, quizá era muy joven y eso sin duda no ayudó.

María se crio en El Racó de l'Alba, que era nuestro restaurante, y en el supermercado, con los clientes que nos ayudaban cuando tenía sueño y el local estaba lleno hasta la bandera… Creo que en el fondo puedo decir que fue una suerte (yo lo siento así, no sé ella), pero fue la manera de no separarnos hasta los dieciocho meses, cuando empezó la escuela infantil. Muchas otras madres no tienen la oportunidad de poder trabajar con sus hijos a cuestas.

Y no, no es fácil, ni quiero romantizar esos meses de locura, pero lo hicimos. Y nuestra pequeña tribu de clientes demostró que en realidad cuidar de una niña no es algo que una mujer pueda hacer completamente sola: en compañía todo es mejor y a veces más fácil. Cuando nació Abril la cosa fue parecida, pero me reincorporé al trabajo a los quince días. Su día a día era el mío: dejar a su hermana en la escuela, planificar la comida en el restaurante, comprar, cocinar e irme para casa hasta las cinco, hora a la que aparecía María. Esa era mi vida. No me daba para más. ¿Cuántas de vosotras habéis vivido la misma mentira? Hay que renunciar siempre a algo. Cuando te conviertes por primera vez en madre, es quizá el momento en el que te das cuenta de qué va todo, de cómo está montado y de lo que puede significar para una mujer ser madre.

NOSOTRAS: HIJAS, MADRES Y ABUELAS

¿Pensaste que tu vida cambiaría tanto? Al menos con el primero, que con el segundo ya tienes cierta experiencia. Pero con el nacimiento de tu primer hijo el mundo se da la vuelta como un calcetín. Todo cambia: las prioridades, los miedos, tu cuerpo, lo que creías que sabías, tus emociones, lo que tenías como algo seguro..., y sí, muchas veces esto llevará también a que tu trabajo cambie.

Cuando era pequeña mi abuela repetía una frase que yo no entendía, y la decía mucho. Hasta que no fui madre por primera vez no la comprendí. Y es que no me la decía solo a mí, sino a sus tres nietas. Era una frase recurrente cuando estábamos juntas, lo que ocurría únicamente en las vacaciones escolares, cuando ella y mi abuelo se hacían cargo de nosotras. Entonces, mientras nos miraba jugar, aseguraba como una letanía: «Cómo me gusta tener nietas, pero hubiera preferido que fuerais niños».

Esa frase que tantas veces escuché en mi infancia, esa que yo entendía como un desprecio a lo que éramos y que no podía enmarcarla en ningún otro contexto, cobró todo su sentido cuando me convertí en madre.

Mi abuela materna era maestra. Cuando era muy pequeña su madre murió y se crio en un internado de monjas. Me atrevo a aventurar que esta circunstancia, un sentimiento de pérdida y rechazo enormes, pues su padre se volvió a casar y tuvo un hijo al que no apartaron de la familia como a ella, le forjó un carácter duro y muy seco. Si además a todo eso le sumas una guerra civil de por medio, mi abuela era la rectitud, el trabajo duro y la entrega a la familia personalizadas. Fue maestra durante la Guerra Civil y trabajó en diversas colonias textiles instruyendo a los pequeños. Cuando se casó, dejó de trabajar, que también me atrevo a afirmar que era su pasión, para dedicarse a cuidar de su marido y de sus hijas. Mi abuela contaba con la presencia de una mujer que la ayudaba en las tareas del hogar y junto con mi bisabuela (la madre de mi abuelo) las tres se dedicaban a la familia. Mi abuelo, que era médico, no tenía nada que hacer cuando llegaba a casa más que sentarse a la mesa y comer. No lo recuerdo haciendo nada en casa, nada de nada, ni lo más mínimo. Él aportaba el dinero y el prestigio a la familia y ella se ocupaba de todo lo demás, que evidentemente no tenía ningún reconocimiento. Era su obligación, lo que se esperaba de ella.

Y, por otro lado, también tenía el ejemplo de mi abuela paterna, que no trabajó nunca. Poseía una posición social más acomodada y varias sirvientas en casa se encargaban de todo mientras ella se ocupaba de sus dos hijos. Mi abuelo paterno trabajaba en la importación de algodón y textiles y procedía de una estirpe de banqueros; y tampoco lo recuerdo (que por edad no es raro, pues murió cuando yo era muy pequeña y él en ese momento ya estaba muy enfermo) ocupándose de nada que tuviera que ver con la casa o con sus hijos. Mi abuela vivía para cuidar y agradar. Era una mujer afable de ojos azules, no recuerdo que tuviera aficiones o intereses más allá de quedar con las amigas, cocinar de vez en cuando y atender a sus hijos que, por cierto, se llevaban quince años de diferencia, lo que hizo que mi tía fuera en parte una segunda madre para mi padre.

Mis dos abuelas eran muy diferentes, pero las dos se dedicaban y vivían para atender a sus maridos e hijos. Mi abuela quería tener nietos, ella sabía algo que yo no y que no conseguía o

no quería explicar. Hasta que con veintitrés años no me convertí en madre no pude comprender las dimensiones de su deseo. Y creo que esto a muchas de las que estáis leyendo este libro os habrá pasado algo similar. Estoy segura de que cada una de vosotras podría contar las historias de sus abuelas y madres, relatos de crianza, renuncia y de mucho sacrificio ante realidades muy complejas. Escuchar estos testimonios es crucial para comprender y valorar la evolución de los roles de género a lo largo del tiempo, así como para reconocer las luchas y los logros en la búsqueda de la igualdad de género. Estas historias proporcionan una perspectiva universal e invaluable sobre cómo ha cambiado la sociedad y cómo las mujeres han enfrentado desafíos y han contribuido al progreso.

En primer lugar, nos permiten contextualizar su realidad y apreciar cómo las mujeres han desempeñado roles multifacéticos a lo largo de las generaciones. Las narrativas de madres y abuelas revelan las responsabilidades tradicionales de la crianza, que a menudo incluían la atención a la familia y al hogar. Al escuchar estas experiencias, podemos entender cómo estas mujeres compaginaron (o no) sus compromisos familiares con sus aspiraciones personales y profesionales.

Además, conocer las historias de trabajo remunerado y las renuncias que hicieron nuestras madres y abuelas nos ayuda a valorar los avances en la igualdad de género y a respetar los sacrificios que realizaron. Muchas mujeres afrontaron discriminación en el ámbito laboral y se vieron obligadas a renunciar a sus ambiciones debido a normas sociales restrictivas. Al aprender estas narrativas, podemos apreciar el esfuerzo que ha sido necesario para superar estas barreras y luchar por la igualdad y la equidad en el trabajo y en otros aspectos de la vida.

Además, esto también fomenta la empatía y la conexión intergeneracional. Comprender los desafíos a los que se enfrentaron nuestras madres y abuelas nos ayuda a valorar las oportunidades que tenemos hoy en día y a honrar su legado abogando por un mundo más igualitario. Sus experiencias nos inspiran a continuar trabajando por la eliminación de estereotipos de género, roles rígidos y desigualdades, para que las futuras generaciones puedan disfrutar de mayores posibilidades y opciones. Y esto no es solo algo que debemos escuchar y leer las mujeres, sino algo que debe llegar también a los hombres, porque por desgracia aún este mundo está dirigido por los hombres y a pequeña escala encontramos en nuestro trabajo estas desigualdades. Espacios públicos y privados pensados por y para hombres, donde las necesidades de mujeres y niños pocas veces se tienen en cuenta. Las políticas de empresa y las leyes de protección a la maternidad no ponen al más vulnerable en el centro, no priorizan el cuidado y la atención, sino la productividad, y eso afecta de lleno a las mujeres y a sus hijos/as.

CUANDO TE CONVIERTES EN MADRE

Cuando te conviertes en madre se despliega un mundo paralelo en el que se espera de ti una serie de cosas, en el que te van a caer muchas responsabilidades que hasta el momento no tenías en tu vida. Y, a veces, las expectativas versus la realidad que te ofrece tu pareja pueden cambiar, sorprender o decepcionar, como veremos más adelante.

La realidad de las mujeres al convertirse en madres es una experiencia profundamente compleja y variada que abarca una amplia gama de emociones, desafíos y cambios en la vida. Ser madre es un viaje que implica alegrías inmensas, pero también impone presiones y expectativas, tanto internas como externas. Y es que desde la concepción hasta el parto y más allá, las mujeres se enfrentan a una serie de desafíos y realidades que a menudo son subestimados, mal comprendidos y de los que se habla poco.

El embarazo es un momento de transformación física y emocional. Las mujeres experimentamos cambios en nuestro cuerpo que pueden ir acompañados de una gran variedad de síntomas como náuseas, fatiga y alteraciones en el estado de ánimo, pero esto no es todo. Las sensaciones, las ilusiones, los miedos, las expectativas, la proyección de cómo será nuestro bebé y nuestra maternidad están muy presentes a lo largo de los nueve meses. Todas fantaseamos en algún momento, pero de la fantasía a la realidad hay un trecho. Además, el proceso puede resultar abrumador en términos de responsabilidad y cuidado. Las decisiones sobre la salud del bebé y el parto son solo algunas de las preocupaciones que nos pueden generar estrés y ansiedad. Y sí, ya veis que no hablo de lactancia, pues la mayoría de las mujeres en esta etapa aún no tenemos en cuenta la lactancia.

Llegamos al parto, que en sí mismo es un evento único y desafiante. Lo que debería ser siempre y sin excusas una experiencia hermosa, en muchos casos se torna traumática y dolorosa. Es aquí donde en ocasiones las expectativas y la realidad pueden no coincidir, lo que lleva a sentimientos de decepción o fracaso si las cosas no salen como se habían planeado.

Una vez que la maternidad comienza oficialmente, las mujeres a menudo se enfrentan a otros desafíos en su salud mental. La «depresión posparto» es un término que ha ganado reconocimiento en los últimos años, pero la realidad es que las mujeres pueden experimentar una variedad de problemas de salud mental después de dar a luz. La ansiedad, el agotamiento y las dudas sobre la capacidad para criar a un hijo pueden ser muy reales y debilitantes. La presión social de ser una «madre perfecta» y la comparación constante en las redes sociales pueden exacerbar estos sentimientos y hacer que las mujeres sientan que están fallando en su papel de madres.

EL MOTIVO: LA VUELTA AL TRABAJO

Cuando las mujeres abandonan la lactancia y se les pregunta las razones por las que la han dejado, las causas esgrimidas principalmente son tres: el dolor, la falta de leche (o la percepción de falta de leche) y la vuelta al trabajo.

Hay una cosa de la que no hemos hablado y es la concepción que tenemos sobre la lactancia materna como algo muy breve que sabemos que suele durar poco; días, quizá meses, pues se han encargado de decirnos que lo normal es, en algún momento, dejar la lactancia y empezar con la fórmula. Yo misma pensaba esto, estaba segura de que había un momento en el que era necesario dejar la lactancia, no me preguntes la razón, pero lo tenía muy asumido, tanto que tardé meses en darme cuenta de que no era así. Y eso que la lactancia con mi primera hija fue perfecta, por lo que dejarla no pasó nunca por mi mente. Literalmente el único problema que tenía era que me sentía sola. Y otra dificultad fue no saber nada sobre el crecimiento ni las necesidades de un bebé. Te prometo que pensaba que a los cuatro meses venía a ser como un niño de diez años que más o menos se podía apañar solo en la vida.

La vuelta al trabajo después del parto es otro aspecto de la realidad que puede ser desafiante. Las mujeres a menudo luchan por encontrar un equilibrio entre sus responsabilidades laborales y las necesidades de sus hijos. La falta de políticas de permiso por maternidad adecuadas y el estigma asociado con las pausas en la carrera profesional pueden hacer que se sientan presionadas para volver al trabajo antes de estar emocional o físicamente preparadas. Además, la falta de apoyo adecuado en el lugar de trabajo puede dificultar transitar entre las nuevas demandas de la maternidad mientras se cumplen las responsabilidades laborales.

«Me reincorporé a trabajar con mi bebé de siete meses; aun así, la veo tan pequeña que no entiendo cómo en tantos años esta baja no se ha ampliado para favorecer no solo la lactancia, sino también el desarrollo integral de los pequeños. Nos vemos obligadas a dejar la teta durante el día. Sí, obligadas. Seguiremos con ella por la noche lo que nos dure, lo que lo podamos mantener».

Alejandra Alvarado

Aún pesa mucho la división tradicional de roles en la crianza de los hijos,[1] que tiene un impacto en la realidad, en el día a día y en la carga mental de las mujeres como madres. A menudo, se espera que las mujeres asuman la mayor parte de las responsabilidades del cuidado de los peques, lo que puede limitar sus oportunidades de desarrollo profesional y personal. Esto además provoca sentimientos de aisla-miento, agotamiento y falta de reconocimiento por el trabajo que realizan. Y a la par, no podemos olvidar la sensación de incredulidad cuando te das cuenta de qué va esto. Habitualmente la vida de los padres/pareja cambia poco, pero es que la de las madres suele dar en la mayoría de los casos un giro de ciento ochenta grados. Nunca en tan pocas horas tu vida presente y futura va a cambiar de manera tan drástica. Con el primero crees que va a ser todo lo mismo, que podrás seguir con tus rutinas, que el bebé se adaptará a tu realidad, que como duermen, hacen caca, comen y vuelven a dormir vas a tener tiempo de todo. Y cuando estás en ello te das cuenta de que no dispones de ni un segundo para respirar. El día pasa sin que hayas hecho nada especial, aparte de mantener a un humano vivo, que de por sí y, aunque no lo parezca, es un trabajazo.

Y ahí empiezan las renuncias y los cambios de planes.

LAS RENUNCIAS DE LAS MUJERES

¿Cuántas de vosotras habéis vivido la misma mentira? Hay que renunciar siempre a algo. Las renuncias forman parte de nuestras vidas desde ese momento. Y no vienen solas, sino de la mano de la culpa. La culpa es un elemento de flagelación pensado al detalle. Ha-

---

[1] Sé que alguna va a leer esto y no se va a sentir representada, de lo que me alegro infinito. Estoy hablando de tendencias generales en lo que a crianza de los hijos se refiere.

gas lo que hagas, renuncies a lo que renuncies, aparecerá; y si no renuncias a nada, también lo hará, y te aseguro que sin renuncia hay algo a lo que no podrás llegar de manera completa.

Nos han metido en la cabeza que tenemos que ser supermujeres y que podemos con todo: la vida familiar, la crianza y el trabajo (y si eres estudiante, suma una cosa más). Los malabares no son nada fáciles y siempre hay una pelota que se cae y termina todo el espectáculo. Tener que hacerlo todo, y no solo eso, hacerlo de manera perfecta, es una gran falacia. Cuando te conviertes en madre no te salen dos brazos extras ni tus días suman horas. Sentir que no llegas y que no haces nada importante en todo el día forma parte de tu realidad. Y esto empieza ya en el embarazo. Corre un vídeo por redes de una cómica argentina que es reprendida por su pareja cuando esta llega a casa y él le pregunta: «¿No has hecho nada en todo el día?». Y ella, con un par de ovarios, le responde: «Yo he estado haciendo un bebé. He estado haciendo manitas, piececitos… y, ¿tú? ¿Una tabla de Excel?». El embarazo es de por sí un tsunami en nuestros cuerpos y debemos seguir acudiendo al trabajo hasta el final del embarazo. Hay embarazos plácidos, pero también durísimos. Y aun siendo un embarazo sencillo o relativamente sencillo, los cambios que experimentamos en nuestro cuerpo, en nuestra mente y en nuestras prioridades nos hacen modificar los puntos de vista.

La maternidad nos lleva a las mujeres a hacer muchas renuncias en relación con el trabajo, pero no solo esto, sino también en nuestra vida en general. Estas pueden variar según las circunstancias individuales y culturales, pero podemos reconocer muchas de ellas.

Una de las renuncias más comunes es en términos de **carrera profesional**. Algunas mujeres pueden decidir reducir sus horas de trabajo, aceptar empleos a tiempo parcial o incluso pausar sus carreras profesionales para cuidar a sus hijos. Esta elección puede tener un impacto en el avance profesional, limitar las oportunidades de ascenso y desarrollo, y además cambiar su poder adquisitivo. Sí, la **estabilidad financiera** también puede verse afectada. Al reducir las horas de trabajo o dejar temporalmente el empleo, nos enfrentamos a una disminución de los ingresos. Y, todo esto, sin olvidar que la persistente brecha salarial de género es susceptible de ampliarse debido a estas decisiones.

«Cuando volví a trabajar, tuve que reducir mi jornada a cinco horas, es decir, para poder compaginar a mi hija y mi trabajo tuve que renunciar a parte de mi sueldo».

Jennifer

Y sin olvidar en este punto que muchas mujeres renuncian a ser madres por no dejar sus carreras profesionales, y que, si en algún momento se replantean quedarse embarazadas, es probable que su fertilidad haya mermado y tengan que verse envueltas en costosos (y no hablo solo de dinero) tratamientos de fertilidad.

El **equilibrio entre el trabajo y la vida personal** también puede convertirse en un desafío. La combinación de las responsabilidades laborales y el cuidado de los hijos es agotadora y estresante. La falta de políticas laborales flexibles y de apoyo empeoran esta situación. Cuando el niño enferma en la guardería o en la escuela, ¿a quién llaman? Pues en primer lugar a las madres y, ¿quién deja su trabajo para ir a buscarlos y cuidarlos? Pues las madres. En un estudio hecho hace unos años se contrastaba cómo las mujeres eran las que se suponían encargadas de sus hijos ante estas situaciones, lo que denota de nuevo que el cuidado es esencialmente femenino y que implica hacer renuncias o malabares, o todo a la vez.

Otro aspecto que hay que tener en cuenta es la **autorrealización personal**, que a veces también se ve afectada. Podemos disponer de menos tiempo para dedicarnos a actividades que nos interesan o a nuestro desarrollo personal debido a las demandas de la maternidad. ¿Cuántas habéis tenido que renunciar a actividades o aficiones? Y seguramente algunas estaréis encantadas con esas renuncias, pero seguro que no todas. No es sano ni justo no tener tiempo para dedicarnos a lo que nos gusta, sea lo que sea: leer, ir al gim-nasio, bailar, salir con las amigas, nadar, asistir al teatro o al cine o ¡estudiar!

En términos de **relaciones sociales**, algunas veces se reducen a medida que se dedica más tiempo a la crianza de los hijos y se tiene menos para realizar otras actividades con amigos y otros círculos sociales. Es cierto que en ocasiones estas amistades cambian y vas a necesitar mantener contacto con otras mujeres que estén en situaciones similares a la tuya. Esta es una etapa en la que muchas veces te sentirás incómoda con las antiguas amistades, especialmente con las que no tienen hijos y creen que saben cómo se cría uno. Diría que es una etapa que hemos vivido muchas, y la buena noticia es que al final aparecen amistades afines a nuestro estilo de crianza con las que podemos compartir nuestro día a día.

Todo esto también afecta a la **salud mental y el bienestar emocional**. Las múltiples responsabilidades generan estrés y agotamiento, lo que podría tener un impacto negativo en la salud mental de las mujeres. ¿Te suena el *burnout* de las madres? Este término hace referencia al estado de agotamiento emocional, mental y físico que experimentan algunas debido a la combinación de las demandas y las responsabilidades de la crianza de los hijos, junto con otros compromisos y presiones en sus vidas. Significa literalmente «quemarse» o «agotarse», y se ha aplicado originalmente en contextos laborales para describir el estrés crónico y el agotamiento en el trabajo. En el caso de las madres, el *burnout* se relaciona con la sensación de estar abrumadas por las múltiples tareas y expectativas que conlleva la maternidad, como cuidar de los hijos, mantener la casa perfecta, cumplir con las responsabilidades laborales y atender a las necesidades de la pareja y la familia.

Este síndrome se manifiesta en forma de fatiga extrema, irritabilidad, falta de energía, pérdida de interés en actividades previamente placenteras, dificultad para concentrarse y problemas para dormir. Algunos factores que contribuyen al *burnout* de las madres incluyen la sobrecarga de tareas, la falta de tiempo para sí mismas, las expectativas sociales y personales, la carencia de apoyo, los sentimientos de culpa y autocrítica, y la persistente desigualdad de género en la distribución de responsabilidades.

Es importante destacar que estas renuncias no son universales y pueden variar según factores como la cultura, el entorno laboral, el apoyo familiar y las políticas gubernamentales. Las decisiones que las mujeres toman con relación a la maternidad y el trabajo son personales y llegan incluso a verse influenciadas por una variedad de circunstancias y consideraciones individuales. Pero al fin y al cabo la historia se repite en la mayoría de los casos... Las mujeres renuncian a algo.

«Por motivos económicos y familiares no tuve más remedio que, efectivamente, renunciar a una excedencia o reducción de jornada, que era lo que sentía que necesitábamos ambos. Renunciaría a esos seis meses (y algo más) que deseaba pasar con mi criatura y además no tuve otra opción que, además, incorporarme con guardias maratonianas (veinticuatro horas) por necesidades del servicio. A mi alrededor nadie validó lo que sentía, seguro que con buenas intenciones, pero el mensaje fue que recuperaría mi vida profesional, me vendría bien no estar tanto tiempo en casa y que tenía muchísima suerte de incorporarme en un servicio donde había sala de lactancia».

Cristel Perdigón

LOS DATOS

Tenemos claro que el cuidado de la familia y los niños debería ser una responsabilidad compartida en la pareja, pero también sabemos que puede variar significativamente según las culturas, los contextos sociales y las circunstancias individuales. Sin embargo, históricamente ha existido la tendencia de que las mujeres asuman una carga desproporcionada en esta área.

Según datos de la OCDE (Organización para la Cooperación y el Desarrollo Económicos) de 2021, en promedio, las mujeres dedicaban alrededor del doble de tiempo al cuidado de la familia y los niños en comparación con los hombres. Por ejemplo, en algunos países, las mujeres destinaban aproximadamente el 60 % del tiempo total al trabajo no remunerado, lo que incluye el cuidado de la familia y el hogar, mientras que los hombres dedicaban alrededor del 40 %.

Vamos con más datos (quizá no harían falta, pero es que te quedas con la boca abierta). Según la Encuesta de Uso del Tiempo de Estados Unidos en 2020, las mujeres en ese país dedicaron aproximadamente 4 horas y 20 minutos al día al cuidado de niños y familiares, mientras que los hombres dedicaron alrededor de 2 horas y 40 minutos al día. Esto indica que las mujeres aún asumen una parte muy significativa de las responsabilidades de cuidado en comparación con los hombres. Un informe de la Unión Europea publicado en 2018 mostró que, en los países europeos, las mujeres dedicaban en promedio alrededor del doble de tiempo que los hombres al trabajo no remunerado.

¿Seguimos rascando? Según datos del Instituto Nacional de Estadística de España, en 2020, las mujeres dedicaron aproximadamente 3 horas y 45 minutos al día al cuidado de la familia y del hogar, mientras que los hombres alrededor de 2 horas y 10 minutos. Estas cifras indican que las mujeres asumían una parte significativa de las responsabilidades de cuidado en comparación con los hombres. Además, un informe publicado por el Observatorio Social de «la Caixa» en 2020 reveló que, en España, el 92 % de las mujeres declaraban que se hacían cargo de la mayor parte del cuidado de los hijos en com-

paración con el 39 % de los hombres. Esto refleja una brecha muy significativa en la distribución de las responsabilidades de cuidado.

Y ahora que tenemos cuatro datos, vamos a por más cifras clave, ¿cuántas mujeres trabajan fuera de casa?

Hasta septiembre de 2021, en España, la tasa de actividad femenina (porcentaje de mujeres en edad de trabajar que tienen un empleo remunerado o están buscando activamente empleo) ha aumentado de manera significativa en las últimas décadas. Y, de acuerdo con el Instituto Nacional de Estadística de España, en el segundo trimestre de 2021, la tasa de actividad de las mujeres en España era del 53,9 %. Esto significa que más de la mitad de las mujeres en edad de trabajar tenían un empleo remunerado o estaban buscando activamente empleo en ese periodo.

Y hablemos de salud, un detalle sin importancia. El estado de salud de las mujeres que trabajan fuera de casa puede verse influenciado por una serie de factores. Si bien es cierto que existen estudios que sugieren que las mujeres empleadas tienen mejores indicadores de salud en comparación con las mujeres que no tienen un trabajo remunerado, también se ha observado que sus estilos de vida suelen ser menos saludables en algunos aspectos.

Por un lado, trabajar fuera de casa puede brindar beneficios para la salud de las mujeres, ya que les proporciona una mayor autonomía económica, acceso a seguros de salud y recursos para cuidar de sí mismas. Además, el empleo provoca en ocasiones efectos positivos en la salud mental, al generar una sensación de propósito y logro personal. Pero, por otro lado, los estilos de vida de las mujeres empleadas pueden verse afectados por diversas circunstancias relacionadas con las demandas laborales y la conciliación entre el trabajo y la vida personal. Algunas mujeres se enfrentan a dificultades para equilibrar sus responsabilidades laborales y familiares, lo que irremediablemente conducirá a niveles más altos de estrés y menos tiempo disponible para el autocuidado.

Además, las mujeres empleadas se exponen a factores de riesgo para la salud en el entorno laboral, como el sedentarismo, la falta de actividad física, el estrés laboral, la falta de descanso adecuado y la exposición a ambientes laborales no saludables.

Es importante destacar que los patrones de salud y los estilos de vida varían significativamente entre las mujeres, y no pueden aplicarse a todas las mujeres empleadas. Cada individuo tiene su propia experiencia y contexto personal que influye en su salud y estilo de vida. Para obtener una comprensión más precisa y actualizada sobre este tema, sería útil referirse a estudios científicos y fuentes especializadas que analicen específicamente la relación entre el empleo de las mujeres, su estado de salud y sus estilos de vida.

En cualquier caso, sabemos que es fundamental trabajar hacia una mayor equidad de género en el reparto de las responsabilidades familiares y fomentar la participación activa de los hombres en el cuidado de la familia y los niños, lo que contribuye al bienestar y desarrollo tanto de los individuos como de la sociedad en su conjunto.

MANOS A LA OBRA

Y ahora que te enfrentas a la realidad de volver al mundo laboral después de haber pasado un tiempo cuidando y criando a tu peque, estoy segura de que te recorre una mezcla de emociones intensas. La transición puede generar una compleja amalgama de sentimientos. Es más que probable que te asalten mil dudas, que lo quieras tener todo bajo control o que simplemente desees saber cómo hacerlo posible. He intentado reflejar en este libro todos los aspectos que pueden ayudarte a conseguir tus objetivos, sean los que sean, para que te resulte más fácil ese momento que angustia tanto como es la vuelta al trabajo. Tú que lees este libro, no sé qué quieres, no sé qué vas a poder hacer y mi idea es ayudarte a mantener la lactancia, al menos de alguna manera, pero acompañarte de igual forma si quieres iniciar una lactancia mixta u optas por el destete.

En estas páginas, encontrarás no solo información esencial, sino también apoyo emocional, consejos prácticos y estrategias para conseguir tus objetivos. Este libro está diseñado para apoyarte al máximo en cada paso del camino, brindándote la información y la comunidad que necesitas para encontrar el máximo equilibrio entre la lactancia y el trabajo. ¡Juntas, todo es un poco más fácil!

«Deseaba ser madre, pero al mismo tiempo temía poder combinar la maternidad con mi vida laboral porque era autónoma y me encantaba dedicarle muchas horas al día a mi trabajo. Planifiqué destinar dos o tres semanas al posparto y luego trabajar en remoto con el bebé a la teta. Pero llegó mi bebé y puso mi mundo patas arriba…, tanto que incluso no quise volver a trabajar».

María Berruezo

Igual si has llegado hasta aquí, te está resonando el título de este capítulo, ¿qué tendrá que ver, te preguntarás? Antes que nada, ¿recuerdas a Ricitos de Oro y los tres osos? Estoy segura de que sí, aunque, si no, ya te lo recuerdo yo. Cuando Ricitos de Oro entra en casa de la familia de osos, que están de paseo, la sopa de papá oso quema, la del osito está perfecta y la de mamá osa fría. Nuestra «sopa», cuando nos convertimos en madres, es más que probable que esté fría muchas (demasiadas) veces. El cambio en nuestro día a día, las modificaciones en nuestras prioridades, el cuidado de nuestros hijos, las necesidades profesionales… harán que encontrar la sopa caliente sea un gran cuento.

TODO ES CUESTIÓN DE PLANIFICACIÓN: OBSERVANDO Y EVALUANDO LOS GRISES

Mi madre era docente, trabajaba con mi padre, hacían las mismas horas y tenían similares responsabilidades. Un 13 de noviembre, cerrando las actas del primer trimestre, se puso de parto. Ella siempre dice que quería dejar todo listo antes de ir al hospital, así que hasta que no terminó todo el trabajo, nada de nada. Cuando llegó al hospital al mediodía, el ginecólogo le dijo que primero tenía que comer (él, por supuesto) antes de «hacer el parto». Así que una vez el señor ginecólogo comió, se puso a ello. En ese momento en los partos se usaba pentotal sódico,[2] que dejaba fuera de juego a las mujeres. Así que nací sin que mi madre tenga mucho recuerdo de ello.

Una frase que también me han repetido mucho es que cuando nací lloraba bastante, tanto que una monja soltó: «A esta niña, pan con tomate le vamos a dar». Esto no lo entendí durante muchos años hasta que un día me enteré de que a los bebés en los años setenta se los dejaba en ayuno durante veinticuatro horas para que «limpiaran» el estómago.

Bueno, la cosa es que mi madre no me puso al pecho ni me amamantó, tomó las famosas pastillas para cortar la leche, pues sabía sí o sí que a los quince días de mi nacimiento tenía que dejarme con mi abuela y volver a trabajar. Rememorando el tema, ella me confesó que no dudó, pues era lo que tenía que hacer, ni se planteó la lactancia, debía volver a trabajar..., era lo que se esperaba de ella. Y algo que recuerda con pena es el hecho de que era mi abuela la que

---

[2] El pentotal es un inductor anestésico que se usó en muchos partos en España desde los años setenta hasta los ochenta. Se vendía a las mujeres un lema difícil de superar «el dolor desaparece», pero no se les contaba los efectos que causaba. El primero, era la necesidad de usar oxitocina y el segundo el uso de instrumentación para «sacar» al bebé, ya que la madre, totalmente dormida, no podía participar en el nacimiento. Además, el fármaco provocaba amnesia, de manera que las mujeres no recordaban qué había pasado, y los bebés nacían con un Apgar bajo a causa del descenso de la capacidad respiratoria y los reflejos alterados. Separaban a los bebés de sus madres, los lavaban, y ya vestidos se los entregaban después, pues encima la mayoría pasaban horas en observación para controlar su evolución. Con todo lo que sabemos hoy en día sobre el parto, el nacimiento y la importancia de las primeras horas para el transcurso de la lactancia, es fácil entender la razón por la que las lactancias de nuestras abuelas y madres se fueron a pique.

vivía mis primeras veces y se lo contaba por teléfono: «¡Ha dado los primeros pasos!».

Hace un tiempo encontré una imagen de peces por internet. Y, desde ese momento la he usado para ilustrar todas las charlas de lactancia y vuelta al trabajo que imparto.

Imagino que alguna de vosotras no entenderá nada de nada en estos momentos: ¿qué tienen que ver los peces con la vuelta al trabajo? Pues la verdad es que mucho.

En la imagen de la que os hablo se ve, en una mitad, un pescado grandote y negro intentando zamparse a los más pequeños, con el mensaje: «No entres en pánico» y, en la otra, los pescaditos, que se han unido para formar un pez grande que persigue al pez grandote de la primera ilustración, están acompañados de un «Organízate».

Así que sí tiene mucho que ver, y es que el pánico que sentimos cuando tan solo pensamos en la vuelta al trabajo remunerado se puede combatir.

¿Cómo? Pues con organización, información y apoyo. Organizar se define como «la forma en que se dispone un sistema para lograr los resultados deseados». Lograr los resultados deseados, ¡qué importante! Y es que en la vuelta al trabajo hay muchos grises y muchas situaciones que están entre seguir con la lactancia o destetar.

CARTA A SUS MAJESTADES DE ORIENTE

Lo primero que nos va a tocar hacer será la carta a los Reyes Magos. Todas sabemos que esto es nada más y nada menos que nuestros deseos e ilusiones plasmados en papel. Todo lo que hemos soñado y todo lo que nos gustaría que se hiciera realidad o no... Imagino que con tu edad habrás escrito, años ha, unas cuantas cartas a sus Majestades de Oriente y ya sabrás (no creo que te haga ningún spoiler) que los deseos son una cosa y que de lo que pides a lo que te traen los Reyes hay, normalmente, un trecho importante. Pero ¡no vamos a perder la ilusión ahora! Esta carta, que quizá no podrá hacer realidad nuestros sueños, al menos nos servirá para ordenar nuestros pensamientos y nuestras ideas. Y como ya habréis experimentado de pequeñas, hay que escribir varias veces la carta hasta dar con la definitiva.

Así que escribe, y no lo digo para nada de manera metafórica, escribe lo que se te pase por la cabeza con relación a lo que te espera, sobre tus esperanzas, ilusiones y miedos, deja plasmado quién crees que puede ayudarte en este proceso, qué van a opinar o qué podrá hacer tu pareja o tu familia para echarte una mano en este periodo de cambio que se aproxima. Una vez tengas la carta definitiva, deja pasar unos días para leerla en voz alta. Si cuando lo haces, lo sientes igual, ¡vamos a por ello!

Y ya te aviso de que en esta carta no hay nada que esté bien o mal, y todas las opciones son válidas. Y, a nivel individual, pueden pasar muchas cosas:

- Que no sepas cómo lo harás.
- Que ya tengas todo planificado desde hace meses o que nada más dar a luz ya estuvieras preparando la vuelta al trabajo.
- Que mueras de pena al pensar en tener que volver y dejar a tu bebé.
- Que no te sientas preparada para «abandonar» a tu pequeño.
- Que te aterrorice el no saber cómo vas a conseguirlo y que estés angustiada durante muchos meses antes de volver a tu puesto de trabajo.
- Que estés deseosa de volver a tu trabajo y que lo expreses libremente.
- Que estés igual de deseosa de volver al trabajo, pero que te sientas mal incluso por pensarlo.
- Que te debatas entre seguir con la atención veinticuatro horas siete días a la semana y el deseo de recuperar la normalidad anterior al nacimiento de tu peque.
- Que dudes entre qué priorizar y que experimentes una tristeza enorme por tener que renunciar a algún aspecto de tu vida.
- Y, por supuesto, que estés muy enfadada por cómo funciona el sistema y quieras quemarlo todo...

Todo lo que sientes, y seguro que me dejo cosas, es natural, probable y aceptable e incluso puedes cambiar de opinión y de sentimientos una y mil veces, y no pasa nada.

ORGANIZACIÓN

Planificar la vuelta al trabajo es clave para conseguir que sea algo «parecido» a lo que deseas. Hay muchas cosas que pueden preocuparte o que quizá no sabes cómo conseguir. Te pongo como ejemplos aspectos que tendrás que considerar para posteriormente poderte organizar, y que es mejor afrontar con un poco de tiempo:

- ¿Quieres mantener la lactancia materna exclusiva, hacer lactancia mixta o destetar?
- ¿Cuántas horas vas a trabajar?
- ¿Cuánto tardas en ir y volver del trabajo?
- ¿Cómo es tu turno de trabajo?
- ¿Qué edad tendrá tu bebé cuando vuelvas al trabajo?
- ¿Te has planteado si podrás o no extraerte leche en el trabajo?
- ¿Tienes un sacaleches?
- ¿Sabes cómo funciona un sacaleches o lo has usado alguna vez?
- ¿Conoces la información clave en cuanto a la conservación y manipulación de la leche materna?
- ¿Vas a hacer un banco de leche?
- ¿Con quién se va a quedar: en una escuela infantil, con un familiar/pareja o canguro?
- ¿Tu peque sabe comer con el método de suplementación elegido?

- ¿Tienes que preparar al bebé para la vuelta al trabajo?
- ¿Puedes escaparte del trabajo para dar el pecho?
- ¿Se bebe la leche en otros recipientes o solo del pecho?
- (...)

Ya ves que son muchas preguntas y quizá no sabes aún algunas de ellas, es normal, pero vamos a empezar a ver opciones y estrategias para que poco a poco todo sea algo menos caótico.

¿Quieres mantener la lactancia materna exclusiva, hacer lactancia mixta o destetar?

Exacto, ¿qué quieres hacer y qué te gustaría? Porque a veces la respuesta es diferente. Vamos a plantear todas las opciones. En muchas ocasiones, cuando planificamos la vuelta al trabajo, pensamos que todo es o negro o blanco, es decir, o mantenemos la lactancia materna exclusiva o nos pasamos a la artificial. Pero hay más posibilidades que explorar y no siempre tendrás la respuesta antes de empezar a trabajar. Escoger una u otra opción será algo que vas a tener que plantearte pero que podrás modificar. Me explico, imagina que optas por mantener la lactancia materna exclusiva y, una vez estás en ello, te hartas o no llegas, pues se cambian los planes.

Mantener una lactancia materna exclusiva depende de varios factores:

- Las ganas que tengas de hacerlo; este te diría que es el principal.
- La edad de tu bebé: cuanto más pequeño es, más depende en exclusiva de la leche.
- La posibilidad de hacer un banco de leche; tener un banco de leche casero puede ayudarte a sentirte más segura.
- La posibilidad de sacarte leche en el trabajo una o varias veces dependiendo de las horas que trabajes será un aspecto clave para mantener la lactancia y evitar problemas en el pecho.
- Poder contar con un espacio para realizar las extracciones (lo veremos más a fondo en el sexto capítulo).
- El apoyo de los familiares que te rodean, otro aspecto clave para que se cumplan tus deseos.

Piensa en estos factores, nada es definitivo y seguramente me aventuro a decir que muchas de las que tengáis este libro entre las manos lo que queréis a toda cosa es mantener la lactancia materna, pero evalúa los grises y piensa que los planes están para cambiarlos. Si tienes que iniciar una lactancia mixta o un destete, y te sientes mal por ello, te recuerdo que el problema no eres tú, es el sistema, que no facilita nada. Y si tienes ganas de empezar una mixta o destetar, adelante, claro que sí, bastante complicado es todo como para que alguien se atreva decir qué debes hacer.

¿Cuántas horas vas a trabajar? ¿Cuánto tardas en ir y volver del trabajo?

Estas dos cuestiones van de la mano y son una pregunta clave en el proceso de organización. No es lo mismo trabajar cuatro horas, que hacerlo ocho o tener guardias de doce. Es indudable que cuanto menos trabajes, más fácil será conciliar la lactancia. Si trabajas cuatro horas y el desplazamiento que debes hacer es relativamente corto, por ejemplo, si tardas treinta minutos en ir y otros treinta en regresar a casa, podemos considerar que la jornada es de cinco horas; si trabajas ocho y tardas un par más en los trayectos, sumamos diez horas de ausencia. Habitualmente, en la mayoría de los trabajos la ausencia estará entre las diez y doce horas. Sin duda son bastantes horas y hay que planificar, aproximadamente, cuántas tomas hace tu bebé en ese tiempo. Un patrón habitual es que por la mañana mame menos y haga tomas más rápidas. Mientras que a medida que pasa la tarde, la demanda y el nerviosismo aumentan. Es probable que leas esto y pienses: «Pero ¡si le doy el pecho a demanda!». Claro que le das el pecho a demanda, debe ser así, pero, aunque te parece que las tomas son anárquicas o erráticas, si observas durante unos días podrás ver un patrón. Este patrón será la base para saber cuántas veces ofrecer la leche al bebé cuando no estéis juntos. Y he escrito «ofrecer», lo que no implica «aceptar», son dos cosas diferentes.

¿Cómo es tu turno de trabajo?

Esto es algo que tener muy en cuenta, pues hay bastante variedad: estándar, rotativo, nocturno (alternos o cinco noches una semana y dos noches la siguiente), teletrabajo o trabajo mixto (teletrabajo y presencialidad), guardias de veinticuatro horas... En general, cuanto más estable sea y menos horas de separación haya, más fácil debería resultar. Esto no quiere decir que no se pueda mantener la lactancia en turnos largos y cambiantes, solo que los malabares que vas a tener que hacer serán eso, «mayores malabares». Verás que al final de este libro hemos recopilado experiencias de muchas madres con turnos de trabajo muy diversos. Hablaremos largo y tendido de todo ello en el capítulo siguiente, pero no descartes nada sin ver qué han hecho otras mujeres. A veces, cuando nos planteamos qué queremos hacer, tenemos solo las expectativas y los miedos para decidir, y leer qué han hecho otras mujeres puede ayudarte a decidir qué quieres tú.

¿Qué edad tendrá el bebé cuando vuelvas al trabajo?

El siguiente capítulo está dedicado a esta pregunta al completo. La edad es clave a la hora de planificar la vuelta al trabajo, pues dependiendo de ella habrá cosas que nos van a facilitar el regreso y el mantenimiento de la lactancia. Te dejo de avanzadilla un cuadro resumen con información para que puedas ir explorando las opciones y decidiendo qué quieres hacer.

Como te decía, en el siguiente capítulo entraremos más a fondo en cada etapa.

Opciones de alimentación del bebé según la edad			
Menores de 4 meses	De 4 a 6 meses	Más de 6 meses	A partir del año
Los menores de cuatro meses solo deberían tomar leche, ya sea materna o artificial. Es el periodo en que las opciones son más limitadas y tenemos menos margen de maniobra.	Las recomendaciones oficiales nos dicen que a esta edad los bebés solo deberían tomar leche, y eso sería lo ideal.[3] Pero puede pasar que con tu leche no «llegues» a todo y no quieras ofrecer leche artificial, entonces en una toma, repito para que se entienda, solamente una toma al día, se puede ofrecer un alimento calórico, adecuado, óptimo y seguro como alternativa a la leche.	El inicio de la alimentación complementaria marca un punto de inflexión importante. Debemos tener en cuenta que el aprendizaje con los alimentos sólidos es un proceso y que no vamos a poder sustituir todas las tomas en las que estemos ausentes por comida, pero sí algunas. Los peques seguirán necesitando leche materna o artificial, pero tendremos algo menos de presión.	La transición en el orden de la leche y el pecho se produce de manera gradual a lo largo del primer año hasta los dos años. Esto no implica que no le puedas dejar leche si quieres o aún tiene un año y su alimentación consiste casi en teta todo el día, lo que pasa es que podremos ofrecerle alimentos.

¿Te has planteado si podrás, o no, extraerte leche en el trabajo?

Hablaremos más de ello en este libro, en concreto en el sexto capítulo, pero cuando estamos planteando el regreso al trabajo algo que debemos tener en cuenta es si podremos o no sacarnos leche en él, pues no siempre es posible tener la oportunidad o el espacio para hacerlo. Si disponemos de tiempo para ello, puede ser mucho

---

[3] Cuando hablamos de fisiología, de no separación madre/bebé, lo ideal sería llegar a los seis meses de lactancia exclusiva. Pero estamos en una situación artificial, en la que debemos buscar facilidades para el mantenimiento de la lactancia.

más viable mantener la lactancia materna. Cuando no tenemos la oportunidad de sacarnos la leche, la cosa se complica un poco. Pero aun así va a depender de las horas que estemos fuera de casa, pues no es lo mismo que estemos fuera cuatro o cinco horas y nuestro bebé tenga un año (me lo invento), que estar doce horas separados y que el peque solo tenga tres meses. Ya ves que las variables en juego son dos: las horas y la edad. Y es que si son pocas horas podemos hacer malabares incluso con bebés pequeños. Por ejemplo, se le da el pecho antes de ir a trabajar, queda saciado de leche y nos espera a que volvamos. Sí, me vas a decir otra vez, que esto de la teta es a demanda y que resulta imposible saber cuándo el peque va a querer de nuevo comer y tengo que darte toda la razón. Lo que suele pasar en la mayoría de los casos es que, después de unos días de adaptación por parte de todos, el bebé se acostumbra a esperar un poco si tiene hambre antes de que mamá regrese a casa. Dependiendo de la edad, si eso no ocurre y el bebé se intranquiliza se le puede ofrecer un poco de comida o incluso agua,[4] porque sabemos que en nada llega mamá. Si vas a estar muchas horas ausente (ocho o doce horas) y no te puedes extraer leche en el trabajo, suele ser recomendable reducir las tomas un

mes o quince días antes de la incorporación al trabajo; tranquila, que también te lo contaré.

¿Tienes un sacaleches?

En la mayoría de las lactancias el sacaleches es el cuarto invitado a esta «fiesta» (el tercero es el padre o la abuela). Los sacaleches, lo verás más adelante, son todo un mundo. Actualmente existen mil marcas, con las webs globales es fácil encontrar sacaleches que no podrías encontrar en una tienda física de puericultura o en una farmacia. Esto sin duda tiene pros y contras que debes conocer antes de escoger. Como te comentaré más adelante, te ofreceré las claves para elegir uno según vuestras necesidades, y a pesar de que será un producto que es más que probable que necesites, te diría que es clave que aprendas sí o sí a sacarte leche de manera manual. Saber cómo realizar la extracción manual[5] de leche es algo casi indispensable que puede salvarte de muchas situaciones complicadas:

• Aliviar con rapidez el pecho congestionado: si estás experimentando (sufriendo) una congestión mamaria, y literalmente tienes las tetas a tope y no encuentras la oportunidad de extraer leche con el sacaleches, puedes optar por una visita rápida al

---

[4] El agua se ofrece a partir de los seis meses, cuando se inicia la experimentación con la alimentación complementaria.
[5] En el tercer capítulo, concretamente en el apartado «Antes de las 16 semanas», tienes detallado cómo efectuar la extracción manual.

servicio (o a donde puedas) y extraerte un poco a mano. Puede ayudar a aliviar el dolor y la incomodidad al liberar la presión acumulada. Recuerda que puedes desecharla o guardarla.

- Mantener la producción de leche: extraer la leche a mano, incluso si esta no se utiliza y se desecha (que claramente debería ser un crimen, pecado mortal y es probable que, si lo haces, vayas al infierno de las madres, ji, ji, ji, ji), puede ayudar a estimular y mantener la producción de leche materna.
- Complementar la lactancia materna: a veces, necesitamos un poco de leche extra sin que sean grandes cantidades y la extracción manual puede ser perfecta para ello.
- Problemas con el extractor de leche eléctrico: el extractor de leche eléctrico quizá no está disponible, no funciona correctamente o da miedo o incomoda. Por tanto, la extracción manual resulta clave en estos casos.
- Sensación de control: algunas madres pueden sentirse más conectadas con su experiencia de lactancia al aprender a extraer la leche a mano y tener un mayor control sobre el proceso.
- Autoconocimiento: el hecho de tocar el pecho con frecuencia y extraer la leche permite conocer y reconocer los cambios que se producen en el pecho.

Es importante que, si lo quieres intentar, sepas que aprender a extraer la leche a mano puede requerir práctica y paciencia, la primera vez que lo intentas suele ser un poco frustrante. Así que paciencia y repetición. Para volver al trabajo, si quieres mantener la lactancia, es más que probable que necesites el sacaleches, pero conocer la extracción manual puede ahorrarte una situación engorrosa e incluso dolorosa.

¿Sabes cómo funciona el sacaleches o lo has usado alguna vez?

Hacerse amiga del sacaleches es algo que requiere tiempo y paciencia. Los sacaleches no son un bebé y la extracción que hagas de leche no determina la cantidad de leche que tienes. Lo que sacas es aquella que el bebé no ha tomado. Y esto es importante para que no te asustes las primeras veces que lo uses. En el quinto capítulo hablaremos ampliamente de ello y tendrás toda la información que necesites, pero vamos a explicar un poco aquí cómo usar el sacaleches, algo así como los conceptos básicos que a veces no son tan básicos. Y lo haremos en general, pues ya verás que existe una gran variedad de marcas y tipos de sacaleches, pero más o menos la idea es siempre la misma.

Antes de empezar con temas generales, hablemos un poco de la higiene que debemos tener con el sacaleches. Hace unos años, y aún lo puedes escuchar, se recomendaba esterilizarlo después de cada uso. Y esto, aparte de ser un pelín trabajoso, es casi imposible si te vas a sacar, por ejemplo, leche fuera de casa. Por tanto, la esterilización del sacaleches se debe realizar la primera vez que lo adquirimos, pues no sabemos por qué manos ha pasado. En este caso la recomendación es esterilizar al microondas o en frío. A pesar de que algunas marcas todavía recomiendan esterilizarlo introduciendo las piezas del sacaleches en agua caliente, es una práctica poco recomendada, pues estas pueden modificar con facilidad su volumen y forma por el calor, lo que hará que no encajen. Una vez hayas realizado esta primera limpieza, cuando lo tengas que volver a limpiar será más fácil, ¿cómo lo puedes hacer?

Higiene del sacaleches: tipo de higiene		
A mano con agua y jabón	Con el lavaplatos	Con otros métodos (bolsas para el microondas o sistemas específicos en frío)
PROS	PROS	PROS
Es un método económico y fácil.	Es fácil y permite una limpieza con calor.	Permiten una limpieza profunda del sacaleches.
CONTRAS	CONTRAS	CONTRAS
Hay que prestar atención a todos los recovecos de las botellas, sacar las membranas ¡y no perderlas!	Se suele hacer una vez al día, por lo que el resto de la jornada, si se usa el sacaleches, hay que buscar otros métodos. Puede estropear los plásticos del sacaleches por acúmulo de cal.	Necesitas comprarlos y pueden ser caros.

Y ahora, por más que pueda parecer obvio, te cuento paso a paso cómo empezar con el sacaleches:

• Lávate las manos a fondo y ten todo listo: el sacaleches y las bolsas o recipientes para conservar la leche.

• Coloca el embudo en tu pecho: el sacaleches está equipado con un embudo, también llamado «copa», que es la parte que se coloca sobre el pecho. El tamaño del embudo puede variar para adaptarse a los diferentes tamaños de los pezones. Es esencial que el embudo se ajuste correctamente para evitar dolor o grietas, a la vez que garantice una extracción de leche eficiente.

- Activa el motor: los sacaleches eléctricos disponen de un motor que crea el vacío y la succión para extraer la leche del pecho. Al encenderlo, el motor comienza a generar el vacío, creando un efecto similar a la succión que el bebé ejerce al mamar. Por tanto, en la mayoría de los sacaleches lo primero que se reproduce es la succión no nutritiva, la que facilita la salida de la leche. En el caso de un sacaleches manual empezaremos a accionar la palanca del extractor de leche manual para, de igual manera, estimular la eyección de la leche.

- Ajusta la intensidad y el ritmo: muchos sacaleches eléctricos tienen configuraciones ajustables para permitir que controles la intensidad y el ritmo de succión. Esto hace que puedas establecer la configuración más cómoda y eficiente para la extracción de la leche.

Fase de estimulación	Fase de extracción
Ritmo más rápido	Ritmo más lento
Menor intensidad	Mayor intensidad

- Cambio de fase: si el sacaleches es eléctrico probablemente el cambio de fase lo haga de manera automática, es decir, que pase de la extracción a la estimulación solo. Si no lo hace o necesitas pasar directamente a la extracción, la mayoría de los sacaleches eléctricos permiten, con un botón, cambiar de fase. En esta fase debería empezar a salir la leche. Si tu sacaleches es manual, puede que tengas que cambiar el punto de presión sobre la palanca para que la extracción tenga un ritmo más lento y mayor potencia.

- Recolección de la leche: la leche materna irá saliendo del pecho en mayor o menor cantidad, y quedará recolectada en el recipiente que viene con el sacaleches. Algunos modelos también pueden permitir la conexión directa con bolsas de almacenamiento de leche para mayor comodidad, lo que te evitará tener que pasar la leche del contenedor del sacaleches a otro recipiente.

- Almacenamiento y limpieza: una vez extraída la leche, almacénala según necesites en el refrigerador o congelador para su posterior uso. Es importante seguir pautas de almacenamiento de leche materna para garantizar que se conserve con las mayores garantías. Después de cada uso, es necesario desmontar el sacaleches y limpiarlo adecuadamente para mantener la higiene. Si haces un uso intensivo del sacaleches puedes esperar cuatro horas antes de desmontarlo y limpiarlo, lo que te facilitará las extracciones.

Poco a poco encontrarás el truco del sacaleches y la manera de que la extracción sea más fácil y efectiva. No te desesperes si al principio consigues muy poca leche, es normal. ¡Esto forma parte de un aprendizaje!

¿Conoces la información clave en cuanto a la conservación y manipulación de la leche materna?

Tengo la sensación de que hay quien cree que la leche materna es una bomba de relojería y teme manipularla, parece que sea algo muy complicado y extremadamente peligroso. Y no es para tanto, ¡te prometo que no explotará! Para manipular la leche materna y preparar la vuelta al trabajo hay tres momentos clave:

- La preparación del banco.
- El traslado de la leche del trabajo a casa.
- La administración de la leche.

La preparación del banco de leche requiere, mientras estamos en casa aún con el bebé, encontrar el tiempo para poder hacer una o dos extracciones, según la cantidad que necesitemos, a lo largo del día; y lo que parece fácil a veces se hace un mundo. Antes de seguir, vamos a desbloquear un miedo:

> Te puedes sacar leche cuando quieras y no vas a dejar a tu bebé sin leche, recuerda y repite: cuanta más leche sacas, más leche tienes.

Pues ahora toca buscar el momento del día en el que sacarse la leche. Cada madre y cada teta es un mundo, pero de manera habitual suele ser más fácil sacarse leche por la mañana a primera hora y más complicado conseguirlo en las horas finales del día. Pero tienes que probar y ver qué te funciona mejor; en el sexto capítulo hablaremos largo y tendido sobre este asunto.

Comenzaremos con la preparación del banco de leche, que podrá empe-

zarse antes de la reincorporación al trabajo. Te estarás preguntando: «Pero ¿cuánto tiempo antes?». Pues hay varias cosas que debes valorar para decir con cuánta antelación vas a empezar a realizar la extracción:

- La extracción de leche es algo más fácil antes de los tres meses y se nos complica un poco después de este periodo. No es que no se pueda sacar leche, sino que la producción y la demanda están bastante ajustadas y hay menos excedente.

- Para conseguir un banco de leche tipo «salvavidas» necesitamos un mes más o menos de antelación.
- Si quieres hacer un banco mucho más grande, deberás empezar varios meses antes.
- Tus necesidades y preferencia pueden saltarse todo lo anterior. Con esto me refiero a que hay mujeres que van a necesitar extraer leche a las pocas semanas del nacimiento de su bebé y otras que optarán por esperar al final para hacerlo.

Cuando realizamos esta extracción para guardar la leche, la manipularemos lo más rápido posible. Es decir, sacar, ver si conseguimos esos cincuenta o setenta y cinco mililitros de los que ya hablaremos un poco más adelante y congelar. Recuerda etiquetar la leche con la fecha para que, llegado el momento, puedas gastar primero la más antigua. Si no consigues esta cantidad de leche, lo que puedes hacer es dejarla en la nevera, en la parte más fría, y realizar cuando sea posible otra extracción que te permita llegar a la cifra requerida. Cuando tengas la segunda extracción, al ser cantidades pequeñas las puedes mezclar directamente, etiquetar y congelar. Lo ideal es conservarla entre -15 y -19 grados, de esta manera aguanta seis meses. Si tienes un arcón, la temperatura suele estar de -19 a -20 grados, lo que nos alarga el tiempo de conservación a un año, es-

pecialmente si el arcón en cuestión se manipula poco y no lo abrimos con frecuencia, como es el caso del congelador de la nevera.

¿Vas a hacer un banco de leche?

Cuando queremos hacer un banco de leche, la cantidad que consigamos también va a depender de los planes que tengamos. El banco de leche nos puede servir de salvavidas, un volumen de leche en el congelador que nos socorra en estas situaciones inesperadas: que el bebé tenga más hambre, que se derrame la leche recién extraída, que la olvidemos en el trabajo, que la hayamos dejado fuera de la nevera y la tengamos que tirar... Cuando en el trabajo tenemos la oportunidad de sacarnos leche, esa que extraes es la que le darán al día siguiente a tu bebé. De manera que casi vas al día, y el banco es el salvavidas, pero es bueno que no dependas de él y que solo lo uses en caso de que sea necesario.

«Nuestra idea es darle el pecho antes de salir de casa [...], sacarme leche simulando las tomas del bebé para que se la tome al día siguiente y hacer un pequeño banco de leche (unos trescientos cincuenta mililitros) "porsiacasos"».

Laia Navas

Y si en el trabajo no vamos a poder sacarnos leche o no queremos, podemos realizar todas las extracciones po-

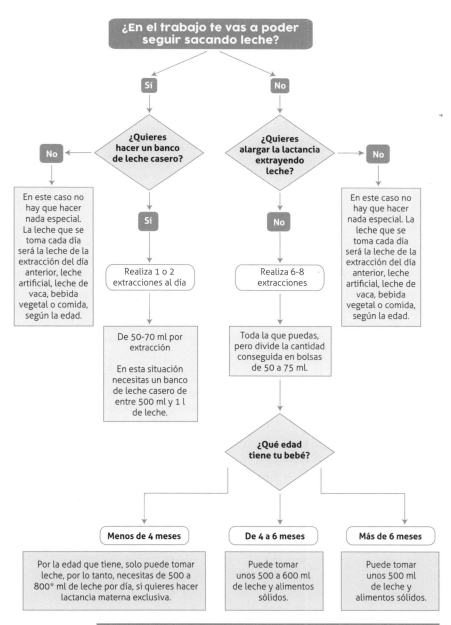

¿En el trabajo te vas a poder seguir sacando leche?

Sí → ¿Quieres hacer un banco de leche casero?

No → En este caso no hay que hacer nada especial. La leche que se toma cada día será la leche de la extracción del día anterior, leche artificial, leche de vaca, bebida vegetal o comida, según la edad.

Sí → Realiza 1 o 2 extracciones al día → De 50-70 ml por extracción

En esta situación necesitas un banco de leche casero de entre 500 ml y 1 l de leche.

No → ¿Quieres alargar la lactancia extrayendo leche?

No → Realiza 6-8 extracciones → Toda la que puedas, pero divide la cantidad conseguida en bolsas de 50 a 75 ml.

No → En este caso no hay que hacer nada especial. La leche que se toma cada día será la leche de la extracción del día anterior, leche artificial, leche de vaca, bebida vegetal o comida, según la edad.

¿Qué edad tiene tu bebé?

Menos de 4 meses
Por la edad que tiene, solo puede tomar leche, por lo tanto, necesitas de 500 a 800* ml de leche por día, si quieres hacer lactancia materna exclusiva.

De 4 a 6 meses
Puede tomar unos 500 a 600 ml de leche y alimentos sólidos.

Más de 6 meses
Puede tomar unos 500 ml de leche y alimentos sólidos.

* Estas cifras son aproximativas. En ningún caso pretenden ser cantidades exactas. Hay bebés que van a tomar menos y otros más. Solo son cifras de referencia.

sibles para guardar leche materna en el congelador, y aunque sea compaginando con lactancia mixta, alargar de alguna manera durante unas semanas o meses la lactancia materna. Esta opción requiere tiempo y perseverancia con el sacaleches y cierta facilidad para conseguir un volumen medio-alto en las diferentes extracciones. Te dejo este diagrama para que veas más claro el proceso de hacer un banco de leche casero y un banco para alargar la lactancia.

Como ves, la edad del bebé también será clave en el caso de querer hacer un banco de leche que te permita alargar la lactancia. ¡Ah! Y ten mucho cuidado con el uso del sacaleches, si lo empiezas a usar de manera regular ten presente que no lo puedes dejar de un día para otro, y es necesario también disminuir su uso de forma progresiva para que la producción descienda sin causar molestias o complicaciones.

Así que algo que podemos planificar y hacer con antelación es un banco de leche casero. No siempre resulta imprescindible tenerlo, pero a casi todas las mujeres les da mucha seguridad disponer de un poco de leche (luego hablamos de la cantidad) congelada para las situaciones imprevistas y de cara a preparar el regreso a la vida laboral. Es probable que hayas visto por redes mujeres que parece

que más que hacer un banco de leche estén alimentando un congelador. Tienen litros y litros de leche almacenados, a veces incluso en varios congeladores y arcones. ¡Hablemos de ello! Puede parecer algo necesario o recomendable, algo que cualquier mujer debería tener para estar lista para la vuelta al trabajo. Pero la realidad es que no, que este tipo de macrobancos de leche son poco recomendables o lo son solo para ciertas situaciones muy especiales. Ten presente que al que hay que alimentar es al bebé, no al congelador, y debemos tener en cuenta que la leche caduca. Y a veces, a muchas mujeres que hacen un banco de leche enorme, se les caduca y tienen que tirarla. Por tanto, el banco de leche debe tener sentido y medida, vamos a dedicar mucho tiempo y esfuerzo a conseguir la leche extraída, así que lo planificaremos y lo haremos con relación a nuestras necesidades.

Por otro lado, cuando planteamos reservar, antes de atiborrar el congelador de leche hay que hacer pruebas con esta. La leche materna tiene una enzima maravillosa llamada «lipasa». La lipasa tiene una función, que es fraccionar, hacer más pequeños los glóbulos de grasa.[6] Así para el bebé es más fácil digerir la grasa de la leche, la puede absorber mejor a nivel intestinal y, por consiguiente, la aprovecha

---

[6] La mayoría de la grasa de la leche se fabrica en la misma glándula mamaria. Esta grasa si la miramos al microscopio, tiene una bonita forma redondeada.

más; hasta aquí todo perfecto. Pero la lipasa se activa y esto cambia el sabor de la leche. No es que la leche sea mala, sino que está predigerida y esto puede hacer que el bebé la rechace. Así, realiza un test previo, que consiste en hacer algunas pruebas antes de empezar en serio el banco de leche. ¿Qué tienes que hacer? ¡Vamos allá!

- Extraer un poco de leche. Unos sesenta mililitros es más que suficiente para hacer todos los test.
- Divide la leche en dos recipientes de treinta mililitros.
- Uno de ellos congélalo de manera inmediata.
- El otro déjalo en la nevera.
- Ponte una alarma en el teléfono y lo vas oliendo cada hora o cada dos horas. Mira cómo reacciona la leche y si percibes que empieza a cambiar de olor y sabor. Puedes sumergir el dedo o tomar un poco de leche con una cucharita y probarla.
- Ahora toca el bote de leche que tienes congelado. Sácalo del congelador y sumérgelo en agua caliente.
- Una vez descongelada, huele la leche y valora si se aprecia el olor.
- En ambos casos la leche debería o no tener olor o que este sea dulce.
- Si no sabes muy bien si huele o no, si no estás segura de si la lipasa ha actuado o no, te tocará hacer una pequeña cata.
- ¿Has notado cambios en la congelada o en la fresca?, ¿en las dos?, ¿en ninguna de las dos?

- Si NO has notado algún tipo de alteración en el sabor te propongo un último test.

Vamos a simular el proceso de extracción en el trabajo:

- Sácate la leche, métela en la nevera o en la nevera portátil, luego simula el transporte de la leche; es decir, si tienes treinta minutos de coche, pues mete la leche en la nevera con hielo, deja la neverita ese rato. Cuando hayas «llegado a casa», introdúcela en la nevera o en el congelador y repite el proceso desde el inicio para ver si hay cambios o si siguen sin producirse.

Si no has notado ningún tipo de alteración en el sabor de la leche, ya puedes empezar a crear tu banco de leche casero.

Es cierto que puedes pensar que menudo rollo tener que hacer este test y, por supuesto, está en tus manos hacerlo o no. Yo solo quiero evitar que luego te lleves una desagradable sorpresa y tengas que tirar el banco. Si haces el test y la lipasa está en «modo on», puedes escaldar la lipasa, te lo cuento en el quinto capítulo.

Recuerda, guarda siempre pequeñas cantidades, pues los primeros días de separación los bebés casi no quieren comer o no quieren la leche materna de ninguna manera; así, si hay que tirarla, te va a doler menos.

¿Qué quieres decir con que no la va a querer?

Al inicio, cuando nos separamos, los primeros días toman muy poca leche, de esto vamos a hablar más tarde. Pero si tu bebé es menor de seis meses, o tiene justo esta edad y aún no prueba demasiada alimentación complementaria, debes valorar el número de tomas en las que estarás ausente. A grandes rasgos sabrás si necesitas poca o mucha leche, lo que también te ayudará a definir si quieres mantener una lactancia exclusiva o mixta, si quieres destetar, hacer banco de leche o si te vas a comprar un determinado tipo de sacaleches que te permita sacarte leche en el trabajo. Ya ves que cada una de las preguntas te hace plantearte muchas otras. De eso se trata, de organizarnos en la medida de lo posible.

¿Con quién se va a quedar el bebé?

Este es un tema que genera también muchas dudas. A veces la pareja, otras un familiar (que suelen ser las abuelas) y algunas una persona contratada o una educadora. Este es un aspecto que veremos en varios puntos de este libro y hablaremos de qué esperar, qué pedir, así como de las emociones que pueden generarse con relación a estas personas que se quedan al cuidado del bebé, especialmente cuando son de la familia.

Y deberemos tener en cuenta que no podremos pedir lo mismo a todos:

por ejemplo, exigiremos unas cosas a nuestras parejas y otras diferentes si el bebé se queda con una abuela. Cada adulto tiene sus miedos y dudas acerca del cuidado del bebé. Y cuando estos son familiares, suelen expresarlos desde el momento en que saben que se van a quedar con el peque. En ocasiones las parejas pueden pedir el destete del bebé. Piensan que de esta manera todo será más fácil; que el hecho de dar la teta no les permitirá que el bebé se vincule con ellos o que tengan las herramientas necesarias para conseguir calmarlo. Las abuelas, por contra, especialmente si es el primer nieto, suelen tener miedo a hacer las cosas como se les pide, o pueden negarse a las sugerencias y deseos y tener las ideas claras de cómo lo harán. Todas estas situaciones pueden presentarse en las semanas o días previos al regreso al trabajo, creando malestar y tensión en la familia y, sin duda, puedes sentirte agobiada y decepcionada por las personas a las que quieres. No es nada fácil, y no me atrevo a decirte que existe una solución mágica.

Hay que entender que los adultos tenemos miedo, nos colapsamos ante ciertas situaciones y, en este caso, en vez de pensar en qué es mejor para el bebé, pensamos en qué es mejor para nosotros. Siguiendo los ejemplos anteriores, creemos que, si el bebé está destetado o en vez de vaso de inicio le damos la leche en biberón, no habrá problema alguno. La realidad es que para el bebé y para el adulto que se queda al cargo serán necesarios días de aprendizaje y que este será el que sea, pero lo que está claro es que como adultos tenemos (o deberíamos tener) mucha más capacidad de adaptación y recursos que un bebé. Algo que puede ayudarte cuando te digan cosas como las anteriores es hablar de emociones y decir en voz alta:[7] «Entiendo que te dé miedo», «Es normal que te sientas inseguro/a», «No es nada fácil quedarse con un bebé y sé que lo conseguirás»… Estas consignas ayudan a poder hablar de estos miedos e inseguridades y ver cómo afrontarlos. En ocasiones es necesaria la intervención de una persona externa que acompañe este proceso y ofrezca seguridad al adulto en sus capacidades, conociendo previamente los deseos de la madre, que son siempre los que deberían tener prioridad.

¿Tu peque sabe comer con el método de alimentación elegido?

El recipiente importa, y el bebé prefiere la teta por encima de todas las cosas. Por ello, cuando empezamos a ofrecer la leche materna o en diferido, debemos tener en cuenta que al bebé puede costarle un tiempo realizar el aprendizaje. Si antes de empezar a trabajar ya ha tomado leche materna o artificial con otros métodos, por haberle tenido que suplementar o por

estar haciendo lactancia mixta, y lo ha aceptado, es una pequeña victoria. Será mucho más fácil plantear el regreso al mundo laboral. Esto no quiere decir que si no lo ha probado nunca se consiga, solo representa en la mayoría de las ocasiones más tiempo, más paciencia y más imaginación. Ten en cuenta que por mucho que tu idea sea darle la leche en biberón es más que probable que tengas que dejar a la persona que se quede con tu bebé varias opciones de alimentación. Sin desechar ninguna. Poco a poco se establecerá qué recipiente (en el quinto capítulo te cuento pros y contras de cada uno) acepta el bebé para tomar la leche.

Gestión de la leche al llegar a casa

La gestión de la leche cuando te la puedes sacar en el trabajo pasa esencialmente por la siguiente regla: «La leche que te saques hoy es la que le darán mañana». Este es un calendario estándar y probablemente no tengas los días de fiesta igual que los del calendario que te presento, y que en vez del domingo hagas fiesta el martes. Adapta este calendario a tu realidad. La idea es que, como te decía, la leche fresca sea la que tome el bebé al día siguiente y, por tanto, se guarde en la nevera.

---

[7] Tienes más ejemplos de cómo hacerlo en el tercer capítulo, en el apartado «Jornada completa».

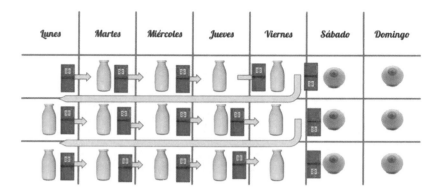

Lunes	Martes	Miércoles	Jueves	Viernes	Sábado	Domingo

Cuando llegamos al día anterior al día de fiesta, lo que hacemos es congelar la leche, especialmente si son dos días de fiesta seguidos o más. El lunes, la persona que se quede con el bebé tendrá que descongelar la leche. En realidad, sería posible dejarla en la parte más fría de la nevera[8] y evitar así congelarla; si la leche no cambia de sabor por la lipasa es una opción viable.

> Siempre que guardes leche en la nevera, colócala en la parte más baja y más fría.
>
> No la dejes en la puerta de la nevera.
>
> Y si tu nevera es *no frost*, que son las que enfrían mediante corrientes de aire, coloca el bote o la bolsa de leche dentro de un recipiente más grande y cerrado para evitar el contacto de dichas corrientes con la leche.

En el caso de realizar teletrabajo mixto (días en casa y días en la oficina), te proponemos otro cronograma para que tengas un poco de idea de qué hacer con la leche y las tomas. En casa podrás realizar la extracción de leche o amamantar al bebé según te convenga y, de nuevo, la leche que consigas será para el día siguiente o, según vuestras necesidades, la podrás congelar o refrigerar.

Si toma el pecho, aprovecharás la leche extraída del día anterior para que se la den en tu ausencia. Si no mama, puedes extraer y guardar para el día siguiente.

¿Tienes que preparar al bebé para la vuelta al trabajo?

A priori, si el bebé acepta tomar leche en otro recipiente, que acostumbra a

---

[8] En el quinto capítulo tienes una tabla con los tiempos de conservación de la leche.

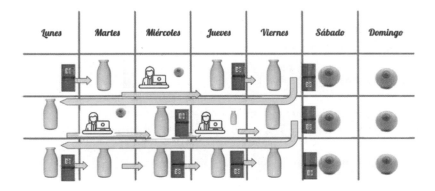

Lunes	Martes	Miércoles	Jueves	Viernes	Sábado	Domingo

ser un biberón, suele ser algo más fácil, al menos nos saltamos un paso. Y es que algo que debemos hacer cuando vamos a regresar al trabajo es dejar varios sistemas de alimentación, que habitualmente el bebé suele odiar. Vale, quizá no los odie, pero no le gustarán, no sabrá cómo funcionan, tendrá que aprender y eso también se aplica al adulto que se queda a su cuidado: tiene que aprender, se agobia...

La recomendación general es no preparar al bebé. Cuidador y bebé aprenderán cómo hacerlo en tu ausencia. Te doy mis razones para no hacerlo y luego decides, ¿te parece?

Primero, te explicaré un símil que siempre ayuda. Estoy escribiendo estas líneas un 8 de agosto, mucha gente por estas fechas está de vacaciones, pues imagina que eres de las afortunadas que se han ido de vacaciones y no tienes que regresar al trabajo hasta el 16 de agosto. Por tanto, estás en tus últimos días de descanso, esto ya se acaba, y en nueve días vas a empezar a

tener que madrugar otra vez, a seguir horarios y rutinas. ¡Se acabó lo bueno! Y entonces ¿qué harás?

Opción 1: A partir de ahora te vas a despertar cada día a las siete de la mañana, vas a ponerte un rato al ordenador (varía esto por el trabajo que hagas: ir al hospital a operar pacientes, llenar los estantes del supermercado, explicar los determinantes a tus alumnos, preparar casos en el juzgado...), comerás y cenarás a tus horas y, además, lo harás ligero (no sea que te dé sueño y tengas ganas de echarte una siesta), pillarás el coche y pasarás unas horas de retención o un rato en el metro o el tren y, por supuesto, tempranito a la cama, que hay que descansar.

Opción 2: Vas a disfrutar hasta el último minuto.

Ya puedes elegir. Bueno, más que elegir, ¿qué vas a hacer estos nueve días?

Pues lo mismo pasa con los niños y la vuelta al trabajo. Sí, ya sé que me vas a decir (es que te escucho desde aquí) que no es lo mismo, que mejor que no sufra, que así será más fácil, que lo pasará muy mal cuando te vayas... ¿a que sí? Pues claro que lo pasará mal y será difícil, y claro que habrá momentos complicados; negar la teta, darle leche (o intentar que la acepte) en biberón, estar ratos sin él... lo único que hace es adelantar días, semanas o meses el mal momento, en un tiempo único y muy injustamente breve en el que podríais los dos disfrutar y aprovechar cada segundo de la lactancia.

Si te parecen pocos argumentos, sigo.

La mayoría de las veces lo que nos preocupa es que acepte el biberón y lo único que queremos es intentar ofrecerle uno al bebé. Sí, suele ser un biberón el primer elegido,[9] y para saber si lo acepta o no pueden pasar dos cosas:

- Que el bebé se lo tome todo sin rechistar.
- Que rechace el biberón, la leche o todo a la vez.

En la primera situación nos vamos a quedar muy tranquilas. Sin duda será un gran respiro. Pero (aquí la portadora de malas noticias) muchos niños el primer o segundo biberón se lo toman encantados, como un experimento más, un juego, pero cuando toca repetirlo se niegan y ahí empieza la angustia y la perplejidad, ¿cómo es posible? Pues justo esto, que acepten una vez no quiere decir que lo vayan a hacer siempre, ¡el envase les importa!

Y en la segunda opción, en el caso que monte un pollo espectacular y te deje claro que no tiene intención de aceptar nada, la ansiedad, el agobio, la tristeza... y todo lo que puedas imaginar aflorarán. Y, ¿qué vas a hacer? Pues intentar que acepte, y, ¿qué pasará? Pues que tratarás de no darle el pecho, de que acepte el biberón y, si es con leche artificial si la tiras pues solo es dinero, pero como sea tu leche la que no quiera, la vas a tener que tirar, lo que da un rabia tremenda y, además, merma las reservas de tu banco de leche.

A partir de esta información...

Lo que sí puedes hacer es preparar al adulto que se quedará con tu bebé, eso sí resulta importante. El adulto deberá entrenar y prepararse para cuidar del bebé. Una vez se queden solos, ambos, con tiempo y paciencia, sabiendo que los aprendizajes no se hacen en un día, ¡encontrarán la manera!

«Decidí empezar a probar con calma a dar algún biberón a mediados de agosto para que estuviese listo e "independiente" para entrar a la guardería. Menudo fracaso. Había pensado que se tomaría el biberón

---

[9] Cuando pensamos en dar leche a un bebé, es fácil que lo primero que se nos venga a la cabeza sea un biberón. En el quinto capítulo tienes información de otros sistemas de alimentación que te pueden ser de utilidad en caso de no querer ofrecer un biberón o si tu bebé no lo acepta.

con facilidad porque pocos bebés rechazan el biberón, ¿verdad? O eso creía yo... ¡Además, pensaba que como había tomado pecho con pezonera los tres primeros meses, lo tendría chupado! ¡La textura de la pezonera se parecería a la de la tetina del biberón y no habría problemas! Pero ¡los niños son unas cajas llenas de sorpresas!».

Céline Jamin

¿Puedes escaparte del trabajo para dar el pecho?

En ocasiones podemos o escaparnos del trabajo un rato e ir a casa o pedir al cuidador que nos acerque al bebé para darle el pecho. Esto es especialmente útil las primeras semanas después de la vuelta al trabajo, cuando nuestro bebé aún come poco o nada, cuando tenemos «mono» de bebé, cuando el sacaleches va bien, pero tampoco es una maravilla, cuando necesitamos que el cuidador se tranquilice viendo comer al bebé... Por desgracia, no siempre resulta posible escaparse o que te lo acerquen, normalmente es un problema de tiempos y de coordinación; puede suceder que te lleven al bebé y esté profundamente dormido o que no tenga el más mínimo interés en mamar. Hay que probar y ver si funciona. También es importante tener en cuenta que probablemente este com-

portamiento sea algo inicial y que poco a poco cambie la estrategia.[10]

Si tienes a tu bebé en un jardín de infancia, quizá también puedes ir a darle el pecho durante la jornada laboral. Cabe decir que no siempre nos dejan dar el pecho en la escuela infantil, en ocasiones les parece poco adecuado y no se permite. Las excusas que dan no tienen demasiado sentido y suelen partir del desconocimiento, pero en realidad sería ideal poder acudir al centro para amamantar si es lo que necesitas. Otra situación que podemos vivir es que no nos permitan dejar la leche materna, algo más grave. Y continúa siendo un problema de falta de información y de miedos en el manejo de la leche materna. En Cataluña y Madrid[11] existen protocolos para fomentar la administración de leche materna en los centros infantiles, pero a pesar de ello aún hay muchas reticencias, y de la misma manera encontramos ciertas reservas a administrar la leche a según qué edad. Es esencial que las escuelas infantiles fomenten la lactancia materna y su continuidad, porque si las políticas no nos ayudan y las empresas tampoco, ¡al menos que recibamos desde la educación un poco de apoyo! Es importante que seas tenaz, aunque te hayan dicho que no, que preguntes, que aportes información, que negocies..., por supuesto, siempre desde el respeto y las ganas de apor-

---

[10] En el sexto capítulo tienes información más precisa sobre esto.
[11] https://www.comunidad.madrid/sites/default/files/doc/educacion/i1706_lactancia_materna.pdf

tar, pero es que, al final, si no pedimos, no se producirán cambios.

En la escuela infantil me piden que lleve la leche a una temperatura concreta, ¿cómo lo hago?

En algunas comunidades autónomas sí que piden que la leche se entregue a una temperatura que oscile entre 0 y 4 grados. Muchas familias ante esa demanda se preguntan cómo conseguir esa temperatura, y es más fácil de lo que parece. La clave si la leche no cambia de sabor es que, si está congelada, la dejes en la nevera la noche anterior y la transportes en una neverita, y así llegará a la temperatura adecuada. Y lo mismo si es leche fresca; de la nevera a la neverita y a la puerta de la escuelita (ains, creo que rima). No hay más secreto que ese.

Reparte y vencerás

Tanto si tu peque se va a quedar en casa como si lo llevas a la de un familiar, hay que plantearse la posibilidad de si podría estar bien repartir el banco de leche en dos congeladores. Esto te lo recomendamos especialmente si tienes un gran banco de leche, o si por el contrario necesitas cada una de las bolsas o botes, o si vives en una zona donde la luz se va con frecuencia. Porque los cortes de corriente fastidian muchos bancos de leche. Si la luz de tu casa se va y la tienes en el congelador, no abras la puerta continuamente, de hecho, no la abras. La leche en el

congelador a tope puede aguantar hasta cuarenta y ocho horas y si el congelador está medio vacío hasta veinticuatro. De todas maneras, si llevas más de diez o doce horas sin luz te recomendamos trasladar la leche a otro congelador. Para ello prepara una nevera de playa de las grandes (según lo que necesites), llena de hielo el fondo, coloca los botes o bolsas de leche y cubre de hielo la parte superior. Cierra la nevera y ve directa al congelador de «acogida».

Si no te has dado cuenta de que se ha ido la luz y llegas a casa con todo el percal, comprueba el estado de la leche. Si ves que está totalmente descongelada, sintiéndolo mucho la vas a tener que tirar. Si está descongelada de manera parcial, solo una cuarta parte de la bolsa o el bote, soluciona la causa del apagón lo antes posible o traslada la leche como te he contado anteriormente. En este caso, si se ha descongelado solo un poco, puede volver a congelarse.

Tema ropa y protectores

Sí, algo que vas a necesitar, especialmente si es tu primera lactancia, es tener cerca ropa limpia y sin lamparones de leche. ¡Oye, que no pasa nada por tener manchas de leche en la camisa, a mucha honra! Solo que es probable que te sientas incómoda delante de alguien o que si este, pensando que no tienes ojos en la cara (pobres, es que no dan para más a veces), te las señale para hacerse el gracioso o la graciosa, que de todo hay. Hay una película muy antigua, *La guerra de papá*,[12] donde el angelito de cinco o seis años repetía: «¡Mierda-*cagao*-culo!» a todo el mundo que se encontraba con él o le preguntaba algo. Pues un poco lo mismo, a veces los adultos son como niños chicos que quieren hacerse los graciosos. Es por ello que, si tienes que soportar angelitos de treinta, cuarenta o cincuenta años en el trabajo, no te va a ir nada mal que tengas en tu taquilla o puesto ropa de recambio y discos empapadores extras. Aunque es probable que solo los necesites las primeras semanas o los lunes, que son los días que, por haber dado el pecho todo el fin de semana, hay más leche, pero te sentirás más segura si lo tienes todo bajo control.

Quiero hacer una lactancia mixta

La lactancia mixta es la más habitual. Esta es la lactancia que combina la materna y la artificial como forma regular de alimentar al bebé. En muchas ocasiones, cuando volvemos al trabajo, nos vemos obligadas a introducir la leche artificial en la alimentación del bebé. Las razones son múltiples y todas válidas, y en lo que nos tendremos que centrar es en prepararlo para esta nueva situación, para que acepte la leche artificial y el recipiente. A la vez, al empezar la lactancia mixta, es probable que tengamos que disminuir nuestra producción de leche.

Claro, cuando hablamos de inicio de la lactancia mixta se pueden dar diversas opciones, lo que decíamos de los grises. No tiene por qué pasar a ser una lactancia mitad leche materna y mitad leche artificial, aquí las cantidades de cada una variarán según tus necesidades. Igual solo necesitas darle una o dos tomas de leche artificial y el resto puedes/quieres que sea materna. La fórmula es un elemento más que cuando lo necesitamos nos puede ayudar a mantener esa lactancia mixta si es lo que nos apetece.

Y tampoco existe una única opción, me explico: lo habitual es que se ofrezca la leche artificial en ausencia de la madre y cuando mamá llega a casa teta a tope. Pero, también hay madres que le ofrecen al bebé leche materna extraída durante el día, quizá hacen un par de tomas, una antes de irse de casa y otra al volver y, por supuesto, durante la noche. Otras, si cuentan con la ayuda de la pareja, le dan la artificial de noche para compartir la alimentación nocturna y descansar de esta manera por turnos.

Como todo, hay que evaluar la situación y saber los pros y los contras. Si el bebé es menor de un año y eliminamos las tomas nocturnas para darle biberón pueden pasar varias cosas: nada y que todo siga igual o que el bebé, en un determinado momento, acabe rechazando el pecho por disminuir la producción. Si este aspecto lo tienes claro, ¡adelante!

---

[12] Por favor, si eres de la milenial o generación Z no me lo tengas en cuenta, cosas de la generación X.

¿Le tengo que dar chupete?

Si tu bebé no usa chupete, es probable que te preguntes si lo necesita, porque sabes de sobra que la succión del pecho no solo le sirve para comer. Esta es una decisión que no parece fácil, pues tiene dos partes. La primera recae en el adulto, o sea, en ti y tu pareja, y una vez tomada la decisión, en el caso de que se ofrezca el chupete, el bebé tiene la última palabra. Y esa última palabra tiene mucho peso. Te lo explico más fácil: es probable que le des una y mil vueltas a si le facilitas o no un chupete y que luego, cuando finalmente lo hagas, no quiera saber nada de nada. Y lo que también puede pasar es que en el intento de que lo acepte, vayas probando diferentes tipos, marcas... y te plantes con diez chupetes en casa que no le gusten. Muchos bebés rechazan el chupete y no tienen ningún interés en él.

El chupete suele ser un recurso que se intenta ofrecer, al igual que el biberón, antes de volver a trabajar y, como este, es normal que produzca la misma sensación de angustia y preocupación cuando no lo aceptan. Y es que es fácil pensar que, si el bebé lo quiere, las cosas serán más fáciles para todos en nuestra ausencia. Es cierto que puede ayudar y si el bebé ya lo acepta es un recurso más que usar, pero tampoco se acaba el mundo si lo rechaza. La persona que se queda con el bebé puede tenerlo y ofrecérselo en tu ausencia y ver qué pasa.

Y los fines de semana, ¿qué hago?

Tanto si vuelves al trabajo, haciendo lactancia materna exclusiva o mixta, la pregunta que se repite es la siguiente: «¿Qué hago los fines de semana?». Y como todo, no hay una única opción posible. Vamos a plantear distintas situaciones para que puedas elegir qué hacer durante el fin de semana:

- Teta, barra libre sin restricciones para el bebé y no extraer con el sacaleches.
- Teta, más las mismas extracciones que haces durante los días laborales para conseguir reservas de leche.

«Allí empezó mi miedo de quedarme sin banco de leche y empecé a sacarme leche también el fin de semana; durante la segunda mitad de la noche solo le daba un pecho, para sacarme leche del otro por la mañana».

Jessica

- Realización de las mismas extracciones de leche que haces durante los días laborales sin ofrecer el pecho.
- Realizar las mínimas extracciones o tomas en momentos puntuales, sea porque el pecho se carga y molesta o porque queremos aprovechar los superpoderes de la teta para dormir más rápido al bebé o que se calme.

«De esta manera, ¡ya no hace falta extraerme en el trabajo! Me angustiaba la idea de no poder aguantar sin sacarme leche, pero la verdad es que el cuerpo es supersabio y mi pecho se ha acostumbrado muy bien a este progresivo proceso de dejar de producir por la mañana. Es tan curioso que, los fines de semana cuando estoy con Alan veinticuatro horas, SÍ que produzco leche por las mañanas, a diferencia del resto de la semana. Eso sí, de lunes a viernes no puedo ir sin los discos, ya que a las dos mi cuerpo sabe que queda poco para volver a ver al bebé y se va preparando...».

Nerea Pelaz

Ya ves que las opciones son variadas y la elección de una u otra dependerá de qué quieras o qué necesites. Por ejemplo, si el banco de leche se queda corto, quizá prefieras seguir con las extracciones el fin de semana para tener un poco más de margen; si por contra vas bien con el banco, igual prefieres el fin de semana olvidar las extracciones y ofrecer barra libre a tu peque. En todos los casos, los primeros «lunes»[13] pueden ser complicados, ya que puedes notar más cantidad de leche y, por tanto, deberás prestar más atención al estado del pecho y a la realización de las extracciones necesarias.

«El sacaleches pasó a la historia porque mi cuerpo sabiamente se adaptó sin necesidad de usarlo durante las siete u ocho horas de trabajo. Al principio el pecho se me llenaba, pero en unos días se acomodó a las horas de demanda y fue genial».

Isabel Atencia

Quiero destetar

Efectivamente, en este libro también vamos a hablar de destete, pues esta es una decisión que puedes tomar y en la que, como todo en la lactancia, se necesita ayuda para conseguirlo. Charlaremos un poco de ello, pero te recomiendo leer *Destete. Final de una etapa*, donde encontrarás mucha más información. Pero, como te decía, te voy a dar algunas pinceladas para que puedas poner en marcha el destete, aplicado al regreso al trabajo remunerado.

«[...] a mediados de julio, cuando mi hijo tenía dos meses y medio, empecé a incrementar el número de biberones de leche artificial y poco a poco a espaciar las tomas de pecho. Me ayudó mucho darle el biberón o el pecho en la misma posición. Siempre con mi almohada de lactancia... Juntos y bien acurrucados. Seguir nuestra rutina de abrazarnos y que me oliera. Que el bebé se acostumbrara a que el biberón también se le daba con cariño y tranquilidad, igual que el pecho... Y podía dormir y relajarse, igual que hacía con la lactancia materna».

Cristina

---

[13] Escribo «lunes», pero aplica esto al día que vuelvas a trabajar durante la semana, después de haber estado uno o dos días completos con tu peque.

La primera pregunta es: «¿Cuánto falta para el regreso?». Si falta uno o dos meses o más, es probable que puedas conseguir un destete y que, una vez estés en el trabajo, el pecho no te moleste. Idealmente, para hacer un destete completo, en el caso de que no hagas mixta, se necesita ese mínimo de tiempo para que el bebé acepte el biberón y la leche artificial o lo que corresponda según la edad.

Tenemos una misión doble: que el bebé acepte la nueva forma de alimentación y conseguir que el cuerpo deje de producir leche. En muchas ocasiones, cuando planteamos un destete nos van a ofrecer ideas o recursos poco válidos o que causan más dolor tanto a la madre como al bebé. Si se os dan estos consejos o similares a los que apuntaré a continuación, buscad ayuda en otra persona o profesional:

- No le des nada de pecho, verás que si tiene hambre querrá el biberón.
- No le des comida ni pecho, cuando tenga hambre pedirá el biberón (versión para más mayores).
- No te saques nada de leche, aprieta los pechos con un sujetador o una banda elástica y no bebas líquidos.
- Tómate la pastilla para cortar la leche y no le des el pecho ni te saques leche.
- Tómate la pastilla y verás cómo ya no hay leche y no quiere el pecho.

La famosa pastilla para cortar la leche sirve de poco en cualquiera de las edades. Cuando la producción de leche está establecida, la pastilla no tiene ningún efecto y lo que tenemos que conseguir es un descenso fisiológico de la producción de leche.

El destete planteado puede ser total o parcial. El segundo consiste en que se eliminan solo las tomas en las que no vas a estar y en las que en el trabajo no puedes o no quieres sacarte leche; y se pasa a una lactancia mixta o materna diferida.[14] El destete total es aquel en el que se eliminan todas las tomas de pecho para pasar a una lactancia completamente artificial.

Destete hasta las 16-18 semanas (hasta los 4 meses)

Es *a priori* la edad más fácil para que empiecen a aceptar el biberón y la leche artificial. Si ya tolera la leche artificial como forma de alimentación y el biberón como recipiente en el proceso de destete, nos centraremos en tu pecho y en conseguir una disminu-

---

[14] La lactancia diferida es aquella en la que el bebé recibe leche materna extraída en ausencia de la madre o con presencia materna sin colocarlo al pecho.

ción fisiológica de la producción de leche. De esta manera, lo que vamos a hacer es establecer un orden de eliminación de tomas. Habitualmente empezamos por las mañanas a eliminar tomas, pues son en las que el bebé suele estar más relajado. En la primera toma que nos vaya bien intentamos ofrecer el biberón y la leche, sea materna o artificial. Si no ha tomado nunca ni biberón ni fórmula, podemos intentar primero ofrecerle el biberón con leche materna y luego, cuando lo acepte, cambiar a leche de fórmula.

> Siempre que tengas que ofrecer leche de fórmula por primera vez al bebé, hazlo por la mañana para poder observar si tiene alguna reacción alérgica a la leche.

Este aprendizaje puede tardar unos días. El bebé debe tener hambre, pero no estar hambriento, tiene que estar relajado, pero no con demasiado sueño porque si se encuentra muy hambriento y muy cansado no será fácil que lo acepte. Revisa su carita y cuando esté mirando todo con el rostro sereno, sin tensión, sin rigidez en el cuerpo o las extremidades, puede ser un buen momento para intentarlo. Si tu pareja o algún familiar lo quiere probar, quizá sea más fácil para el bebé; si lo tienes tú en brazos y le quieres dar, es probable que gire la cabeza buscando el pecho.

Aquí te dejo unos trucos por si lo haces tú:

- Sumerge la tetina elegida en agua calentita antes de empezar la toma, comprueba que no queme, solo que esté con un poco más de temperatura.
- Sienta al bebé en tu regazo un poco desplazada hacia atrás, como si os hicieran una foto en un fotomatón, y acerca el biberón por delante para evitar que se gire en busca del pecho.
- Permite que juegue y experimente con la tetina, no quieras forzar que le entre en la boca.
- Ten paciencia y repite este proceso los días que sean necesarios.

Una vez acepte el biberón (recipiente) con tu leche, el siguiente paso será ofrecérselo con leche de fórmula. A esta edad debe ser leche adaptada tipo 1, sea con base de leche vaca o de cabra. Esto también puede ser un hándicap, pues el sabor de la leche artificial tiene poco que ver con la leche materna y hay bebés a los que les cuesta el cambio. Es probable que tengas que intentarlo con varias marcas hasta dar con la que le guste y le siente bien.

Muchas veces la pregunta es: «¿Qué leche artificial es la mejor?». Pues en realidad por ley son todas iguales y las variaciones entre ellas son mínimas. Piensa en la leche de vaca que compras en el supermercado o bebida vegetal si eres vegetariana o vegana, ¿cuáles son los motivos por los que la compras? Puede ser porque la marca te dé confianza, por el precio, por el sabor..., todos los productos que consumimos están regulados por el Codex Alimentarius,[15] que determina con exactitud qué nutrientes y en qué cantidades máximas y mínimas deben aparecer en un producto.

Por tanto, elegir una leche u otra va a depender de tus preferencias, las que sean y, finalmente, de lo que el bebé también prefiera, pues lo que buscamos es que le guste y le siente bien, ante todo.

Una vez acepte el biberón y la leche, seguiremos sin ofrecerle el pecho. Idealmente, en un horario determinado, es decir, con un orden y que suponga una reducción de una toma tras otra, para que la producción de leche vaya disminuyendo de forma progresiva. La idea es que en una toma no le des el pecho y le ofrezcas el biberón. Si el pecho no te molesta, no hace falta que hagas nada especial; si lo hace, saca un poco de leche. Da igual si la extraes con sacaleches o a mano, lo que tienes que hacer es sacar la cantidad justa para sentir alivio, pero sin retirar la máxima cantidad posible. De esta manera, dejando leche dentro de la glándula, el cuerpo entiende que se ha pasado de producción e irá reduciendo la cantidad de leche. Durante dos o tres días haremos lo mismo, no daremos esa toma y extraeremos leche si lo necesitamos. Si a los dos o tres días todo va bien y el pecho ya no molesta, iremos a por la siguiente toma de pecho. Y repetiremos la misma operación. A esta edad es muy probable que el bebé necesite un chupete, pues va a tener que dormir y relajarse sin el pecho y no lo conseguirá solo con la succión de la tetina. Ten presente que la lactancia artificial también es a demanda, tanto en cantidad como en tiempos de administración. Lo de esperar tres horas, a pesar de que aún se repita y se recomiende, está fuera de lugar. El patrón de alimentación es el pecho y, por tanto, la lactancia artificial imita ese patrón.

---

[15] El Codex Alimentarius es un conjunto de estándares internacionales de alimentos establecidos por la FAO (Organización de las Naciones Unidas para la Alimentación y la Agricultura) y la OMS (Organización Mundial de la Salud) para proteger la salud de los consumidores y garantizar prácticas comerciales justas en la producción y el comercio de alimentos. Incluye normas, directrices y códigos de prácticas relacionados con la seguridad alimentaria, la calidad de los alimentos y otros aspectos relevantes para la industria alimentaria a nivel mundial.

Destete de los 4 a los 6 meses

A esta edad, si el bebé no ha tomado nunca ni leche artificial ni biberón, puede ser complicado que lo acepte. Habrá que armarse de paciencia e intentarlo poco a poco (tienes los trucos en el apartado anterior). A más edad, más resistencia, y puede ser interesante probar con otros métodos de alimentación (vaso o vaso de inicio) que los bebés suelen aceptarlo mejor que el biberón. Es decir, probamos unos días con biberón y, si no hay manera, lo intentamos con estos otros métodos. En ocasiones, una vez han aceptado los otros métodos podemos volver a tratar de darle un biberón, que, por edad y el tiempo que falta para llegar al año —es el momento en que se empieza a retirar—, puede ser mucho más cómodo para los adultos. En esta etapa aún tendrá que tomar leche tipo 1 o de inicio, y la cantidad será totalmente a demanda.

Destete de los 6 a los 8 meses

A esta edad habrá empezado con la alimentación sólida y esta opción nos ayuda a facilitar el destete. Por supuesto que deben tomar leche, pero podemos camuflarla y es más fácil que la tomen mezclada con otros alimentos. Si decía que en la etapa anterior es complicado que acepten el biberón como forma de alimentación, en esta etapa es aún un poco más difícil porque el bebé tiene muy claro dónde está el pecho y cómo conseguir lo que desea. Por ello, empezar con otro método de suplementación puede facilitar la adaptación y posterior transición; si quiere se le puede dar el biberón que, como te he dicho, para los adultos suele ser más fácil. Si no acepta el chupete lo puedes intentar en este momento también, pero puede ser igual de complicado que lo acepte.

Hacia el final de esta esta etapa, el bebé se encuentra en plena ansiedad por separación,[16] lo que puede dificultar la consecución del destete. La demanda de pecho tanto diurna como nocturna puede ser considerable y si a eso le sumas que pueden negarse a tomar la leche de fórmula o incluso rechazar el recipiente en el que se les ofrece, la situación puede[17] llegar a ser caótica. Hará falta paciencia y seguramente ayuda externa, ya sea de la pareja o de algún familiar, para ir consiguiendo la adaptación a la nueva situación.

---

[16] La ansiedad por separaciones es un hito evolutivo que alcanzan los bebés entre los ocho y nueve meses. El bebé a esta edad descubre que es un ente separado de su madre y que, por tanto, la puede perder, literalmente, en cualquier momento. Esta es una etapa en la que los bebés «usan» la teta para sentirse seguros, para saber que su madre está cerca y así poder relajarse sabiendo que todo va bien.

[17] Como ves hablo de probabilidad, «puede», pues *a priori* sabemos que en general es una etapa complicada, pero luego nos encontramos con bebés que ponen el destete muy fácil y se adaptan muy bien a los cambios. Siempre cuento lo más habitual en cada una de las etapas, las dificultades con las que se encuentran la mayoría de las familias, pero, como te digo, cada bebé es un mundo y vuestro destete no tiene por qué ser así.

«Sea como sea, si este relato tiene relación con la vuelta al trabajo es porque este, aunque nunca lo hubiera pensado al inicio, marcó el punto de inflexión para iniciar el destete, con gran alivio para mí».

Raquel

Destete de los 9 a los 12 meses

En esta etapa se producen tanto al inicio como al final situaciones que debes considerar. La primera etapa, la que va entre los nueve y los once meses, suele ser una en la que un destete es en principio más fácil. Los bebés a nivel tanto cognitivo como motriz están en un momento de crecimiento máximo. A esta edad disfrutan gateando, observando, experimentando con el medio y la teta parece que, temporalmente, al menos de día, pasa a un segundo plano. Esto puede facilitar empezar con el destete diurno para luego, una vez superado el proceso, iniciar el nocturno. A esta edad, si buscas un sustituto de la leche materna, y si no ha tomado nunca leche artificial, la cosa puede complicarse. Queda poco para los doce meses, así que a veces suele ser más fácil ofrecer derivados lácteos: queso fresco, requesón, yogur; y esperar a los doce meses para empezar con la leche entera de vaca. En el destete nocturno a esta edad lo más práctico suele ser recurrir al método padre/pareja, pero recuerda que es improbable que duerma toda la noche de un tirón y lo normal es que se despierte y le tengáis que ofrecer leche o alternativas adecuadas. Y, en la segunda etapa, se inicia la crisis del año, de la que te hablaré a continuación.

Destete a los más de 13 meses

A esta edad aún pueden tomar leche materna, es más, pueden mamar mucho en comparación con etapas anteriores. Y empezar un destete en este momento tiene este gran hándicap, maman mucho, dependen mucho del pecho y saben dónde encontrarlo. Es más, saben pedirlo a voces si es necesario.

Será una etapa en la que si queremos destetar habrá que decidir por dónde empezar. Suele ser más fácil el destete nocturno, pues a pesar de que es más intenso, se produce en menos días, normalmente en tres o cuatro. Si el bebé ya ha estado separado algunas horas, puede ser que mame relativamente poco de día, pero aún bastante de noche; es por ello por lo que la mayoría de las familias empiezan con el destete nocturno y, posteriormente, el diurno.

En el diurno, si estamos separados, como decía, las tomas van a ser pocas, lo que hará que si se hace primero el nocturno eliminar las tomas de día sea relativamente fácil. En el diurno aplicamos el archiconocido «no negar, no ofrecer». Claro, el nombre no ayuda, porque es más que probable que tú ya no le ofrezcas el pecho y que lo que haga sea pedirlo mucho. ¿Entonces? Pues se trata de seguir unas pautas que nos permitan tomar las riendas de la situación:

- El niño tiene que estar tranquilo y para conseguirlo lo que debemos hacer es evitar decir «no» a su petición, querer desaparecer o hacer «cosas raras» cuando nos pida el pecho. Y es que se genera tanta tensión en esta etapa que intentamos esquivar la toma y lo que conseguimos es alterar al bebé, que se pregunta qué narices le pasa a su madre, y ante la duda o la percepción de que pasa algo lo que hace es pedir más el pecho para sentirse seguro. Así que, relax, sabemos que va a pedir y cuando lo haga recibirá un sí por respuesta.
- Después de esto le daremos el pecho, pero, aquí viene el detalle importante, el tiempo que va a estar en el pecho lo decidiremos nosotras. El que queramos. Una vez se termine cambiaremos y le propondremos realizar una actividad.
- Hay que preparar recursos, ser un mago que saca actividades, juegos e ideas de la chistera. Vas a ser una maga con una chistera y todo tiene que ser nuevo y sorprendente.
- Cuando acepte dejar el pecho y cambiar de actividad, llegará el siguiente paso: distraer y aplazar.
- Si empieza a pedir el pecho, lo que haremos será intentar adelantarnos y ofrecerle algo. Si pensamos que puede tener hambre, comida; si creemos que está aburrido, alguna actividad, etcétera.
- Y también pondremos en marcha la siguiente estrategia: «aplazar». «Cariño, ahora te doy teta, pero deja que antes haga esto». Le puedes poner cualquier excusa: «Deja que antes beba agua», «Deja que vaya a la habitación a buscar una cosa», «Dame un segundo que tengo que ir al baño»…, lo que sea. Si vuelve a llorar y a reclamar el pecho, que será lo normal las primeras veces, se lo daremos lo antes posible. Pero lo que debería pasar es que poco a poco fuera capaz de aguantar más tiempo, incluso de llegar a olvidarse de la toma.

De esta manera conseguiremos disminuir el tiempo que el bebé está en el pecho y la cantidad de leche irá disminuyendo. No hay un periodo exacto para conseguir el destete diurno, dependerá de las ganas y el tiempo que tengas para llevarlo a cabo.

¡TENGO QUE VOLVER A TRABAJAR SIN HABER PLANIFICADO NADA!

Y finalmente, una situación que puede darse y que de hecho se produce con frecuencia: ¿qué hacer cuando tienes que volver a trabajar de manera inesperada? Hasta este momento hemos planteado todo partiendo de la base de que tendremos tiempo, podremos pensar y planificar qué haremos, cuándo lo haremos… Pero en muchas ocasiones acompañamos a mujeres que vuelven a trabajar casi de un día para otro. Vale, quizá exagero y no es de un día para otro, pero igual tenemos dos o cinco días para planificar todo. Y si la vuelta al trabajo no entraba en nuestros planes, es probable que no tengamos nada preparado: ni banco de leche, ni sacaleches, ni un adulto entrenado, ni habremos pensado en qué recipiente le daremos la toma. Si esta situación es la tuya, no sé si ni siquiera tendrás tiempo de leer esto, pero lo tenía que dejar por escrito. Quizá alguna amiga o familiar lo habrá leído previamente y te podrá ayudar dándote información. Cuando la vuelta al trabajo es tan repentina las cosas básicas son saber lo de siempre: qué edad tiene el bebé y con quién se va a quedar. Si es menor de seis meses, solo toma leche materna y trabajas bastantes horas (más los desplazamientos), puede ser complicado conseguir mantener una lactancia materna exclusiva y es probable que debas empezar con la leche artificial. Y, al contrario, cuanto mayor sea tu bebé, si ya toma otros alimentos y cuantas menos horas trabajes (más los desplazamientos), más fácil será mantener la lactancia. Es evidente que, si mezclamos las variables, las opciones son infinitas y no hay una única situación. Y de la misma manera, no es lo mismo tener un mes o quince días para planificar que el inicio del trabajo sea en unos días que en una semana.

«Mi vuelta al trabajo fue un 7 de mayo y a un puesto nuevo. Estaba prevista para el 15 de junio, así que no he podido preparar ni guardería, ni banco de leche, ni nada».

Lídia

Que vuelvas al trabajo de manera inmediata no tiene por qué ser el fin de la lactancia si no quieres. Hay madres que al inicio de la vuelta al trabajo usan leche artificial mientras empiezan con el sacaleches a crear un banco. Si en el trabajo te dicen que te vas a poder sacar la leche, quizá te falte leche materna para los dos o tres primeros días, pero luego puedes empezar a realizar extracciones y seguir el plan de gestión de la leche de cualquier otra madre.

Si el destete es el único camino y te duele, intenta, si te apetece, hacer algo especial. Tener un recuerdo de la lactancia en estas situaciones límites nos puede ayudar a transitar el duelo por la lactancia perdida: hacer una joya de leche, un ritual con la leche, realizar una sesión de fotos (puede ser casera perfectamente) para recordar el momento, celebrar una fiesta si tu bebé es más mayor y puede participar de manera activa. Y si necesitas un poco más de ayuda con el duelo, no dudes en consultar con una psicóloga perinatal para que te ayude a gestionar el proceso.

Para terminar y dejar las cosas claras, ¿hacemos un resumen de mitos?

- No se puede volver a trabajar y seguir con la lactancia.
- Hay que preparar al bebé para la vuelta al trabajo.
- Cuando vuelves al trabajo te quedas sin leche.
- Es necesario que acepte el biberón antes de volver a trabajar.
- Tienes que sacarte leche siempre a la misma hora.
- Y tienes que administrar esa leche al bebé a la misma hora.

RETOS DE VOLVER AL TRABAJO SEGÚN LA EDAD DEL BEBÉ O NIÑO Y EL TIPO DE TRABAJO

Justo antes de quedarme embarazada estaba estudiando y trabajando. Al nacer mi hija lo había semiaparcado todo y ahora el mundo parecía que volvía a girar. ¿Habían pasado cuatro meses? Parecía imposible. Tenía que tomar decisiones cruciales sobre mi vida y la de mi hija. Exploré un par de escuelas infantiles, que me parecieron horribles. En una solo podía entrar a las horas acordadas, nada de recogerla cuando yo quisiera. Y en la otra no me dejaban llevar mi leche para dársela, les pareció algo demasiado complicado. Hija única, mis padres en ese momento no se habían jubilado, mis suegros vivían a más de mil kilómetros, mi marido trabajaba más horas que yo... y tenía que tomar una maldita decisión que no me apetecía.

¿Se puede parar el tiempo?

Me quedaban sesenta créditos para terminar la carrera de Escritura Dramática (que en su momento me apasionaba y me había esforzado para poder acceder a ella), tenía que trabajar y cuidar a una niña de cuatro meses; me faltaban horas al día, y lo peor, tenía que renunciar a algo. Trabajaba por la mañana hasta las dos de la tarde y a las tres comenzaba a estudiar. Si dejaba a la niña en la escuela infantil por la mañana y su padre la recogía por la tarde, cuando yo estaba estudiando, esto representaba que no veía a mi hija hasta las diez de la noche con suerte. Y lo de «ver» era un decir, pues a esa hora estaría dormida. El plan me hacía llorar amargamente. Lloré y lloré hasta tomar la decisión. Y es que no podía renunciar a mi hija ni a nuestra lactancia maravillosa y tampoco al trabajo... Así que no quedaba otra, mis estudios quedaban excluidos de la ecuación. Llegué llorando a la secretaría del Institut del Teatre. Casi puedo verme haciendo cola con la niña en el fular, llenando su cabeza de mocos (cuando lloro, lo hago a lo grande) y cuando me tocó no sabía ni cómo preguntar si lo que quería hacer era viable. Me atendieron con sumo cariño y me dijeron que sí, que podía detener temporalmente mis estudios para retomarlos cuando yo quisiera. Y tener ese conocimiento, esa quimera de volver a estudiar en algún momento, se tradujo *en una calma inmediata. Dejé de llorar, por fin tenía una solución.*

Llegué a casa, llamé a mi madre y se lo conté: seguiría trabajando y cuidando de mi hija. No quería meterla en una guardería tan pronto, y lo que haría sería dejar de estudiar un tiempo y ya lo retomaría cuando ella fuera más mayor...

Pero no, nunca los terminé.

RETOS SEGÚN LA EDAD DEL BEBÉ

Cuando pensamos en la vuelta al trabajo e imaginamos que nuestro bebé va a tener tres, cuatro o diez meses, creemos que entonces será muy mayor e independiente, que ya no dependerá de nosotras ni mucho menos de nuestra leche, que será capaz de aguantar horas sin mamar porque en teoría, a medida que crecen, espacian las tomas (¡eso es mentira!) y que, por supuesto, ya tendremos todo bajo control. La realidad suele ser otra, nos sentimos inseguras, con bebés muy demandantes que quizá no han empezado la alimentación sólida o que, si lo han hecho, juegan más que comen, no nos hemos recuperado del posparto o estamos en ello... Y ahí está, nos toca «recuperar» la normalidad, volver a dividirnos, intentar llegar a todo y, por supuesto, hacerlo bien, separarnos de nuestros hijos y fingir que no ha pasado nada.

No es fácil, leerás muchos relatos en este libro —quizá tú misma lo estás experimentando— de muchas mujeres que sintieron que era demasiado pronto para volver, para separarse, para tener que recuperar por obligación la normalidad. La productividad y la economía arrasan con todo y nos vemos con la necesidad de hacer cosas que quizá no haríamos o al menos no justo en ese momento.

En este capítulo vamos a ver recursos, ideas y posibilidades según la edad de vuestro bebé. Y será una manera de poder preparar este regreso. Pues la edad a la que vamos a dejar a nuestro bebé es una de las claves del proceso, y es que obviamente no es lo mismo un bebé de tres meses que solo toma el pecho, que uno de seis que ha empezado hace pocos días con los alimentos sólidos o un niño de un año que tiene cierto dominio de otros alimentos. Detallaremos según la edad, o grupos de edades, qué opciones tenemos y qué aspectos debemos tener en cuenta.

Antes de las 16 semanas

Quizá te sorprenda leer esto, pero hay muchas madres que se ven obligadas a volver a trabajar a los pocos días de dar a luz. Sea porque en su país no cuentan con bajas de maternidad, como es el caso de Estados Unidos, por estar amenazadas en el trabajo (hablamos de mujeres que no disponen de permisos de trabajo), o por ser autónomas y no poder dejar de facturar. Tener que empezar a trabajar a las pocas semanas de dar a luz es de lo más complicado. En primer lugar, porque estás aprendiendo cómo va esto de la lactancia. Además, el bebé será extremadamente errático al mamar, lo que dificulta poder establecer «normas» y planificar el número de tomas en diferido. Tener el pecho en pleno apogeo de producción de leche es un factor que entorpece el bienestar materno. El riesgo de sufrir obstrucciones o mastitis es altísimo si no se pueden realizar extracciones cada determinado tiempo a fin de evitar que la leche se acumule. La producción de leche no está regulada y, por tanto, tiene tendencia a estar al alza, lo que puede causar las citadas molestias y complicaciones. No es fácil tener que volver al trabajo con un bebé tan pequeño, y más si es el primero, cuando probablemente tengas muchas más dudas sobre de qué va esto llamado «lactancia».

Estoy escribiendo estas líneas y espero de verdad que ninguna se tenga que enfrentar a esta situación. Y en caso de tener que empezar a trabajar a las pocas semanas, que al menos sea con el bebé cerca, pudiendo hacer paradas y amamantarlo cuando ambos lo necesitéis. Y si no estás con tu bebé, siquiera que tengas la opción de extraerte la leche cada dos o tres horas, como decía, tanto para mantener la producción como para evitar complicaciones mayores.

«Me sentía mal por dejar a mi hijo recién operado con algo más de veinte días, los tres primeros días hacía que él y su padre se vinieran conmigo al salón para poderle dar el pecho; pero, claro, el peque solo quería contacto conmigo y a mí cada vez que lo escuchaba llorar me daban pinchazos en los pechos y sufría. Al final decidimos que se quedaban en casa y les dejaba leche, pero el peque las cuatro horas que yo estaba fuera no quería comer, mis pechos tampoco aguantaban ni dos horas sin sacar leche».

Ma. Bo.

Datos clave de esta etapa:

• Demanda frecuente de lactancia: los recién nacidos y bebés menores de dieciséis semanas tienden a requerir alimentación frecuente, a veces cada hora, debido a su rápido crecimiento y desarrollo. Esto podría ser un reto en la vuelta al trabajo, pues sin la succión del bebé establecer una producción solo con sacaleches puede ser un hándicap.[18] Si el bebé está contigo, lo ideal sería que pudiera mamar cada vez que lo necesite, pero sabemos que esto puede ser aún más complicado y más si es el primero, donde todo son aprendizajes.

• Establecimiento de la lactancia: en estas primeras semanas, tanto tú como tu bebé estáis estableciendo la lactancia. Interrumpir este proceso con la separación durante el trabajo

---

[18] Por más bueno que sea el sacaleches, no hay mejor estimulación que la que hace un bebé. Es por eso que el cuerpo suele responder «mal» o con dificultades a la estimulación del sacaleches. Esto hace que, a las pocas semanas de uso, se pueda experimentar un descenso brusco de la producción de leche y, si pasas muchas horas separada de tu pequeño, debemos tenerlo en cuenta.

podría afectar la formación de un suministro de leche adecuado y la rutina de alimentación del bebé.

«**Parí el 5 de noviembre, y a mitad de diciembre me tuve que reincorporar [...]. Estuve llorando en cada apartamento que limpiaba durante meses, cada vez que salía por la puerta de casa me daba un ataque de ansiedad. Las primeras semanas usaba sacaleches [...]. Al final llegó la temida obstrucción y acabé en urgencias**».

Alicia Rodríguez

- Falta de un horario predecible: a esta edad, los bebés aún no han establecido un patrón de sueño regular. Esto podría dificultar saber cuándo necesitará ser alimentado y cómo ajustar esta necesidad tanto a las tomas, si el bebé está contigo, como a la extracción.
- Riesgo de padecer complicaciones en el pecho: en esta etapa pasar por mastitis o por obstrucciones no es nada raro si la extracción no es regular. En las primeras semanas de lactancia, puesto que la glándula aún no sabe qué cantidad de leche va a tomar el bebé, es normal que exista una hiperproducción, que tengamos más leche de la que el bebé necesita. La leche puede acumularse con facilidad y conducirnos a una obstrucción y, si no se soluciona, dar lugar a una mastitis. Será clave estar pendiente del pecho y realizar extracciones, aunque sean manuales o para tirar la leche, pero que te permitan aliviar el pecho y evitar que se complique.

Aprendizaje de la técnica de lactancia: tanto tú como el bebé estáis aprendiendo la técnica de lactancia adecuada en estas primeras semanas. Esto implica tiempo y prueba-error para establecer un agarre adecuado y una buena transferencia de leche. Si tenéis dificultades añadidas y esto hace que tengas dolor o que el bebé no gane peso de manera óptima, no dejes de buscar ayuda con profesionales o en grupos de madres.

Algo que toda mujer debería aprender cuando está en época de lactancia es la extracción manual de leche. Saber cómo sacarte leche a mano, sin necesitar ningún cacharro, te dará mucha libertad. Y podrás tirar o guardar la leche según la situación.

Paso 1: **Preparación.** Lávate bien las manos con agua y jabón para asegurarte de que estén limpias.

Paso 2: **Puedes mirar fotos o vídeos del bebé para que sea más fácil.**

Paso 3: **Masajea el pecho durante unos minutos. Toca también la zona de la areola y el pezón, lo que ayudará en la eyección de leche. Realiza un masaje suave en tus senos usando las yemas de tus dedos con movimientos circulares** desde el exterior hacia la areola (la parte oscura alrededor del pezón). Te ayudará a estimular los conductos de leche.

Atención: Si tienes el pecho duro como una piedra (si te tocas la frente sabrás a qué me refiero), antes de empezar con la extracción manual es recomendable que realices durante dos o tres minutos el masaje de presión inversa suavizante. Coloca los dedos en forma de V en la areola (ambas manos), el pezón quedará en medio. A continuación, presiona suavemente hacia atrás, como si estuvieras empujando hacia las costillas. Aguanta así los minutos indicados y debería salir leche por el pezón. Si esto pasa ya puedes seguir con los siguientes pasos de la extracción manual. Si no sale o el pecho sigue igual de duro, aguanta unos minutos más.

Paso 4: Coloca el pulgar arriba y el dedo índice abajo, formando una letra C alrededor de tu pecho, justo fuera de la areola. El resto de los dedos de la mano sujeta el pecho.

Paso 5: Desplaza el tejido del pecho hacia atrás, hacia las costillas.

Paso 6: Presiona suavemente tus dedos hacia tu pecho y luego júntalos, como si estuvieras apretando con cuidado, pero no con fuerza. Luego, desliza tus dedos hacia el pezón, como si estuvieras exprimiendo un tubito de pasta de dientes desde la base hacia la punta.

Paso 7: Suelta la presión con cuidado y repite el movimiento, apretando con delicadeza y deslizando tus dedos hacia el pezón. Puedes cambiar un poco la posición de tus dedos para asegurarte de que estás extrayendo leche de todas las áreas de tu seno.

Paso 8: Después de unos minutos, cambia al otro seno y repite los mismos pasos.

Paso 9: Si sientes que la leche no fluye o estás cansada, puedes dejar de extraer por el momento. Inténtalo nuevamente en un rato.

Si quieres conservar la leche, tan solo debes colocar un recipiente de boca ancha debajo del pecho y, una vez la tengas, refrigerarla dentro del envase elegido, ya sea una bolsa, una botella de plástico o de cristal o un recipiente de uso alimentario. Si no la quieres conservar no hay más misterio, se tira y punto; te evitas una mastitis y mantienes la producción.

Para superar estos desafíos, si tu trabajo te lo permite, sería fundamental considerar la posibilidad de trabajar desde casa o implementar horarios flexibles durante las primeras semanas para facilitar la lactancia materna continua. La comunicación con tu empleador y la planificación anticipada resultan esenciales para asegurarte de que puedas satisfacer las necesidades de tu bebé y seguir amamantando mientras te reincorporas al trabajo. Buscar el apoyo y consejo de profesionales para realizar un plan personalizado puede ser clave, incluso en el caso de tener que empezar una lactancia mixta o finalmente destetar.

De las 16 semanas a los 5 meses

A veces olvidamos que dieciséis semanas no son cuatro meses. Y esta es la etapa en la que más mujeres vuelven al trabajo, al menos en España. Es el momento que durante el embarazo te parecía tan lejano y ahora es una realidad. Si es tu primer bebé y tu primera lactancia, probablemente estés llena de miedos y dudas, y también puede que empieces a disfrutar de la lactancia. Suele ser un patrón común que las primeras semanas de lactancia sean complejas y que no resulte fácil conseguir que sea placentera y eficaz de buenas a primeras. Y ahora, cuando es probable que empieces a pillarle el tranquillo a todo, os tenéis que separar.

Vas a tener miedo y muchas dudas de cómo será, de qué y cómo hacerlo.

Si tu bebé ha estado tomando el pecho sin suplementos o sin realizar tomas en biberón y sin chupete, las dificultades suelen centrarse en planificar cómo comerá y cómo se calmará sin el pecho. Parece imposible que lo consiga y es más que probable que tu deseo sea intentar preparar al bebé para todo lo que va a venir. Muchas veces esta preparación consiste en empezar a eliminar tomas de pecho o en intentar que acepte el biberón de leche materna o artificial. Es algo que por lógica nos parece normal, nos calma mucho tener la situación bajo control. Espero que hayas leído el capítulo anterior, pero también puede ser que hayas venido directamente a este, para consultar según la edad de tu bebé qué es lo que os espera, es normal, yo haría lo mismo.

«Cuando tuve que volver a trabajar fuera de casa, salieron a flote todos los miedos: si la niña, que para ese momento tendría cinco meses y medio, estaría bien con su padre; si aceptaría el biberón; si tendría leche suficiente; si podría tener tiempo para sacarme leche, y, sobre todo, si dispondría de un espacio para esto». Rebeca

Vale, tanto si has pasado o no por el capítulo anterior, mi recomendación es no preparar al bebé y sí al adulto (si es que es un familiar o una persona de confianza) para tu ausencia. El adulto, ya sea pareja o abuela, es probable que no haya entrado mucho en acción estos meses y que tú te hayas ocupado por completo o casi por completo del cuidado del bebé. Esto hace que conozcas muy bien a tu peque y que sepas responder a cada una de sus señales. Este aprendizaje es el que van a tener que hacer los adultos que se queden con él. Sin duda también aprenderán cuando tú estés trabajando, pero suele apaciguar un poco a todos esta primera toma de contacto.

Por desgracia, es probable que tengas presiones del entorno para abandonar la lactancia, parece que, si dejas la lactancia, todo será más fácil, pero ¿para quién? Pues sin duda para el adulto que se convertirá en el cuidador. Sabía de frases que algunas madres me habían comentado, pero pregunté en mi Instagram sobre qué les habían dicho ante esta situación. Algunos de los comentarios compartidos fueron estos:

- «¡Claro, yo no tengo tetas! Si le quitas la teta, yo sí podré tranquilizar a la niña».
- «Tú lo solucionas todo con teta, pero yo no voy a poder».
- «Como no le habéis dado chupete, ¿cómo la calmaremos nosotros si no tiene la teta?».
- «Cuesta mucho dormirla, porque, claro, como solo se duerme contigo al pecho...».
- «¡Lo has acostumbrado a estar en brazos, a ver qué hacemos ahora!».
- «No lo puedo cuidar porque sin teta llorará mucho y no sé si sabré calmarlo».

- «Ya se puede armar de paciencia quien se quede con ella porque, como quiera teta, no va a haber nadie que la aguante».

Está claro que la incapacidad y el miedo pertenecen a los adultos, y también está claro que este tipo de comentarios duelen mucho, porque además los dicen personas que se supone que te quieren y que van a hacerse cargo del bebé. En el cuarto capítulo, el siguiente, hablaremos de emociones y de todo lo que nos puede remover escuchar esto. Pero volvamos a la parte práctica. Lo que vamos a hacer es entrenar al adulto y explicarle cómo funciona tu bebé y qué puede hacer en el caso de que el pequeño te eche de menos y necesite calmarlo. Y sí, te parecerá increíble, pero hay que dar ideas, que con el cuento de la teta creen que no hay nada que hacer, ¡y vaya si hay cosas! Aprender a entender al bebé es lo principal en este tiempo previo a la separación. Tú no has hecho nada mal, no es culpa tuya haber decidido dar el pecho a tu bebé, no les has querido complicar la vida durmiendo al bebé al pecho ni lo has malcriado teniéndolo en brazos o meciéndolo.

Tú has usado la teta y todo tu cuerpo para lo que sirve: para alimentar, calmar, confortar y amar.

¡Si no tienen tetas es su problema, que busquen sus recursos!

Es evidente que resulta más complicado hacer todo esto sin teta, pero se puede. Hay que conocer al bebé, dejarse guiar y disponer de técnicas. Aquí van algunas sugerencias:

- Mecer al bebé, sea de pie, en una mochila o en una mecedora.
- Sentarse en una pelota de pilates mientras se dan saltitos y se añaden extras: masajes en la cabeza, cantar, cambiar al bebé de posición.
- Enseñarle cosas y hablarle.
- Portear y pasear.
- Pasear en sillita (que les suele gustar menos, pero hay que intentarlo).
- Usar ruidos blancos[19] o la voz de mamá cantando (o usar la propia).
- Paciencia, test y retest, es decir, paciencia, probar, ver si funciona y, si no, cambiar.

Con ganas todo se consigue y sí, vuelvo a recordar que los primeros días serán caóticos, pero es lo normal, supone una adaptación, un aprendizaje y, como todo, requiere un tiempo. Además, hay que aprender sobre la manipulación de la leche, sobre cómo ofrecerla y que queden muy claras las cosas que pueden pasar y que son esperables. Por ejemplo:

- Que coma poco o nada, por lo que cada vez que parezca que el bebé tiene hambre se puede intentar ofrecerle un poco de leche.

- Ofrecer no es obligar y, por tanto, no forzar a comer al bebé.
- Lo que hoy no vaya bien no quiere decir que siempre vaya mal.
- Lo que hoy vaya bien no quiere decir que siempre vaya bien.
- Los bebés a veces duermen mucho cuando mamá no está, y si es un bebé sano no le bajará el azúcar ni le pasará nada malo.

A veces los adultos que quedan al cuidado de un niño se toman la tarea como un examen y se sienten cuestionados, lo que en vez de ayudar crea muchas tensiones y malentendidos. Es importante poder encarar estas situaciones antes de que se produzcan, hablando con la máxima tranquilidad de esos miedos y/o preguntando directamente a la persona que va a cuidar al bebé sobre qué es lo que teme o le preocupa.

¿Y qué pasa si tu bebé va a una escuela infantil?

Pues seguramente tendrás menos voz y voto, aunque por suerte cada vez más centros se han puesto las pilas y, pese a no poder tener una atención individualizada, sí toman en consideración las necesidades de cuidado de un bebé de esta edad.

A pesar de ello es posible que tengas que escuchar cosas como las siguientes:

---

[19] No todas las familias están de acuerdo con el uso del ruido blanco, así que si no lo has usado o no te gusta no es una opción.

> «Tendrías que ir pensando en intentar que coja el chupete, porque cuando empiece la guardería no tendrá tu teta».
>
> «Tiene que saber beber en biberón porque aquí es lo que le tendremos que dar, podéis traer leche materna».
>
> «El biberón se lo daremos a las diez».
>
> «Aquí no le puedes dar el pecho, vas a poner nerviosos al resto de los niños».

Si recibes algún comentario así es probable que el nivel de ansiedad anticipatoria previo a la separación se dispare. ¿Qué hacer? Pues nada. De nuevo intentar forzar que acepte el biberón en el tiempo que aún os queda juntos es amargaros la vida a los dos; si confías en las educadoras, ellas lo conseguirán y tu bebé se adaptará. Tampoco es fácil para ellas, pues tienen que atender a varios bebés y evidentemente quieren que estén bien y no lo pasen mal.

Datos clave de esta etapa:

- Establecimiento de la rutina: durante este periodo, es probable que hayas establecido cierta rutina con tu bebé en términos de alimentación y sueño. Volver al trabajo podría modificar esta y requerir ajustes, nada imposible, solo es una adaptación que ambos conseguiréis.
- Mayor conciencia del entorno: a medida que el bebé se acerca a los tres o cuatro meses, podría volverse más consciente de su entorno y distraer-

se fácilmente durante la lactancia, lo que puede causar que si vas con prisas para darle el pecho antes de irte de casa al trabajo o si te lo traen para darle el pecho sea un poco desesperante. Relax, intenta conectar con tu bebé, mirarlo a los ojos y prestar atención plena a ese momento para que también se concentre al máximo.

- Introducción de la lactancia con biberón: si estás introduciendo la lactancia con biberón debido a tu regreso al trabajo, el bebé podría tener dificultades para adaptarse a esta nueva forma de alimentación, y esto es un desafío para todos. Dale tiempo, pide paciencia al cuidador e intenta probar con diversas tetinas, nunca se sabe cuál será la elegida.

«El día antes de incorporarme miraba al chiquitín y lloraba solo de pensar lo duro que sería, habíamos pasado cinco meses pegados como si él fuera una prolongación de mi cuerpo y ahora debíamos enfrentarnos a tantas horas separados. Y el miedo que tenía de que después prefiriera el bibe antes que el pecho... Cuando me reincorporé al volver a saludar a la gente, socializar y ponerme al día con el trabajo me sentía bien como persona, era un poco más yo misma, aunque en todo momento en mi cabeza estaba el bebé».

Maribel

- Cambios en los patrones de sueño: los bebés de esta edad podrían estar experimentando cambios en sus patrones de sueño, especialmente a los cuatro meses. Esto quizá haga que estés más cansada de noche. No se despierta por tener hambre y por tomar un biberón de leche con cereales no va a dormir más. Hago este apunte, pues es más que probable que te digan que tu bebé tiene hambre y por eso se despierta.

- Introducción de alimentos sólidos: algunos bebés comienzan a introducir alimentos sólidos cerca de los cinco meses. Ya hemos comentado las recomendaciones oficiales, pero siempre tenemos que valorar a nuestro bebé de manera individual y podemos usar el inicio de la alimentación a nuestro favor.

- Desarrollo de la movilidad: a medida que el bebé se acerca a los cinco o seis meses, podría comenzar a desarrollar habilidades motoras como rodar o gatear. Esto influye en que empieza a realizar posturas imposibles, lo que llamamos «tetasutra», y si te acercan al bebé al trabajo puede realizar todo una exhibición acrobática.

- Necesidades nutricionales cambiantes: al tiempo que el bebé crece, sus necesidades nutricionales cambian, pero esto no hace que las tomas decrezcan, que es algo que solemos tener muy interiorizado; maman muchas veces tanto de día como de noche, y por más que hayan empezado con la alimentación sólida, la leche sigue siendo el principal alimento, eso sí, podemos ju-

gar con el comodín «alimentos» a nuestro favor.

- Preocupaciones sobre la producción de leche: algunas madres suelen preocuparse por si tendrán leche suficiente para satisfacer las necesidades cambiantes de su bebé a medida que crece o si, al estar separados, podrán mantener la producción de leche. Debes saber que la cantidad de leche que toma un bebé se mantiene bastante estable desde el mes de vida hasta los doce meses, no aumenta, es decir, no por crecer necesita más leche. Lo que pasa es que la leche materna se adapta a su crecimiento y tiene más calorías al final del primer año en el mismo volumen que cuando empezó la lactancia.

- Establecimiento de una red de apoyo: cuando te reincorpores al trabajo, será clave una red de apoyo familiar, de amigas o a nivel escolar, que conozcan tus deseos y te ayuden a conseguirlos.

«Cuando volví al trabajo remunerado la primera vez, mi bebé se quedó con su papá. Y mi papá venía a hacer la comida y cuidarlos a ambos. Como las funciones eran por la noche, mi padre llegaba a la tardecita. Traía una o dos bolsas con alimentos. Cuando se hacía la hora, salíamos los cuatro con el carrito y me acompañaban hasta el teatro. Allí nos despedíamos. Yo me quedaba trabajando. Y ellos tres se iban para casa».

Silvia Aguado

Los 6 meses

Entramos en una época donde empiezan las facilidades y es que, cuando el bebé ya no depende totalmente de la leche materna, se abren nuevos horizontes. Las recomendaciones de las instituciones que velan por la salud poblacional nos indican que los alimentos sólidos deben empezar a ofrecerse a los seis meses. Esto lleva a muchas madres a esperar a los seis meses y un día para empezar con los sólidos. Estas recomendaciones son generales y ya sabes que los bebés no hacen todos las mismas cosas en el mismo momento: hay niños que andan a los ocho meses y otros a los quince; niños que gatean a los ocho y otros que no se lanzan hasta el año; niños que dicen X palabras al año y otros que hasta el año y medio solo emiten sonidos... Las recomendaciones son generales y lo que tenemos que hacer es adaptarlas a la realidad de nuestros peques. Y también saber que las recomendaciones de las academias de medicina y pediatría respecto al inicio de la alimentación sólida no son generales (en Noruega[20] se empieza a dar puré de verduras y vegetales a los cuatro meses) y han variado mucho durante los últimos cien años: a los tres meses, a los doce, a los cuatro, a los seis... Es probable que la edad actual no sea la definitiva tampoco y en unos años, cuando seamos abuelas, cambie. Lo que debemos tener presente es que cada bebé crece diferente al resto, y debemos valorarlo de manera individual. Consideramos que el bebé puede comer alimentos sólidos cuando es capaz de lograr estos tres hitos:

• Mostrar interés por los alimentos.
• Mantenerse sentado con ayuda.
• No tener el reflejo de extrusión activo.[21]

Lo primero que se suele cumplir es que el bebé muestra mucho interés cuando ve comer al adulto. Se fija en el alimento, en cómo va hasta la boca y en los movimientos de masticación que realiza este. Es un primer aprendizaje clave en su desarrollo y que aparece normalmente sobre los cuatro meses de vida. Por tanto, el bebé no está aún listo para comer sólidos, pero, si fuera el caso, podemos ofrecerle un triturado.

Siento que debo explicar más esto...

Si hasta el momento habéis hecho lactancia materna, si no quieres ofrecer fórmula (me dan igual las razones), si estáis separados pocas horas o tienes leche extraída y no te llega para todas las tomas... empezar con un alimento calórico es una opción. Ojo, que quede claro: un alimento por una toma, es decir, un alimento una vez en todo el tiempo en que no estéis juntos.

---

[20] https://acortar.link/VY2s1v.
[21] El reflejo de extrusión es un reflejo primitivo que tiene el bebé al nacer y que le permite solo ingerir líquidos; si lo que tiene en la boca es un sólido, la lengua realiza movimientos empujándolo hacia fuera.

Nada de sustituir, en tu ausencia, todas las tomas de leche por sólidos. Es una manera de tener más opciones y no depender totalmente de la leche. Si por lo que sea quieres empezar a ofrecer o ya ofrecías leche artificial, esta es otra opción, por supuesto.

Si quieres empezar a dar leche de fórmula en tu ausencia o suspender la lactancia, debes tener en cuenta qué pasará en el tiempo de trabajo, si podrás ir sacándote leche para disminuir la producción o si lo tienes que hacer unos días antes de volver a trabajar para no tener dificultades con el pecho. Si has leído este libro en orden, ya sabes que en el segundo capítulo tienes información sobre cómo realizar un destete o iniciar una lactancia mixta. Y si no, ya sabes dónde buscar.

Datos clave de esta etapa:

• Inicio de la alimentación sólida: durante este periodo, es probable que estés comenzando a introducir alimentos sólidos en la dieta de tu bebé. Esto no debería modificar las tomas de leche del día y de la noche, pero sí que nos permite «jugar» con este alimento en tu ausencia y que no dependa solo de la leche materna.

«Pero para mí fue un golpe muy duro porque era volver a empezar de nuevo y con un trabajo que no me gustaba, no era el mío. Por el contrario, Núria se adaptó mucho mejor al cambio, los primeros días

seguía sin querer el biberón, pero sí que se comía alguna fruta, justo estábamos empezando con la alimentación complementaria».

Ester

• Ajuste a la lactancia mixta: algunas madres comienzan a combinar la lactancia materna con alimentos sólidos y fórmula cuando vuelven al trabajo. Lograr un equilibrio entre estas formas de alimentación podría requerir ajustes. La alimentación nocturna con pecho sigue siendo clave para mantener la producción de leche durante el día, si no te supone un reto extraordinario, ofrecer leche artificial de día y mantener de manera total o parcial la lactancia nocturna protege la producción de leche y, por tanto, la continuidad de la lactancia.

• Adaptación a nuevos horarios: cuando te reincorpores al trabajo, tanto tú como el bebé necesitaréis ajustaros a los nuevos horarios y rutinas que incluyan la lactancia, la alimentación sólida en esta nueva situación. Nada especial, solo empezar a tener ciertas rutinas a lo largo del día que se puedan flexibilizar los festivos.

• Reacciones a los nuevos alimentos: algunos bebés podrían tener reacciones alérgicas o intolerancias a ciertos alimentos cuando se introducen sólidos, lo que requiere una vigilancia cuidadosa y ajustes en la dieta. Por eso los cuidadores deben ofrecer los alimentos durante el día y tener conocimiento sobre las posibles reacciones, especialmente si en la familia hay otras personas alérgicas.

- Coordinación con cuidadores: si el bebé está siendo cuidado por alguien más mientras trabajas, es esencial asegurarte de que los cuidadores comprendan la alimentación y la rutina de lactancia del bebé.

«La bebé no tenía mucha hambre, pues la yaya le dio un biberón hacía una hora porque no sabía que vendrían a verme, mamó de un pecho, pero no del otro [...], me estimuló el pecho y dejaba de mamar para mirar todo a su alrededor y eso hacía que el pecho chorreara y me mojara todo el pantalón. Se fueron y yo me quedé ahí, con un pecho medio vacío y el otro a rebosar, con el pantalón mojado y con el corazón roto por tener que dejarla de esa manera y sintiéndome mal conmigo misma por no llegar a todo».

Erika

De los 7 a los 8 meses

Esta es una etapa de transición y cambios, de muchos cambios. Volver a trabajar suele generar miedos, pero tenemos que ser positivas. Es ahora cuando se inicia la llamada «ansiedad por separación», que implica más demanda del bebé y una preferencia absoluta por tus cuidados (es lo que la gente mal llama «mamitis»), que no es más que una etapa más en el desarrollo cognitivo del bebé, el cual empieza a descubrir los límites de su cuerpo respecto al tuyo, pues hasta el momento estaba seguro de que ambos erais la misma persona. Y, además, es un periodo agotador por el aumento de los despertares nocturnos relacionados también con la evolución cognitiva que se produce en este momento.

Es probable que el bebé ya coma algún alimento sólido y eso, sin duda, supone siempre una ventaja. Sí, quizá aún coma poco o casi nada, pero come, y esto nos amplía los horizontes de manera considerable. Entre los seis y los siete meses, comerá alimentos sólidos entre una y dos veces al día. Por cierto, nada de sustituir la comida por la leche si estamos con ellos.

Pero ¿qué pasa si trabajamos? Pues que en nuestra ausencia les pueden ofrecer comida y sí, también leche, pero la comida pasa a ser el comodín, sumamos opciones. Si el bebé no quiere saber nada de la leche, quizá le interese más comer y cuando llegues a casa ya tomará el pecho. Es probable que notes un aumento de demanda cuando llegues a casa, y especialmente por la noche. Tu bebé tiene que recuperar el tiempo que no ha estado contigo y, por tanto, no ha mamado, y a la vez querrá estar pegado a ti para saber que todo va bien. Recuerda que puede encontrarse más quejicoso a ciertas horas o que puedes notarlo un poco diferente, hay cambios en su día a día, y es normal que los muestre. También tal vez si le ofreces sólidos no quiera saber nada y reclame el pecho hasta que se lo des. Es normal.

Datos clave de esta etapa:

- Inicio de variedad de alimentos: si has empezado a ofrecerle sólidos a partir del sexto mes y ya tiene los siete, ya debería haber probado todos los grupos de alimentos y evidentemente mostrar preferencia por algunos de ellos. Es importante que la persona que cuide del bebé sepa que estas preferencias pueden ser cambiantes y lo que durante unos días o semanas entusiasma al bebé, luego son alimentos que rechaza de pleno. Conviene recordar que nunca deben forzar al bebé a comer o a intentar que coma con distractores.
- Inicio de la lactancia mixta: una vez superados los seis meses, puede ser el momento de iniciar la lactancia artificial si nos sentimos sobrepasadas por la extracción o no conseguimos las cantidades de leche que nuestro bebé requiere. Y quizá sea un paso en contra del corazón o una liberación. La lactancia mixta puede ser parcial, es decir, cuando estás con tu bebé puede tomar el pecho y en las horas de ausencia leche de fórmula.

«[...] con siete meses y medio, cuando hemos comenzado la lactancia mixta que, junto con la alimentación complementaria, me ha servido de alivio, sí, alivio [...] me pasaba los días contando cuánto quedaba para volver al trabajo, calculando los mililitros necesarios al día para que mi hijo tuviera suficiente leche en mi ausencia [...]. Fue realmente un alivio en ese sentido el día que volví a trabajar y di por concluido el banco de leche, me planté y dije: "Hasta aquí he llegado, cuando se termine, fórmula"».

María Cañete Usón

- Mayor independencia en la alimentación: algunos bebés comienzan a mostrar interés en alimentarse por sí mismos o con los alimentos.
- Establecimiento de un horario de comidas: durante este periodo, establecer un horario más estructurado de comidas sólidas para el bebé y coordinarlo con la lactancia y tu trabajo podría ayudar. Por ejemplo, si le dan la comida a las doce y llegas a las doce a casa, es probable que el bebé no quiera mamar. Si esto pasa puede adelantarse la comida, si el bebé lo acepta, u ofrecerle un alimento más ligero. Recordemos que los alimentos no tienen un horario, que es por pura convención social por lo que nos comemos una fruta para merendar, pero nos cuesta pensar en tomárnosla a las diez de la mañana.
- Cambios en la demanda de leche: la introducción de alimentos sólidos podría afectar la demanda de leche materna. Esto es especialmente visible en los bebés a los que se los obliga a comer o que por sí mismos deciden comer mucho. Hay bebés que desde muy pronto muestran gran interés por los alimentos y que, a pesar de comer por sí mismos, parecen no

tener límites. Esto hace que en algunos casos puedan rechazar el pecho y pedir sólidos. Si es vuestro caso y quieres intentar revertir el proceso, te aconsejo que:

- Nunca lo obligues a comer o lo fuerces para que coma más
- Evita darle de comer con cucharadas de comida.
- Deja que sea tu bebé el que se alimente solo.
- Si estás preparada e informada, intenta hacer BLW[22] en algunas de las comidas.
- Favorece las tomas nocturnas.

• Coordinación con cuidadores: si alguien cuida al bebé más mientras trabajas, es fundamental asegurarse de que esté al tanto de la rutina de alimentación, tanto sólida como de leche extraída, y de tus deseos en este sentido.
• Adaptación a horarios laborales: tanto tú como tu bebé necesitaréis adaptaros a los horarios laborales y a las necesidades cambiantes de alimentación y lactancia, seguro que juntos podéis conseguirlo.
• Desarrollo de las capacidades motoras y la exploración: a esta edad, algunos bebés están más activos y con mayor capacidad para moverse y

desplazarse, lo que podría influir en su disposición para amamantarlos y en la comodidad durante las tomas, que hagan tetasutra o que quieran tironear, explorar e incluso comer sólidos mientras maman.

De los 8 a los 9 meses

Esta es una etapa compleja en el desarrollo del bebé, que habitualmente afecta a la mayoría de las madres que se han reincorporado o se reincorporan en este momento al trabajo remunerado. En especial si haces jornada completa y pasas la tarde y la noche con tu bebé. Para los peques esta es una etapa dura en la que se manifiesta la ansiedad por separación. Esto hace que aumenten la demanda para recuperar el tiempo en el que no han mamado durante el día, pero que además mamen más y se despierten más de lo habitual de noche, lo que acaba siendo un cóctel explosivo. La ansiedad por separación es el proceso por el que el bebé descubre que su madre puede desaparecer (literalmente) si la pierde de vista.

Además, es una etapa en la que si tu hijo/a se queda al cuidado de los abuelos puedes recibir comentarios desafortunados. Aún la mamitis es vista como algo negativo. Hasta la RAE,[23] lo ha definido como «Excesivo apego

---

[22] El BLW (Baby-Led Weaning) es un enfoque de alimentación complementaria para bebés. En lugar de papillas, se ofrecen alimentos enteros desde los seis meses, permitiendo que el bebé explore texturas y sabores por sí mismo. Fomenta la autonomía y las habilidades motoras del bebé mientras descubre la comida.
[23] La RAE (Real Academia Española) es una institución fundada en 1713 en España, cuyo objetivo principal consiste en regular y normativizar el uso de la lengua española.

a la madre». Los bebés deben estar unidos a una figura adulta, lo que les garantiza la supervivencia y el crecimiento. Esta figura de apego primario suele ser la madre y, cuando a los ocho meses, el bebé aún no entiende el concepto de «permanencia del objeto»,[24] sufre cuando percibe que su madre desaparece. Y sufre de verdad, cree que no te va a volver a ver nunca más, que te ha perdido para siempre, y esto conlleva que se desespere, pero también que se niegue a estar con nadie que no seas tú. Y vas a recibir comentarios, ¡prepárate, que van a llegar! Lo he repetido a lo largo del capítulo, y no, esto no es culpa tuya, no has hecho nada mal para que el bebé se comporte de esta manera y es normal que lo haga. Los comentarios te pueden doler, pero parten del desconocimiento sobre crecimiento y la evolución cognitiva de los bebés. Otro tema es que empiece a pedir más de noche y esto te desespere, cansada de todo el día y de las obligaciones... Quizá sientas que no puedes con todo, que necesitas dejar la lactancia, realizar un destete para que así tu peque duerma más o tu pareja pueda intervenir en los cuidados nocturnos. Claro que puedes destetar si no puedes más, solo faltaría, pero debes saber que esto no está relacionado con la lactancia y es muy probable que, aun destetado, tu bebé se comporte igual durante unos meses. La mamitis se le pasará un poco, pero solo con el tiempo y cuando aprenda que te puedes ir, pero que volverás.

Datos clave de esta etapa:

- Mayor interés en el entorno: a esta edad, los bebés tienden a ser más curiosos y estarán interesados en explorar su entorno. Esto podría llevar a que se distraigan fácilmente durante las tomas de lactancia, en el caso de que tengas prisa o de que necesites hacer una toma antes de irte a trabajar, puede ser una buena aventura convencerlos.
- Introducción de alimentos sólidos: durante este periodo, es probable que el bebé esté avanzando en la introducción de alimentos sólidos y haga ya dos o tres tomas de sólidos durante el día, que se pueden ofrecer en tu ausencia, o tal vez disfrutes ya de la experiencia de dar la cena a tu bebé. Recuerda también que es probable que rechace los sólidos si estás en casa y quiera tomar solo teta.
- Cambios en los patrones de sueño: los patrones de sueño del bebé podrían estar cambiando a medida que se acerca a los ocho o nueve meses. Esto hace que se despierten más y mamen mucho más, lo que puede resultar agotador.

---

[24] La permanencia del objeto, según Piaget (1896-1980), se refiere a la capacidad que desarrollan los niños en la etapa sensoriomotora en la que ya son capaces de comprender que los objetos continúan existiendo, incluso cuando no los están viendo directamente.

- Adaptación a nuevas personas y entornos: si otra persona cuida del bebé mientras trabajas, podría necesitar tiempo para adaptarse a esta situación nueva y potencialmente desconocida; si el bebé conoce a la persona también puede empezar a mostrar cierto rechazo a causa de la «ansiedad por separación». El adulto debe conocer y esperar esta situación.

«Dejarla con ella por la mañana tampoco era fácil. La niña aferrada a mí, llorando, y mi suegra tirando de ella. Le pedí ir un poco más despacio, entrar yo, jugar un poco con ella e irme sin despedirme. Leí que estaba mal, pero si me despedía era mucho peor. Fue una época estresante y muy triste».

Sandra R.

- Establecimiento de vínculos emocionales: durante esta etapa, los bebés están construyendo vínculos emocionales más fuertes. Si estáis separados durante muchas horas, podrías notar cambios en su comportamiento, que son normales y esperables.

De los 10 meses al año

Esta suele ser una etapa relativamente fácil si empezamos a trabajar. En torno a esta edad los niños pierden un poco de interés por tomar el pecho, especialmente durante el día. Explorar y descubrir el mundo les parece mucho más interesante que dos pechos. Es por eso por lo que maman a veces en segundos para volver a descubrir cosas o simplemente ni se acuerdan de mamar. Si trabajas en una jornada diurna es probable que te digan que come poco, que no quiere la leche, pero que está tranquilo o durmiendo. Pero claro, de noche puede que esté enganchado al pecho unas cuantas horas. Dependerá de cómo lleves las noches y la falta de sueño para determinar qué haces, pero hasta los doce meses[25] la alimentación nocturna es muy habitual.

Datos clave de esta etapa:

- Introducción de alimentos sólidos: a esta edad, es probable que el bebé empiece a consumir alimentos sólidos de manera más regular. Puede que muestre menos interés en la lactancia, pero no a causa de la alimentación, sino por el desarrollo motor.
- Mayor interés en el entorno: durante este periodo, los bebés siguen interesados por todo lo que los rodea, y ello, como hemos visto en el punto anterior, los puede distraer y complicar la posibilidad de que puedas conciliar tus horarios de trabajo con sus tomas. Además, el destete en estas edades puede producirse con

---

[25] A partir del año, consideramos que el bebé ya no necesita la alimentación nocturna, pero es absurdo pensar que todos los niños al año están preparados para dejar de comer de noche, y hay muchos que necesitan hacerlo de manera copiosa y nocturna más allá del año y medio de vida.

más facilidad debido a esta falta de atención, al hecho de comer otros alimentos, etcétera. Y este destete puede ser deseado o no, con todo lo que ello conlleva.

«Finalmente, a los diez meses mi hija se destetó sola, parecía que percibía mi estrés diario para mantener la lactancia. Me invadió una sensación de tristeza, culpabilidad e impotencia por ese destete forzado que aún me dura dos años después».

Txaro Gomariz

- Adaptación a nuevas personas y entornos: si otra persona cuida al bebé mientras trabajas, podrían necesitar tiempo para adaptarse a esta situación nueva y potencialmente desconocida. Por un lado, si conoce a la persona y le ha cuidado debería ser todo un poco más fácil, pero no deja de ser un cambio que requiere adaptación. Por otro, la ansiedad por separación debería estar más superada y facilitar la adaptación al nuevo cuidador.

A partir del año

A esta edad el bebé debería haber triplicado su peso del nacimiento o estar a punto de hacerlo. Ya puede ingerir prácticamente todos los alimentos que comemos los adultos y habrá tenido un tiempo razonable para experimentar con ellos. Además, este es el inicio (solo el inicio) de un periodo de transición en el que la leche pasará a ser el alimento complementario y la comida sólida el principal. Es habitual que existan dudas en esta etapa, muchas mujeres me preguntan si deben hacer algo especial para que se produzca esta transición y la respuesta es no, el cambio en la alimentación es gradual, natural y progresivo. Ocurre de manera espontánea, sin más.

Pero lo que también sucede entre el año y el año y medio es la crisis del año. Durante los primeros meses de vida, los bebés experimentan un rápido crecimiento en peso y longitud. A lo largo del primer año, en promedio, los bebés duplican su peso de nacimiento sobre los cuatro o seis meses y lo triplican al año. Y aumentan su longitud en unos veinticinco centímetros durante este primer año. En el segundo año, el crecimiento sigue siendo rápido, aunque a un ritmo menor. Por tanto, cuando llegan al año los bebés detienen su crecimiento de manera parcial, lo que implica que paren de comer. Y evidentemente no van a dejar el pecho, sino que rechazarán en cierta medida los alimentos sólidos. Este comportamiento suele durar unos meses, habitualmente hasta el año y medio, cuando el crecimiento se acelera de nuevo y, por tanto, empiezan a comer un poco más. Cuando volvamos al trabajo, según en qué etapa esté nuestro peque, podremos esperar unas cosas u otras.

Etapa 1: Aún no se ha iniciado la crisis del año

Cuando aún no se ha iniciado la crisis del año, es probable que la alimentación sólida siga formando parte de su día a día, ingerirá más o menos sólidos, pero algo comerá. Seguirá mamando también, pero no habrás notado un aumento de la demanda.

Etapa 2: En pleno apogeo de la crisis del año

En tu presencia, los alimentos sólidos pasarán a un segundo plano. Es probable que si no estás en casa acepte algunos, pero tampoco demasiada cantidad, lo que suele desesperar al cuidador.

Etapa 3: Fin de la crisis del año

Finalizada la crisis del año se producirá un aumento y aceptación de los sólidos y una disminución sustancial de la demanda de pecho. Aunque si estás en casa es más que probable que a las horas de comer quiera mamar.

Cuando volvemos al trabajo y están en pleno apogeo de la crisis del año, cuando sabemos que no toman casi nada de sólidos, pero que quizá puedan aceptar leche materna, es habitual que las mujeres vuelvan a intensificar la extracción de leche para dejar a su bebé una reserva que pueda consumir en su ausencia. Si además el bebé acepta la leche extraída y se la toma, esto refuerza la necesidad de seguir extrayendo leche. Hay que destacar que a esta edad se suele empezar a sentir cierto cansancio (por no decir mucho) del sacaleches. Si has estado meses extrayendo leche puedes estar harta de él y tener muchas ganas de dejar las extracciones, pero a la vez, si tu hijo se toma la leche extraída que le dejas, puede que te sientas mal por pensar en no extraer más. A pesar de estar en plena crisis del año, tu bebé puede estar sin tu leche, y no aguantas más el sacaleches puedes intentar ofrecerle otro tipo de líquido: leche de vaca (o de otro mamífero) entera, bebida vegetal enriquecida con calcio, etc.

Datos clave de esta etapa:

- Mayor interés en la exploración: los bebés de esta edad tienden a ser más activos y curiosos, lo que podría hacer que se distraigan fácilmente durante las tomas y prefieran explorar su entorno.
- Mayor independencia en la alimentación: a medida que el bebé se acerca a los dos años, mostrará más interés en alimentarse por sí mismo y expresará preferencias por ciertos alimentos y texturas.
- Necesidades nutricionales y de hidratación cambiantes: conforme el bebé crece, sus necesidades nutricionales y de hidratación podrían seguir cambiando, lo que influiría en la frecuencia y duración de las tomas de lactancia.
- Cambios en los patrones de sueño: los patrones de sueño suelen cambiar desde el primer año de vida del bebé, lo que afecta a los horarios de lactancia y a cómo se coordinan con tu regreso al trabajo.

- **Establecimiento de rutinas diarias:** durante esta etapa, es probable que hayas establecido una rutina diaria con el bebé. Ajustar esta rutina para acomodar la lactancia y el trabajo podría requerir una planificación cuidadosa.
- **Introducción de una mayor variedad de alimentos:** a medida que el bebé se acerca a los dos años, es probable que esté consumiendo una mayor variedad de alimentos sólidos, lo que interviene en su disposición para la lactancia.
- **Distracción durante la lactancia:** a esta edad, los bebés podrían estar interesados en lo que sucede a su alrededor y distraerse fácilmente durante las tomas.
- **Mantenimiento de la producción de leche:** a pesar de que el bebé está consumiendo una variedad de alimentos sólidos, podrías preocuparte por mantener tu producción de leche materna y asegurarte de que esté recibiendo la nutrición adecuada. Es una duda que, a pesar de la edad, resulta habitual. Los bebés del año a los dos si maman suelen hacerlo bastante, y si has estado con tu hijo seguro que sabes que demanda mucho. Tener que separarse da miedo, y además es probable que, si has llegado hasta esta edad y estás leyendo esto, no quieras terminar con la lactancia materna. Seguro que mama mucho y te agobia un posible destete, debes saber que es más que probable que, a pesar de disminuir las

tomas, cuando estés en casa recupere el tiempo perdido y mame lo que no ha tomado durante el día. No tiene por qué ser el fin de vuestra lactancia si no quieres.
- **Coordinación con cuidadores:** si alguien más cuida del bebé mientras trabajas, es fundamental asegurarte de que conozca su rutina de alimentación y lactancia.
- **Equilibrio entre apego y autonomía:** a medida que el bebé crece, buscará un mayor grado de autonomía, lo que podría influir en cómo se relaciona con la lactancia y su apego contigo.

A partir de los 2 años o más

Seguramente este es para ellos y para nosotras un momento ideal para volver a trabajar, pero supongo que muy pocas de vosotras estaréis en esta franja de edad. A pesar de ser pocas no está mal hablar un poco de ello por si es tu situación y evidentemente tienes dudas.

Tu hijo/a ya puede estar muchas horas sin mamar y seguro que ya come una cantidad notable de alimentos sólidos. A pesar de ello, esta es una etapa que, con la crisis de los dos años, no resulta fácil y es probable que, si regresas al trabajo en este momento, percibas un aumento de comportamientos tales como rabietas y la negación de cualquier propuesta. No será fácil para ti, y ten en cuenta que es probable que echen la culpa a la lactancia y a mantenerla «durante tiempo». Con o sin lactancia los niños pasan por las mismas etapas, y este comportamiento no está relacionado con el amamantamiento. A los tres años, que hablamos poco de ello, pueden repetirse comportamientos y situaciones similares.

Otro aspecto que debes tener en cuenta en la reincorporación y más si habéis estado juntos muchos meses con lactancia a demanda es que, aunque te parezca imposible, tienes leche, ¡vaya si tienes leche! Y puedes encontrarte en el trabajo con una subida de leche, el pecho con zonas duras y molestas y hasta con manchas inesperadas en la ropa. Así que, por si las moscas, controla bien el pecho los primeros días, lleva alguna ropa de recambio y ten presente que puedes necesitar sacarte la leche a mano o con sacaleches, así que mejor ir preparada.

Datos clave de esta etapa:

- Desarrollo de la independencia: a medida que el bebé se convierte en un niño pequeño, es probable que muestre un mayor grado de independencia en su alimentación y actividades diarias, lo que facilita el mantenimiento de la lactancia y a la vez que si hace pocas tomas se pueda producir el destete.
- Distracción durante la lactancia: conforme los niños pequeños se vuelven más activos e interesados en su entorno, se distraen más fácilmente durante las tomas y también pueden mostrarse más nerviosos o ansiosos cuando se les niega el pecho o incluso que empiecen a exigirlo.
- Coordinación con cuidadores: si alguien más cuida del niño mientras trabajas, es fundamental asegurarte de que conozca su rutina de alimentación y lactancia.
- Equilibrio entre necesidades emocionales y físicas: al tiempo que el niño pequeño sigue creciendo, la lactancia se convierte en una combinación de necesidades emocionales y nutricionales. Encontrar un equilibrio entre estas necesidades podría suponer un desafío.
- Desarrollo de habilidades comunicativas: los niños pequeños desarrollan habilidades de comunicación más avanzadas, lo que podría influir en cómo expresan sus necesidades y deseos con relación a la lactancia.
- Apoyo social y cultural: a medida que el niño crece, podrías enfrentarte a presiones sociales y culturales sobre la lactancia en un niño pequeño. Manejar estas presiones y tomar decisiones informadas es un reto.
- Transición completa a una alimentación más diversificada: a partir de los dos años, es probable que el niño pequeño esté participando en una variedad de comidas familiares. Puede darte miedo que deje de mamar, pero es improbable que lo haga, al menos con dos o tres años. También debes tener en cuenta que cuando están en esta etapa de dos o tres años, prefieren mamar cuando estén contigo y no comer nada o casi nada.

Es totalmente normal, especialmente en las primeras semanas.

RETOS SEGÚN LOS TIPOS DE TRABAJO

No me gustaría ni pretendo que lo que sigue a continuación sea un concurso de qué tipo o modalidad de trabajo es mejor y cuál peor, y en cuál hay que hacer más malabares para compaginarlo con la crianza. Separarse de un bebé y querer mantener la lactancia materna nunca es fácil. Todos tienen sus cosas y, por tanto, en todos los casos habrá situaciones más o menos complicadas. Lo que intento en este final de capítulo es que puedas descubrir según el tipo o modalidad de trabajo que vas a tener los aspectos que creo que pueden ayudarte a planificar el regreso al trabajo remunerado.

¡Ah! Verás que, a lo largo del texto, he puesto «empleador» para hablar del jefe/a, gerente, director/a o superior. Es una palabra poco habitual, pero que me ha parecido que permitía entender el concepto.

Autónomas

La vuelta al trabajo para las mujeres autónomas que desean mantener la lactancia presenta varias situaciones específicas que pueden ser desafíos o elementos facilitadores. Algunos de estos factores son los siguientes:

- Gestión del tiempo y flexibilidad: las mujeres autónomas a menudo tienen horarios de trabajo irregulares y cargas laborales intensas. La lactancia requiere un poco de tiempo y flexibilidad para extraer la leche o amamantar al bebé en intervalos regulares. La falta de control sobre el horario de trabajo puede dificultar el mantenimiento de la lactancia materna, aunque a la vez esta flexibilidad y el hecho de poder llevar al bebé al trabajo o que un familiar lo acerque facilita el mantenimiento de las rutinas.
- Entorno de trabajo no amigable para la lactancia: es probable que el lugar de trabajo no esté preparado para facilitar la lactancia, o puede resultar incómodo o inadecuado para extraer leche o amamantar. La falta de áreas de privacidad y de almacenamiento seguro de leche materna suponen un obstáculo importante. Por contra, hay mujeres que tienen la opción de adaptar su espacio de trabajo y encontrar momentos para extraer leche y almacenarla de manera adecuada.
- Presión laboral y estrés: las mujeres autónomas a menudo se enfrentan a una presión considerable para mantener sus negocios y proyectos en funcionamiento. Esta presión laboral y el estrés quizá dificulten la dedicación de tiempo y de atención a la lactancia, lo que a su vez influye en la producción de leche materna. Por otro lado, una mujer autónoma suele ser una mujer con recursos que está acostumbrada a las contrariedades y los obstáculos, por tanto, a pesar de todas las dificultades suele tener la

capacidad de reinventarse y buscar soluciones.

«La primera vez que me encontré de frente con la opción de ser autónoma, lo hice pensando en la maternidad. Siempre preferí mi horario fijo y saber qué iba a cobrar a fin de mes... Hasta que empecé a desear ser madre y la posibilidad de conciliar se me hacía muy difícil con la realidad que había vivido hasta entonces».

Carolina Pedrola

- Aislamiento social: trabajar de manera autónoma puede llevar al aislamiento social, ya que estas madres suelen carecer de colegas cercanos con quienes compartir experiencias y apoyo. Esto puede hacer que se sientan solas en su deseo de mantener la lactancia mientras trabajan. Por ello, es importante contactar con grupos de madres, aunque sea online, para compartir las vivencias y experiencias, lo que siempre mejora las percepciones de soledad y aislamiento.
- Falta de apoyo económico: la falta de licencia por maternidad remunerada para las mujeres autónomas puede generar preocupaciones económicas. Algunas mujeres sienten la presión de volver al trabajo antes de lo deseado para mantener sus ingresos, lo que entorpece que tengan tiempo para cuidarse a ellas mismas y a sus hijos. Siempre que sea posible, sería clave disponer al menos de unas semanas de adaptación a la nueva situación.
- Desafíos logísticos: es habitual que las mujeres autónomas se enfrenten a desafíos logísticos para transportar y almacenar la leche materna extraída mientras están en movimiento o fuera de su lugar de trabajo habitual. Con imaginación y recursos puede conseguirse conservar la leche[26] y realizar extracciones en espacios poco usuales.
- Negociación con clientes: las mujeres autónomas pueden sentirse incómodas al hablar con clientes o socios comerciales sobre sus necesidades de lactancia porque a lo mejor piensan que podría afectar a la percepción de su profesionalidad. Sin duda hay aquí que recordar que una mujer que es madre aprende muchas otras habilidades que la harán a la vez mejor en su trabajo: planificación, perseverancia, respuesta a los nuevos desafíos..., aspectos que hay que poner en valor.

Para superar estos retos, las mujeres autónomas que deseen mantener la lactancia pueden considerar tomar medidas como estas:

- Planificación adecuada: intentar programar reuniones y tareas laborales

---

[26] En el quinto capítulo dispones de la información clave sobre la conservación de la leche.

teniendo en cuenta los horarios de lactancia o de extracción.

- Crear un espacio de trabajo amigable para la lactancia: establecer un área privada y cómoda para extraer leche o amamantar cuando sea necesario. Y también disponer de un frigorífico o nevera portátil que te permita conservar la leche. Planifica también cómo la vas a transportar a casa.
- Establecer límites y prioridades: definir límites claros entre el trabajo y el tiempo dedicado a la lactancia para reducir el estrés.
- Buscar apoyo: conectar con otras madres lactantes, ya sea en línea o en grupos locales, para compartir experiencias y consejos.
- Negociar con clientes y socios: comunicar de manera abierta y profesional las necesidades relacionadas con la lactancia a los clientes y socios.

Media jornada

Trabajar en modalidad de media jornada con un máximo de cuatro horas puede ofrecer una dinámica más manejable para mantener la lactancia y equilibrar las responsabilidades laborales. Seguramente podéis pensar que es una de las situaciones más asequibles entre las diferentes modalidades, pero no por eso voy a dejar de hablar de esta situación porque, si es tu caso, mereces recibir la máxima información. Aquí te dejo algunas consideraciones importantes para esta situación:

- Tiempo de trabajo reducido: al trabajar la mitad de una jornada completa, la separación entre la madre y el bebé es menor, con lo que facilita la lactancia y el cuidado. De todas maneras, no olvides sumar lo que tardes en ir y volver del trabajo al tiempo total de separación.
- Optimización del tiempo: con solo cuatro horas de separación, es posible que no necesites extraer leche y, además, tampoco tendrás tiempo en el horario de trabajo para hacerlo. Si necesitas dejar leche a tu bebé para el día siguiente, no dudes en realizar la extracción antes de irte al trabajo, para de esta manera tener leche para el día siguiente. Y así, cuando llegues a casa habrá una reserva para tu bebé. Y no, no le vas a dejar sin la leche. Cuando llegues a casa puede mamar con normalidad y tomar que necesite. Si no puedes sacarte leche en el trabajo, como ya habíamos considerado, otra opción es que cuando estés ya en casa y antes de ver al bebé, te «escondas» y realices una extracción, al menos de un pecho, para tener leche para el día siguiente y, por supuesto, al terminar amamanta al bebé con normalidad.
- Comunicación con el empleador: puede ser complicado comunicar las necesidades de lactancia a un empleador cuando se trabaja en un horario de media jornada. De todas maneras, personas zoquetas existen en todas partes, y jefes, compañeros o superiores que no quieren entender

tus necesidades los hay para dar y regalar, así que calma ante los comentarios fuera de lugar.

- Flexibilidad en el horario: dado que la separación es relativamente corta, es posible adaptar el horario laboral y de lactancia de manera más eficiente. Dar el pecho (si tu peque lo acepta) antes de salir de casa y volver a hacerlo cuatro o cinco horas después.
- Apoyo familiar: la menor separación puede facilitar la colaboración con la familia para cuidar del bebé durante las horas de trabajo. Será más fácil poder conseguir quien se ocupe del bebé en tu ausencia y seguramente tendrá menos estrés por el tema de la alimentación y el sueño, pues al estar poco tiempo es más fácil que el adulto se sienta más seguro con la misión.

«Decidí trabajar a media jornada. Recuerdo el momento de empezar a trabajar, de alejarme de él, teniendo la sensación de que lo abandonaba, pero a la vez muy agradecida a mi pareja y a los abuelos por su puro amor incondicional y acompañamiento».

Anna

- Mantenimiento de la producción de leche: una separación de cuatro horas generalmente permite mantener una producción de leche más constante y evita la necesidad de extracción intensiva durante la jornada. A pesar de ello, si quieres dejar leche no dudes en, como te comentaba, sa-

carte en el trabajo o nada más llegar a casa, de esta manera podrás reservarla por si un día tu bebé tiene hambre o una sed inesperada.

- Equilibrio trabajo-vida personal: trabajar en una media jornada con una separación de cuatro horas tal vez resulte en un mejor equilibrio entre las responsabilidades laborales y la vida personal. A pesar de ello es normal que te sientas preocupada y estresada previamente a la incorporación laboral. La separación, sea la que sea, siempre cuesta.

Jornada completa

Las madres que trabajan ocho horas más los desplazamientos se enfrentan a un conjunto específico de desafíos para mantener la lactancia. Aquí están algunas de las dificultades comunes que podrían experimentar, junto con algunas sugerencias para abordarlas:

- Horas de trabajo prolongadas: trabajar ocho horas, además de los desplazamientos, puede resultar en largos periodos lejos del bebé, pues no solo son las horas de trabajo, sino también los tiempos de desplazamiento, que aumentan las horas de separación.
  ★ Sugerencia: planifica con anticipación y establece un horario de extracción de leche durante las pausas o en momentos que te lo permitan. Usar un sacaleches doble o individual compacto podría facilitar la extracción y hacerla más efectiva y breve.

- Cansancio y fatiga: las jornadas laborales prolongadas y los desplazamientos pueden causar agotamiento, lo que influiría en el deseo de seguir con la lactancia o con la extracción de leche.
  - ★ Sugerencia: sé que es fácil de decir, pero intenta priorizar el descanso y el autocuidado, al menos los fines de semana o dedicando diez minutos al día para respirar, ver una serie (si vas en transporte público a trabajar puede ser un buen momento para tener una pausa técnica) o hacer ejercicio. Hidrátate bien e intenta comer alimentos saludables para mantener la energía durante el día, no por la lactancia, sino para que estés bien, que es lo más importante.
- Tiempo limitado con el bebé: pasar largos periodos fuera de casa puede llevar a una limitación en el tiempo de interacción con el bebé. Es probable que lo veas solo a ratos o que al menos al inicio, y dependiendo de la edad, se muestre enfadado o muy ansioso cuando está contigo. Es normal, él también se está adaptando a una nueva situación y tiene que hacértelo saber, eres la persona en quien más confía.
  - ★ Sugerencia: aprovecha al máximo los momentos disponibles para interactuar con el bebé. Haz de la lactancia un tiempo de conexión y vínculo significativo, que sea vuestro momento y, si colechas, a pesar de las incomodidades que suelen producirse, utilízalo para recuperar la falta de piel.

«Estaba separada de mi hijo alrededor de ocho horas. Al principio, hacía dos extracciones durante la mañana: cuando sentía que tenía el pecho muy lleno, aproximadamente cada tres o cuatro horas, teniendo que ajustar mi horario de oficina y clases. Luego, solo le daba el pecho cuando volvíamos a estar juntos».

Tatiana Capó

- Desplazamientos estresantes: los desplazamientos largos y estresantes pueden añadir tensión adicional a la rutina diaria.
  - ★ Sugerencia: utiliza los desplazamientos como tiempo para relajarte o desconectar. Oye música, mira series, escucha audiolibros o pódcast relajantes o que te hagan desconectar y que te ayuden a reducir el estrés.
- Apoyo familiar y logístico: manejar la lactancia, el trabajo y los desplazamientos puede requerir de una logística cuidadosa y del apoyo de la familia. Busca aliados, sé que puede ser complicado y que lidiar con la suegra y a veces con la madre es toda una aventura digna de mención. Intenta ofrecer respuestas asertivas en las que puedas expresar lo que sientes sin herir a los demás, que por suerte o por desgracia tienen que ser aliados y no enemigos.

Te pongo ejemplos para que puedas adaptar esta manera de comunicarte lo más asertiva posible. Este tipo de respuestas se componen de tres partes:

- Expresar la frase o la afirmación que te han dicho.
- Explicar qué sentimiento experimentas cuando te dicen algo.
- Pedir que no lo hagan.

Ejemplos:

- «Cada vez que me dices que el niño no come suficiente, haces que me sienta muy culpable, te agradecería que no lo hicieras».
- «Cuando me dices que la niña se porta peor conmigo, haces que me sienta muy mal, te agradecería que no me dijeras estas cosas».
- «Si me dices que duerme mal por mi culpa, por haberlo acostumbrado a la teta, me haces sentir muy triste y angustiada, te pido que no lo digas más».

Intenta practicar y soltarlo alguna vez, verás lo bien que sienta.

★ Sugerencia: además, procura comunicarte claramente con los familiares, indica qué quieres y qué te gustaría, entiende ciertos miedos, valida que los puedan sentir y juntos buscad la manera de que funcione.

- Apoyo en el lugar de trabajo: no todos los empleadores, jefes o compañeros ofrecen el apoyo adecuado a las madres lactantes. A veces no hay espacios adecuados y puedes recibir comentarios inapropiados o malas caras; sin duda, es todo un reto.

★ Sugerencia: conoce las leyes y políticas relacionadas con la lactancia en el lugar de trabajo. Comunica tus necesidades de lactancia a tus superiores o a recursos humanos y explora opciones como horarios flexibles o áreas de extracción de leche. Y, si puedes, busca a compañeras que también estén dando el pecho, que lo hayan dado o que muestren interés y empatía por el tema. Y si nada de esto funciona, intenta «comprar» a los compañeros. Sí, he dicho comprar; lleva a la oficina una bandeja de fruta, cruasanes o un bizcocho... Te ayudarán a desengrasar ciertas situaciones de tirantez. Ya sabes lo que decía Mary Poppins: «Con un poco de azúcar esa píldora que os dan, la píldora que os dan... pasará mejor. Si hay un poco de azúcar, esa píldora que os dan satisfechos tomaréis». ¡Pues eso! Y si no puedes con

ellos, ¡al menos indúceles una dia-
betes![27]

No será fácil, y la edad de tu bebé,
sus necesidades y las posibilidades
que tengas o que te ofrezcan en el trabajo serán claves para plantearte cómo
mantener la lactancia materna o mixta.

Teletrabajo o trabajo mixto

Las madres que trabajan en modalidad de teletrabajo o tienen días mixtos de trabajo, lo que implica ir unos
días de manera presencial a la oficina
y otros estar en casa teletrabajando,
también se enfrentan a desafíos específicos para mantener la lactancia. Aquí
te expongo algunas dificultades comunes con las que se pueden topar, junto
con sugerencias para abordarlas:

- Gestión del tiempo: el teletrabajo o
  los días mixtos pueden ofrecer cierta
  flexibilidad, pero también dificultar el
  equilibrio entre las responsabilidades
  laborales y la lactancia. Es cierto que
  estás en casa, pero si estás en casa
  sola, sin nadie que atienda al bebé,
  será complejo que puedas llegar a
  trabajar.
  - ★ Sugerencia: busca ayuda (pareja, fa-
    miliares, escuela infantil) para esta-
    blecer un horario claro que incluya
    momentos concretos para la lactan-
    cia y la extracción de leche. Comu-
    nica estos horarios a los empleado-
    res, compañeros y supervisores
    para evitar interrupciones duran-
    te esos momentos. Y, de la misma
    manera, compártelos con la perso-
    na que cuide a tu bebé para que
    sepa cuándo no puede molestarte
    o cuándo puede acercar al bebé.
- Distracciones y productividad: trabajar desde casa ocasiona distracciones que quizá afecten a la productividad laboral. En muchos casos esto
  se intenta solventar añadiendo más
  horas de trabajo o esperando a que
  el bebé se duerma para hacer todo lo
  que no has podido.
  - ★ Sugerencia: crea un entorno de
    trabajo en casa que sea lo más li-
    bre de distracciones posible du-
    rante el tiempo laboral. Utiliza he-
    rramientas de administración del
    tiempo para maximizar la produc-
    tividad y asegurarte de tener tiem-
    po dedicado a la lactancia, sea di-
    recta o a través de la extracción.
    Los días que estés en el trabajo
    deberás reservar también tiempo
    para las extracciones si haces lac-
    tancia materna exclusiva.
- Apoyo emocional: trabajar desde
  casa puede llevar a un sentimiento
  de aislamiento o falta de apoyo en
  comparación con un entorno laboral
  presencial, en el que si tienes compañeras de trabajo molonas podrías
  compartir la vivencia de la maternidad. Si solo teletrabajas es posible
  que te falte un poco de compañeris-

---

[27] Perdón, perdón.

mo o que eches de menos (esto no pasa a todas las mujeres) un poco de contexto y conversación sobre otros temas más mundanos.

- ★ Sugerencia: busca grupos en línea o en redes sociales de madres que trabajan desde casa o teletrabajan para compartir experiencias y consejos. Mantener una comunicación abierta con amigos y familiares con los que compartir el día a día también sirve de apoyo.
- Cambio en la rutina: los días mixtos de trabajo presencial y teletrabajo pueden afectar la rutina tanto de la madre como del bebé y requieren un aprendizaje por parte de los dos. Es probable que te insinúen que es mejor que destetes para no «marear» al bebé, pero esta siempre es una decisión que debes tomar tú, además, teniendo claro que los bebés se adaptan a este tipo de situaciones con más facilidad de lo que pensamos.
  - ★ Sugerencia: intenta mantener una rutina en cuanto a horarios de lactancia y extracción de leche, independientemente de si trabajas desde casa o en la oficina. Utiliza aplicaciones o recordatorios para mantener un seguimiento.
- Planificación logística: cambiar entre trabajar desde casa y hacerlo en la oficina puede requerir una planificación cuidadosa en términos de transporte, equipo y cachivaches para la lactancia.
  - ★ Sugerencia: preparar un bolso específico para tener las cosas de lactancia listas, o incluso guardar suministros varios en la oficina, además de en casa, es una manera ideal de asegurarse de que siempre conserves todo a mano.

«Trabajo en una consultora en la que tenemos un formato híbrido teletrabajo-presencial bastante flexible (voy a la oficina de vez en cuando) [...], las primeras seis semanas se pasaron volando. Mi cabeza no era capaz de pensar al ritmo preparto, pero necesitaba un poco de ejercicio intelectual (me apetecía trabajar). Además, tenía la suerte de contar con los cuatro abuelos, que deseaban ayudar, así que decidí incorporarme a media jornada (de diez a dos)».

Paola Fatás

- Comunicación con el empleador: trabajar en modalidad mixta puede requerir una comunicación eficiente con el empleador sobre las necesidades de lactancia y cómo se ajustarán al horario laboral.
  - ★ Sugerencia: mantén una comunicación abierta con el empleador sobre las necesidades de lactancia y discute posibles arreglos flexibles para acomodar esas necesidades sin comprometer la productividad.

«He conseguido usar la ignorancia sobre la lactancia a mi favor. No entienden cómo funciona, no entienden que mis tetas se llenan y tengo que vaciarlas, ni que es a demanda. Entonces he dicho que el pediatra me recomendó que comiera cada hora y media, y como el sitio donde puedo extraer leche está a la misma distancia que mi casa, preferí quedarme en casa».

Alicia Pastor

Cada madre y situación son únicas, por lo que es importante adaptar estas sugerencias a las circunstancias personales y laborales de cada una. La planificación y la flexibilidad son claves para mantener una lactancia exitosa mientras se trabaja en modalidad mixta o de teletrabajo.

Guardias de doce a veinticuatro horas

Las madres que trabajan en el campo de la salud y tienen guardias de doce o veinticuatro horas se enfrentan a desafíos únicos para mantener la lactancia. Aquí hay algunas dificultades/retos a los que podrían enfrentarse, junto con sugerencias para abordarlos:

• Largas horas de trabajo: las guardias de doce o veinticuatro horas pueden resultar agotadoras y difíciles de conciliar con la lactancia.
  ★ Sugerencia: planifica la extracción de leche durante las pausas y los descansos de la guardia. Utilizar un sacaleches portátil individual o doble te ayudará a mantener la producción de leche y a optimizar el tiempo.

• Fatiga: las largas jornadas de trabajo suelen causar fatiga física y mental, lo que podría dificultar la extracción y el posterior cuidado del bebé en el reencuentro.
  ★ Sugerencia: prioriza el autocuidado y el descanso siempre que sea posible. Pide ayuda para poder dormir unas horas después del trabajo y que la persona que está al cuidado del bebé lo acerque para que mame. Los días en los que no tengas que realizar guardias intenta mantener un ritmo de tomas y extracciones más al uso.

• Horarios irregulares: las guardias de doce o veinticuatro horas generan horarios irregulares que dificultan establecer una rutina de lactancia constante.
  ★ Sugerencia: a pesar de los horarios irregulares, trata de mantener una estructura en la medida de lo posible. Establece momentos para extraer la leche y alimentar al bebé, incluso si no son a las mismas horas todos los días. Y las noches que estés en casa con el bebé, si quieres, puedes optar por darle el pecho directamente.

• Separación del bebé: pasar largos periodos fuera de casa durante las guardias aumenta la separación entre la madre y el bebé.
  ★ Sugerencia: organiza una estrategia para almacenar y transportar la leche extraída de manera segura. Designar a un cuidador de con-

fianza para cuidar al bebé durante las guardias resulta esencial.

«Era residente de pediatría en ese momento, mi primera hija tenía cinco meses y medio y vuelta al trabajo, todas las mañanas y con guardias de veinticuatro horas. En ese momento no podía ni pensar en darle otra cosa que no fuese mi leche, solo la idea me volvía loca [...]».

Elsa

• Estrés y demandas laborales: el trabajo en el campo de la salud (en el caso de que seas sanitaria) a veces resulta especialmente estresante y demandante, lo que podría afectar tanto la producción de leche, por no tener la oportunidad de realizar extracciones, como tu bienestar emocional.
  ★ Sugerencia: practica técnicas de manejo del estrés, como la meditación o el yoga, para mantener el equilibrio emocional. Comunica las necesidades de lactancia a los colegas y supervisores para obtener apoyo cuando sea necesario. De la misma manera, aprovecha los pequeños espacios que tengas para descansar o valorar el uso de un sacaleches compacto.
• Apoyo y comprensión: no todos los entornos laborales son igualmente comprensivos con las necesidades de lactancia.
  ★ Sugerencia: comunica abiertamente las necesidades de lactancia al supervisor o al departamento de

recursos humanos para explorar soluciones flexibles. Busca redes de apoyo dentro del entorno de trabajo, como colegas o grupos de madres lactantes.
• Ajuste gradual: tanto la madre como el bebé necesitarán tiempo para adaptarse a la dinámica de las guardias y la lactancia.
  ★ Sugerencia: ten paciencia contigo misma y con el bebé durante este proceso de adaptación. Experimenta con diferentes enfoques y ajusta según sea necesario.

La clave para el éxito en esta situación es la planificación, la flexibilidad y el apoyo adecuado, pues la ausencia en las noches puede complicar la situación. Cuidar a un bebé de día es algo complejo, pero de noche, y más cuando no hay un patrón constante, nos puede generar ansiedad y agobio a todos. Cabe señalar que los bebés son muy adaptables y que en pocos días son capaces de dormir con mamá o sin ella, según esté o no en casa.

Horario nocturno

Las madres que trabajan de noche y desean mantener la lactancia también se enfrentan a desafíos particulares. Aquí expongo algunas dificultades comunes que podrían experimentar, junto con algunas sugerencias para abordarlas:

• Desajuste de horario: trabajar durante la noche quizá desajuste el ritmo circadiano de la madre y del bebé, lo que podría afectar la producción de leche y los patrones de alimentación.

* Sugerencia: intenta establecer una rutina constante tanto para ti como para el bebé en términos de horarios de alimentación y sueño, incluso si las jornadas de trabajo son irregulares. Los cuidados nocturnos pueden ser todo un reto para el cuidador, que no dispondrá del pecho para calmar al bebé. Las primeras noches suelen ser caóticas, pero poco a poco todo empieza a funcionar.

• Desafíos en la alimentación directa: si la madre no está presente en las horas de alimentación nocturna y durante el día necesita descansar, puede ser complicado encontrar el momento para conseguir una alimentación directa. Te cuento un poco más, las extracciones nocturnas son esenciales para el mantenimiento de la producción de leche, pues entre las dos y las seis de la madrugada se produce un aumento de la prolactina, que asegura, durante el primer año de vida del bebé, la producción. De ahí que si tu bebé es menor de un año que no tome el pecho a esas horas puede ser un hándicap añadido para el mantenimiento de la lactancia. De todas maneras, a pesar de que la estimulación no es tan efectiva, te recomendamos el uso del sacaleches esas horas de la madrugada.

* Sugerencia: de día, si estás en casa descansando, es probable que necesites ayuda para que te acerquen/coloquen al bebé en la cama para darle el pecho.

• Desafíos en la alimentación nocturna: la asociación teta-sueño es enorme y puede resultar complicado al inicio conseguir que el bebé acepte dormir sin ella o que apruebe la nueva forma de alimentación elegida. Para los cuidadores también es una etapa complicada y llena de retos. Además, las tomas o extracciones nocturnas el primer año son esenciales para garantizar una producción de leche adecuada.

* Sugerencia: será clave mantener las extracciones durante la separación y si fuera posible realizar una o varias extracciones de las dos a las seis de la mañana para garantizar la producción de leche. Y, por otro lado, habrá que preparar al adulto para que sepa cómo calmar al bebé y ayudarlo a conciliar el sueño. Te dejo un poco más de información al final de esta etapa para que puedas compartirla con tu pareja. Los días que estés en casa con el bebé, si quieres, puedes amamantarlo por la noche directamente. Es probable que tengas dudas sobre si el bebé se va a acostumbrar a esta rutina o si será complicado para tu peque, es normal. En general, y como en todas estas situaciones, los primeros días (noches) pueden ser duros y caóticos. Dependerá del bebé y de la experiencia anterior a la separa-

ción, al igual que también de la pericia y mano izquierda del adulto que se quede con el peque. No tomes como medida ni como algo definitivo las primeras noches separados, hay que darles un poco de tiempo.

Rosalía

- Menos tiempo de interacción: el trabajo nocturno significa menos tiempo de interacción con el bebé durante las horas de vigilia.
  - ★ Sugerencia: a veces nos gustaría estar todo el tiempo con nuestros bebés, pero no siempre es posible. Por lo que sí, el tiempo de interacción nocturno se tendrá que posponer a las horas que tú puedas estar presente, sin más dificultad que esa.
- Apoyo y cuidado: las madres que trabajan de noche pueden tener menos apoyo y cuidado disponibles, ya que esos horarios entorpecen la coordinación con familiares o cuidadores.
  - ★ Sugerencia: comunica claramente las necesidades de cuidado y apoyo a la red de familiares y amigos. Puede ser útil establecer un plan detallado para garantizar que el bebé reciba la atención necesaria.

Para el adulto que se queda al cuidado del bebé y que no tiene tetas,[28] este va a ser un gran reto, no es imposible, pero es un reto. El tener tetas de serie es una ventaja competitiva importante, así que sin tetas todo resultará un poco más complicado, que no imposible. Los bebés se duermen con el pecho con facilidad, pero es posible dormirlos de otras maneras. Solo hay que encontrar la que funcione con tu hijo/a. ¿Cómo? Pues ayudándote de diversos recursos:

- Una pelota de pilates en la que mecer al bebé y dar saltos.
- Tener una lista de música relajante o canciones grabadas con la voz de mamá. Ojo, esto no siempre ayuda, a veces los inquieta más, prueba a ver qué pasa.
- Intentar mantener una respiración profunda y audible, algunas veces los bebés copian esta respiración y los ayuda a tranquilizarse y a conciliar el sueño.
- No repetir una y otra vez: «Duerme», «Venga», «Tienes que dormir», «Basta ya»... No sirve de nada y retroalimentará su llanto y malestar. Los bebés y niños quizá, según la edad, no entiendan todo lo que se les dice,

---

[28] O no pueda o no quiera usarlas.

pero sin duda captan el tono y la intención... Así que respira y sigue con el siguiente paso.

- Hablar al bebé con un ritmo lento, pausado y muy aburrido. Se le puede decir un par de veces que mamá no está, pero no hay que insistir más. Después de esto, habla de lo que sea, cuéntale un cuento o mil.
- Intentar no tener luz blanca encendida, estar a oscuras o, si es necesario, ver un poco qué pasa al colocar una luz naranja o roja que le ayude a dormir.
- Ofrecerle leche extraída, artificial, de vaca o vegetal según la edad del bebé y sus preferencias.
- Portear (no muy recomendada, pues tampoco queremos que pases la noche dando vueltas por la casa). Si la decisión es portear o levantarse de la cama, intenta no salir de la habitación y hacer todo lo más «pequeño» posible.
- No forzar el abrazo o no abrazar a tu hijo para transmitirle calma. Deja que sea él el que se acerque cuando quiera.
- En niños más mayores es probable que pidan un «reconocimiento» de las habitaciones para estar cien por cien seguros de que mamá no está, es normal.
- ¡Tener paciencia! Las primeras noches son las peores, y seguro que lo vais a conseguir.

En resumen, adaptarse a un horario de trabajo nocturno y mantener la lactancia requiere creatividad, planificación y flexibilidad. Cada situación es única, por lo que parece esencial encontrar soluciones que se ajusten a las necesidades y circunstancias individuales de cada familia. Sé que parece que no lo podréis conseguir y suena todo a ciencia ficción... pero ¡verás cómo lo hacéis!

Trabajos en los que hay que viajar

Las madres que deben volver a trabajar y esto implica viajar también lo tienen complicado. Esto suele empezar cuando el bebé tiene nueve meses, a pesar de que en ocasiones las mujeres sufren presiones para realizar antes estos viajes. Aquí hay algunas dificultades comunes a las que se podrían enfrentar, junto con sugerencias para abordarlas:

- Separación prolongada: estar fuera de casa durante varios días y noches seguidas lleva a una separación prolongada entre la madre y el bebé, lo que afecta a la continuidad de la lactancia.
  - ★ Sugerencia: planifica con anticipación la extracción de leche durante los días previos al viaje para organizar un suministro adecuado para el bebé cuando te ausentes. Lleva de viaje también el sacale-

ches para facilitar la extracción durante los días que dure el viaje. Es importante, siempre que sea posible, intentar mantener un horario regular de extracciones.

• Mantenimiento de la producción: la separación puede tener un impacto en la producción de leche materna, ya que la estimulación directa del bebé es crucial para mantener un suministro adecuado.

★ Sugerencia: intenta extraer leche con regularidad durante el tiempo de trabajo utilizando un sacaleches. Y usa estímulos para optimizar la extracción, dispones de más información en el segundo capítulo.

• Adaptación del bebé: algunos bebés pueden tener dificultades para ajustarse a la nueva rutina de alimentación cuando la madre está fuera de casa durante varios días. Si es algo que te genera mucha ansiedad y tu bebé es pequeño, quizá convenga que la persona que lo cuide intente ofrecerle la leche y aprenda a calmar sus necesidades. En el caso de una vuelta al trabajo al uso, no se recomienda, pues bebé y mamá tendrán la oportunidad de reencontrarse después de unas horas. Pero aquí hablamos de días de separación, lo que no es exactamente lo mismo.

★ Sugerencia: tanto si es una situación puntual como algo repetitivo, será clave entrenar al adulto o a los adultos que se encargan del bebé para que lo conozcan y puedan ofrecerle la leche extraída o,

si fuera necesario, artificial. También es bueno valorar la opción de preparar al bebé, que aprenda a comer con otro método de alimentación mientras la madre aún está en casa.

• Gestión del estrés: la combinación de estos viajes más los retos de la lactancia resulta estresante para las madres, ya que asumen múltiples responsabilidades.

★ Sugerencia: la mejor manera de calmar la ansiedad, en la mayoría de los casos, es la planificación, lo que facilita sentir que, pese a todo, las cosas están bajo control.

«Cuando me incorporé a trabajar tras un año con Martín tenía mucho miedo de empezar a viajar de nuevo... Le daba el pecho muy frecuentemente y nunca nos habíamos separado. ¡Recuerdo que sentía terror de volver a incorporarme, y eso que mi trabajo me encantaba!».

Laura

• Apoyo social y familiar: contar con el apoyo de familiares, amigos y cuidadores es esencial para mantener la lactancia en estas situaciones de ausencia.

★ Sugerencia: comunica abiertamente las necesidades y preocupaciones a la red de apoyo. Establece una comunicación efectiva con los cuidadores para asegurarte de que comprendan las pautas de alimentación y cuidado del bebé.

Es habitual que si son muchos días de separación sea necesario el inicio de la alimentación con leche de fórmula. Esto tal vez requiera una preparación previa a la separación. Siempre que se le ofrezca leche de fórmula por primera vez, es importante que se haga de día para observar posibles alergias.

Turnos rotativos

Trabajar en turnos rotatorios implica cambios constantes y poca regularidad, lo que complica afianzar unas rutinas de extracción. Algunas de las dificultades a las que nos podemos enfrentar al trabajar por turnos son las siguientes:

- Horarios irregulares: cuando los turnos de trabajo son impredecibles resulta difícil establecer una rutina fija para la lactancia y/o la extracción de leche. La falta de un horario regular afecta la producción de leche (especialmente en el caso de que se tengan que hacer turnos de noche) y puede causar problemas de obstrucciones o mastitis.
- Separación prolongada del bebé: los horarios laborales requieren largas horas fuera de casa, pues no solo incluyen las horas de trabajo, a esto hay que sumarle el tiempo que tardamos en ir y venir. De nuevo, a más horas de separación, más dificultades para poder mantener las extracciones de leche necesarias.

- Fatiga y estrés: los turnos alternos, largos o nocturnos pueden causar fatiga y estrés en la madre lactante. Sabemos que la producción difícilmente se verá afectada por este estrés, pero sí puede influir de forma directa en la moral y en las ganas de seguir adelante con la lactancia.

«Cuando ellas nacieron, yo trabajaba como fija discontinua en la recepción de un camping con un horario rotativo de mañana o de tarde. Era un trabajo que me encantaba y estaba a treinta kilómetros de mi pueblo. Sin embargo, la historia cambió cuando se me acabó la baja por maternidad. Sentía angustia, miedo, rabia».

Leticia

- Dificultades para extraer leche: en algunos trabajos, encontrar un lugar privado y cómodo para sacar la leche puede ser un desafío. Además, en algunos trabajos no se dispone del suficiente tiempo para la extracción de leche. Te doy algunos trucos al final si esta es tu situación.
- Almacenamiento y transporte de la leche: mantener la leche extraída en buenas condiciones puede ser complicado en ciertos entornos laborales. Es esencial garantizar que la leche se almacene correctamente y se transporte de manera segura para que el bebé pueda recibirla cuando no está presente la madre. A veces, es necesario invertir en neveras portátiles eléctricas que permitan tener

un espacio limpio y seguro para conservar la leche.

A pesar de estas dificultades, muchas madres lactantes pueden superar los desafíos y mantener la lactancia exitosamente mientras trabajan en diferentes turnos. Por tanto, vamos a ver algunas estrategias que pueden ayudarte:

- Hablar con el/los jefes/s y/o empleadores: trata de hablar con el empleador sobre la importancia de mantener la lactancia materna y/o solicita condiciones de trabajo más favorables para extraer la leche.
- Planificar con anticipación: organiza un horario para la extracción de leche y la alimentación del bebé durante los descansos laborales disponibles.
- Uso de extractores de leche: utiliza extractores de leche dobles y compactos para facilitar la extracción de leche en el trabajo sin tener que dejar de trabajar.
- Apoyo social: busca apoyo de algunas/os compañeras/os para que entiendan la situación y secunden la decisión.
- Cuidado personal: y, finalmente, intenta favorecer el autocuidado, porque recordemos que es clave que recibas el cuidado y el amor de tu pareja y de los tuyos para seguir dándolo todo.

Seguramente he olvidado mil opciones de trabajo y casuísticas, no es nada fácil tener presente la diversidad de trabajos que puede realizar una mujer, espero y deseo de todas maneras que veas que es posible encontrar soluciones y con apoyo podrás hacer lo increíble. Para acabar me gustaría contarte una historia de estas que si no te la narran en primera persona no te la crees.

Una vez en un viaje a Córdoba conocí a una mujer que me contó su lactancia. A lo largo de los años he perdido la capacidad de sorprenderme y te prometo que ese día no me lo podía creer. A este pedazo de mujer le ofrecieron un trabajo en Madrid que no pudo rechazar. El viaje duraba casi dos horas en AVE, por tanto, ella vivía en Madrid de domingo noche a viernes por la tarde, y evidentemente el viernes por la tarde se subía a un tren y volvía a Córdoba. Cuando esto pasó su bebé tenía cuatro o cinco meses, era muy pequeña y el reto no fue fácil, ¿cómo mantener la lactancia materna en estas circunstancias? Pues lo hizo, ¡vaya si lo hizo! La primera semana sí le tuvieron que dar leche de fórmula a la niña, pero a partir de ese momento ella se extraía la leche de manera regular durante la semana y la llevaba el viernes a Córdoba. El fin de semana, barra libre de teta y piel, y el domingo por la tarde vuelta a la rutina de extracción.

¿CÓMO ESTÁIS? LOS ASPECTOS EMOCIONALES DE TODO ESTO

Imagina que vas paseando por la calle y te encuentras a una amiga que no ves desde hace un tiempo y te pregunta: «¡Ey!, ¿cómo estás?».

¿Qué es lo primero que se ha cruzado por tu cabeza? Seguro que has dicho mentalmente o en voz alta: «Bien». Esa maldita cortesía que nos impide decir la verdad.

En la vuelta al trabajo te van a preguntar (y te vas a preguntar muchas veces) cómo estás. Y te encontrarás de muchas maneras, de hecho, es más que probable que si estás leyendo esto ahora mismo seas un manojo de nervios, preguntándote qué pasará, cómo irá todo, cómo podrá tu pequeño hacer todo lo que hace sin la teta, cómo vas a gestionar la producción de leche, cómo conseguirá la persona que se quede con el bebé que coma... Ser un mar de dudas es lo más habitual y también sentirse muy lábil emocionalmente.

Es posible que encuentres pocas personas con las que compartir cómo te sientes. Parece obligado tener que volver al trabajo y volver «bien»; si no tienes ganas o te rompes con solo pensarlo, es probable que estos sentimientos sean reprobados con frases poco afortunadas, en las que se suele hacer hincapié en que:

- Todas las mujeres vuelven a trabajar y dejan a sus hijos y NO PASA NADA.
- Ya has amamantado MUCHO TIEMPO y YA NO NECESITA TU LECHE.
- Te va a venir genial DEJAR A TU HIJO Y VOLVER A LA NORMALIDAD.
- No eres PEOR madre por no darle el pecho.

Y hay tanto por decir...

En primer lugar, no, no todas las mujeres quieren o pueden volver a trabajar fuera de casa, ya lo hemos visto. Y lo más importante de esta frase, sí, sí pasa. Es probable que no a todas las mujeres, pero a muchas de nosotras el hecho de volver a trabajar nos afecta, nos hace sentir mal, nos estresa y todo ello son emociones que deberíamos escuchar y validar, para nada menospreciarlas o ignorarlas. Ya sabemos que los adultos en lo que respecta a inteligencia emocional vamos mal. Tampoco corresponde al otro decidir u opinar sobre si el tiempo de lactancia ha sido suficiente y, por supuesto, no se trata de necesitar o no la leche, sino necesitar a mamá, que es su figura primaria de apego. Otra afirmación curiosa es la de la «normalidad», ¿de qué normalidad hablamos? La mayoría de las madres sienten que sus prioridades cambian al igual que sus necesidades, lo que hace que la normalidad sea otra. Y, por último, resulta absurdo cuestionar si eres mejor o peor madre por dar el pecho o dejarlo. Este es un discurso tan rancio y tan poco provechoso que ojalá quedara de una vez por todas atrás.

La vuelta al trabajo es una explosión de emociones y sentimientos. Y con tantos protagonistas nos toca ir desgranando qué sientes, qué puede sentir tu bebé y también, no lo podemos olvidar, cómo se encuentra el cuidador del bebé en caso de que sea un familiar.

Vamos a explorar un poco lo que prevemos que experimentaremos para que estés preparada y conozcas todas las emociones y comportamientos que se pueden dar. Y lo dividiremos entre los tres protagonistas:

- Cómo te puedes sentir tú.
- Cómo va a estar tu bebé.
- Cómo se puede sentir la persona que cuide de tu bebé.

CÓMO TE PUEDES SENTIR TÚ

Vamos primero a hablar de ti, por ser la más importante en esta ecuación. La vuelta al trabajo, junto con el dolor al amamantar y la percepción de baja producción de leche son factores que ocasionan que muchas lactancias terminen de manera prematura y, a veces, indeseada.

Muchas mujeres empiezan a planificar la vuelta al trabajo a los pocos días de dar a luz, y no es solo porque las bajas laborales sean cortas o insuficientes. Muchas veces la necesidad de planificación empieza al saber que hay que afrontar un reto que está a la vuelta de la esquina.

Planificar en general es algo que me gusta, espero que a ti también. Nos da seguridad, pero debemos ser flexibles para poder salirnos del guion y adaptarnos a las situaciones que van a ir apareciendo.

Seguro que me voy a dejar emociones y sentimientos, solo planteo unos cuantos para ver si te sientes reflejada en uno, en varios o en todos:[29]

- **Alivio:** después de un periodo de baja por maternidad, algunas mujeres pueden sentir alivio al volver a una rutina y a la estructura laboral.
- **Alegría:** sí, sé que alguna en este momento me está haciendo vudú o siente que me he vuelto loca de atar,

---

[29] He mezclado en la lista de sentimientos que *a priori* serían buenos con los que consideramos malos, los apropiados y los quizá menos apropiados, así cada una pondrá la mirada en lo que quiera.

pero sí, también es normal y válido sentirse alegre por volver al trabajo, estar con adultos, disfrutar de la ocupación y tener en la cabeza cosas que no estén relacionadas con los bebés, las cacas o las tetas.

«Debo de ser de las pocas que tenía ganas de volver al trabajo. Mi trabajo me encanta. Y echaba de menos las rutinas, el orden y poder trabajar en algo que ha sido mi pasión. La maternidad me hace feliz, pero el trabajo completa esa felicidad».

A. A.

«El trabajo lo disfruté y se me pasaba volando, sin echarla de menos, pero sí que añoraba tener más tiempo para hacer cosas con ella por la mañana [...]».

Magda Perelló

- Ansiedad: la ansiedad es una emoción que podemos experimentar en ciertas situaciones de la vida. Es una respuesta del organismo ante factores percibidos como amenazantes, estresantes o desafiantes. Y qué situación puede crear más ansiedad que el miedo a no saber qué pasará y cómo saldremos adelante. Si la ansiedad lo llena todo, puede que necesites hablar con una psicóloga perinatal para que te ayude a que el cerebro desconecte de esta emoción relacionada con la vuelta al trabajo.

«[...] Acabé volviendo al trabajo con muchísimas dudas y ansiedad».

Cristel Perdigón

- Frustración: hay madres que quizá se sientan frustradas si se enfrentan a obstáculos en el trabajo o si las políticas de la empresa no son favorables para las trabajadoras con responsabilidades familiares.
- Agotamiento: el equilibrio entre las responsabilidades laborales y familiares puede generar agotamiento, tanto físico como emocional.
- Inseguridad: pueden experimentar inseguridad en su capacidad para manejar el equilibrio entre el trabajo y la vida personal, especialmente si han estado fuera del trabajo durante un tiempo.

«En terapia fui trabajando con esa ansiedad y estrés (por los que llegaron a tener que medicarme para poder dormir) y aprendí a poner límites a mi jefe, y eso me hacía sentirme mejor y un algo más relajada y, poco a poco, conseguí tener un poquito más de producción, aunque nunca volví a tener una lactancia materna exclusiva».

Olga

- Tristeza por la separación: esta es una emoción básica y suele aparecer en la mayoría de las madres lactantes. Es muy duro separarte de tu bebé y no es nada fácil que esta emoción se pueda compartir con la familia.

Nosotras vemos no solo el hecho físico de la separación, además tememos la finalización de la lactancia o quizá le tengamos miedo a esta, o el cambio que se va a producir en nuestra lactancia al volver al trabajo.

«[...] Sacar leche frente a un ordenador o hablando por teléfono con mil personas no es nada fácil. Había días que sacaba en una sesión de extracción un biberón entero y, otras, tan solo algún mililitro, me frustraba, lloraba, me desesperaba, la gente de mi entorno (entiendo que con buena intención) me decía que dejara ya la lactancia materna, que no era necesario, que le diera un biberón y listo, que era masoquista..., en fin, muchos comentarios bien o malintencionados que desgastan mucho y que te hacen dudar demasiado».

Paula Cuesta

- Culpa: este es un sentimiento que arrastramos las madres. La culpa nos persigue desde que nos convertimos en madres y, a veces, ya aparece en el embarazo. Aquí la mezcla de remordimientos es un batiburrillo y podemos sentirlos por todo, absolutamente por todo.

«Creo que de los sentimientos negativos que acompañan el posparto el más recurrente es la culpa. Esa culpa que no nos deja tranquilas. Una vez me dijeron que

cuando nace tu bebé, a casa te llevas a tu bebé y tu culpa».

Lourdes Calvo

- Miedo: miedo a dejar a tu bebé sin la teta, a no saber cómo comerá, cómo dormirá, cómo lo calmarán sin ella. Miedo a la separación, miedo a tener miedo. Esta es una emoción que es probable que se vaya apaciguando en la medida que veas que todo empieza a funcionar y descubras que el bebé, cuando no estás, consigue hacer las cosas sin la teta. Este sentimiento puede ser un trampolín que nos ayude a saber qué aspectos necesitamos afrontar y cuáles de nuestro plan podemos mejorar. Si el miedo no nos paraliza, esta emoción no tiene por qué ser mala.
- Anticipación y expectativas: esta parte puede ser la más compleja de gestionar y es que a veces proyectamos desde muy pronto, lo que crea angustia, y muchas mujeres necesitan contactar con una psicóloga perinatal para situar estos sentimientos y avanzar.
- Reconexión social: puedes sentirte emocionada por volver a interactuar con colegas y compañeros/as de trabajo después de un periodo de aislamiento o ausencia. Quizá tengas ganas de tener conversaciones de adultos que no giren alrededor de temas como el color de las cacas, las regurgitaciones o el sueño del bebé.

«Todavía recuerdo emocionada la bienvenida que me dieron, mi mesa llena de globos y pósits con buenos deseos, la verdad es que así se hace menos duro el regreso».

Irene Abarca

- Preocupación por el equilibrio trabajo-vida social: puedes sentir preocupación por cómo equilibrarás tus responsabilidades laborales con las necesidades familiares y personales.

Es importante recordar que estas emociones son naturales y que no hay una forma «correcta» de sentirse al regresar al trabajo. Cada mujer tiene su propio proceso de adaptación y es esencial brindar apoyo y comprensión a quienes atraviesan este periodo. Además, las políticas laborales que apoyen la conciliación entre el trabajo y la vida personal pueden contribuir en gran medida a aliviar algunas de estas emociones y facilitar una transición más suave de vuelta al trabajo.

Y ahora que hemos hablado de lo más básico, comentaremos otro tipo de sentimientos que pueden aparecer respecto a la persona o personas que van a quedarse al cuidado del bebé en nuestra ausencia. Ha llegado la hora de ser francas y explorar estos sentimientos de los que poco se habla, pero que experimentan muchas mujeres:

- Rabia (o un popurrí de emociones negativas): quizá no es culpa de la pareja, sino del sistema, pero sí podemos proyectar estos sentimientos de rabia e injusticia en la pareja. Tener que volver a trabajar cuando no queremos hacerlo, cuando nos quedaríamos en casa con nuestro bebé, cuando estamos enfadadas con el mundo, el sistema, ¡con todo!, puede generar mucha rabia e indignación que pocas veces pueden ser compartidas, pues la mayoría de la gente es poco probable que entienda lo que estás experimentando y sepa validar lo que sientes, lo que retroalimenta aún más nuestras emociones negativas.

«Sin embargo, la historia cambió cuando se me acabó la baja por maternidad. Sentía angustia, miedo, rabia. Solamente podía llorar al pensar que tenía que dejar a mis hijas en casa o con algún familiar para poder empezar a trabajar».

Leticia Diez

- Miedo/desconfianza en el cuidador: tanto si la persona que se queda es la pareja como si es uno de los abuelos, no han estado desde el minuto cero implicados en el cuidado del bebé, así que puedes tener miedo o desconfianza de qué harán o cómo lo harán. Las madres, tras las muchas experiencias frustrantes que demuestran que las parejas no se suelen implicar de igual manera, nos hemos ganado a pulso pensar que solo nosotras lo podemos y lo sabemos hacer de manera adecuada. También dependerá de la relación que tengas con esa persona. En muchas ocasiones, cuando es la suegra la que cuida del bebé y si la relación entre las dos no es demasiado positiva, puedes sentir terror a qué haga o deje de hacer. Es normal que si no tienes una confianza plena en esa persona todo sean dudas. A veces, el interlocutor para estas situaciones puede ser la pareja. Que sea ella quien haga las preguntas y compruebe que en el cuidado del bebé las cosas se están haciendo como deseas.

- Aceptación: sí, habrá una parte que no vas a poder controlar y toca aceptar que el cuidador atenderá al bebé de la mejor manera posible.

Y algo de lo que se habla poco es de sentirse mal por no estar trabajando al cien por cien o por no ser la misma de antes ni tan eficiente en el trabajo. Ya sabes que la maldita culpa se puede manifestar hasta de la manera más impensable.

«Mi único gran problema fue la culpabilidad, ya que sentía que estaba robando a mi empresa el escaso tiempo que yo dedicaba a dar de mamar a mi hijo, un par de veces cada jornada. Por desgracia la culpabilidad se pega a nosotras desde el momento en que parimos, si no es por un motivo es por otro».

Flavia

Otro aspecto que no podemos olvidar a nivel emocional es cómo nos sentimos cuando empezamos con la lactancia mixta y a ofrecer biberones al bebé. Es algo que no siempre resulta fácil y que nos puede crear malestar y «dolor». Hay mujeres que se sienten mal cuando ven a la pareja o a otra persona dando el biberón al bebé. La mezcla de sentimientos es interesante y, como pasa muy a menudo con este tipo de situaciones, parece que nadie puede comprender y acompañar los sentimientos de la madre. Claro que te sientes mal, triste, culpable o mil cosas más si este no era el plan, si piensas que el sistema está mal y te está fallando, si sientes rabia por no poder hacer lo que te gustaría... ¡Es una mierda! Y no me extraña que no puedas literalmente ver cómo le dan un biberón a tu bebé o sentirte fatal por hacerlo tú y negarle el pecho. Aquí es cuando más nos damos cuenta del fallo estructural del sistema en el que vivimos, de las dificultades y los retos que debe afrontar una mujer cuando se convierte en madre, y de cómo la maternidad y la crianza han sido olvidadas por la sociedad. Si estás en esta situación, un abrazo enorme, espero que sientas que de alguna manera remota y rara no estás sola y que entiendo lo que sientes. Con los días todo se irá situando y ya sabes mi recomendación: si no puedes seguir sola, pide ayuda a una psicóloga perinatal para que te aconseje sobre cómo gestionar este polvorín de emociones que queman tanto.

Y, por supuesto, están todos esos sentimientos que pueden aparecer si te ves obligada a dejar la lactancia, cuando no puedes seguir. Digo «puedes» porque, por supuesto, que si quieres estás en tu derecho de dejar la lactancia. Y tal vez esta decisión despierte otro tipo de emociones varias, ¡todo fácil, ya ves! Hay mujeres que se sienten mal por querer dejar la lactancia o por siquiera pensar en dejarla. Y puede pasar que estés feliz por terminar, de lo cual me alegro infinito, de verdad. Pero volvamos a aquellas que tienen que dejar la lactancia antes de tiempo, o antes de lo que hubieran deseado. El proceso de enfrentar el abandono no deseado de la lactancia debido al regreso al trabajo remunerado puede ser emocionalmente complejo y desafiante. A menudo, las mujeres que se ven inmersas en este proceso pasan por varias etapas de duelo mientras navegan por esta transición. Aquí te dejo las cinco fases de este duelo:

- **Negación:** en esta etapa inicial, es muy posible que tengas dificultades para aceptar que debes abandonar la lactancia debido al trabajo. Quizá te sientas abrumada por emociones y pensamientos contradictorios, y posiblemente rechaces la idea de que la situación haya cambiado. Pero no te obsesiones: la negación es una forma natural de protegerse emocionalmente ante lo que se podría sentir como una pérdida.
- **Ira:** a medida que la realidad del abandono de la lactancia se asienta, es posible que aparezca la ira. Pueden surgir sentimientos de frustración, enojo y resentimiento hacia la situación, el trabajo o las circunstancias que hacen que sea necesario dejar de amamantar. Esta ira se dirige hacia una misma, hacia un superior o hacia la sociedad en general por las expectativas y presiones percibidas.
- **Negociación:** en esta fase, podrías tratar de barajar soluciones alternativas para mantener la lactancia y el trabajo en equilibrio. Buscarás opciones de cómo extraer leche durante el día o cambiar horarios para intentar mantener la lactancia. La negociación refleja el deseo de encontrar una manera de lograr ambas cosas y evitar la pérdida total de la lactancia.
- **Tristeza:** conforme la realidad del abandono de la lactancia se asimila más profundamente, es común experimentar sentimientos de tristeza y depresión. Podrías sentirte abatida por la pérdida de una conexión especial con el bebé y la sensación de que esta etapa única está llegando a su fin. Es importante recordar que la depresión en esta fase no es necesariamente una enfermedad mental, sino una respuesta emocional debido al cambio y que debe transitarse como el resto. En el caso de que no se produzca este cambio y te veas encallada en esta etapa del duelo, consulta lo antes posible con una psicóloga perinatal.
- **Aceptación:** con el tiempo, puedes llegar a aceptar la necesidad de dejar la lactancia y el retorno al trabajo re-

munerado. Aunque los sentimientos de tristeza y pérdida aún estén presentes, comenzarás a adaptarte a la nueva realidad y encontrarás formas de mantener un vínculo cercano con tu bebé a pesar de la transición. Recuerda que el pecho no es el vínculo; el pecho favorece el vínculo y la relación que tengas con tu peque no desaparecerá o cambiará al dejar el pecho. Esta fase no implica necesariamente olvidar la experiencia de la lactancia, sino encontrar formas de seguir adelante.

COMPORTAMIENTOS HABITUALES DEL BEBÉ

Y, como madres, evidentemente, sufrimos mucho por qué pasará cuando tengamos que ir a trabajar. Sobre todo, si son pequeños y aún dependen de manera completa del pecho y de nosotras, se nos hace complicado pensar cómo conseguirán hacer todo lo que hacen ahora con el pecho, pero ¿qué puede pasar? No hay una pauta exacta que lo prediga, pero normalmente se producen estos cinco comportamientos:

El que no come (nada)

Pero cuando digo nada es nada. Se niega a que se le acerque la comida. El adulto a cargo intenta con toda su buena intención ofrecer la comida y no hay nada que hacer. Es un no rotundo, circunstancia que desespera más a los adultos que a los niños, todo hay que decirlo. Sé, como madre, que, si piensas que le puede pasar a tu bebé, se te ponen los pelos de punta. ¡Solo de imaginarlo estresa! Lo sé y no te voy a poder quitar todas esas sensaciones, pero (peeero) es un comportamiento muy habitual en los bebés, y no, no se dejan morir de hambre. Sé que parece imposible que puedan estar ocho o más horas sin comer, pero no les pasa nada. Pueden aguantar perfectamente.

«[...] y más cuando los tres primeros días de empezar a trabajar no comía nada hasta que yo no llegaba».

Jenny

Mira, piensa que si fueran ocho o nueve horas de sueño continuo seguro que estarías encantada y más que tranquila. Pues eso, tu bebé puede estar sin comer y no le va a pasar nada. Eso sí, que no quiera comer no quiere decir que no le tengan que ir ofreciendo comida cuando crean que puede tener hambre, y eso significa ofrecer tanto leche materna como artificial, y/o comida si ya tiene la edad.

«Para mi hijo la situación tampoco era la ideal, tanto fue así que decidió no comer en mi ausencia y esperarme. Diez horas sin comer que se convertían en tomas largas, y al principio atragantadas, durante la tarde y la noche».

Sara Bonis

Es habitual que los primeros días de separación no quieran comer nada de nada, hay que ser paciente, no desesperar y seguir ofreciendo. Hay bebés que nunca querrán probar bocado o que ingerirán pequeñas cantidades, van a comer para aguantar y punto; quizá esto les ocurra los quince o veinte primeros días, finalmente optarán por comer.

«Probamos diferentes modelos, marcas y tetinas, pero ¡nada de nada! Incluso cuando yo salía de casa, no le gustaba ninguno; a pesar de que siempre le dábamos leche materna, ella no comía. Era una lucha constante, prácticamente todas las tardes los quince días antes de incorporarme. ¡Ah! ¡Y tampoco quería el chupete!».

Eva Pacheco

Este tipo de comportamiento del bebé resulta muy desesperante para el cuidador y para la madre. De hecho, supone un motivo de consulta de lo más habitual; incluso en familias que ya saben que esta conducta puede suceder, la situación no es fácil.

El que come algo

Ya sea por empeoramiento de la situación anterior o porque es así desde el principio, hay bebés que comen lo mínimo durante la ausencia de mamá. Y esto es justo eso, lo mínimo mínimo mínimo para aguantar el rato que haga falta hasta que mamá y la teta vuelvan. A veces son bebés que lo que hacen es ir picando durante la ausencia y, al

final, si cuentas lo que han comido: veinte mililitros de leche, un trozo de pan, una rodaja de plátano, un poco más de leche…, te das cuenta de que ni tan mal. Y si tienen seis meses o más suelen ser niños que comen más sólidos en casa de los demás que cuando están contigo, pues cuando estás tú prefieren mamar.

«Algunos días realmente llegó a tomar menos de lo que se habría tomado, pero ya no me llegaba la leche para todo. Esos días, comía más sólidos con mi madre».

Jessica

Con este tipo de bebés es una opción, para la tranquilidad de los adultos, ir apuntando lo que van comiendo, para poder hacer un recuento al final del día. Y es que muchas veces cuando se suma todo lo que se han comido, te das cuenta de que no ha ido tan mal. Y, como en la situación anterior, puede pasar que, en algún momento, normalmente pasadas unas semanas y estabilizada la situación, coman algo más.

El que llora durante horas

Sí, terrible, pero puede pasar. Y seguramente de todas las situaciones que hemos expuesto sea esta la más angustiante. Estoy imaginando que lees esto y se te encoge el corazón. Para evitar al máximo que esto pase lo que puedes hacer previo a la vuelta al trabajo, si es posible, es preparar al adulto que se va a quedar con el bebé. Necesita tiempo para aprender esas cosas que solo sabes tú, esos gestos, ruidos y ojitos que hace tu bebé y que indican qué necesita. Si unas semanas antes le enseñas a la persona que se va a quedar con él todos estos trucos, y se van familiarizando el uno con el otro, es menos probable que llore. De todas maneras, los primeros días es normal que alguien llore o que incluso lloréis todos. Además, ten en cuenta que el cuidador aprenderá trucos y formas de calmarlo que quizá a ti no te van a funcionar.

«El problema vino con los turnos de noche (diez horas): tomaba el biberón, pero luego no se dormía; al principio le lloraba a papá durante un largo periodo de tiempo y luego se despejaba y no dormían ni uno ni otro».

Rosalía

Si tu bebé se pasa todo el rato llorando o tiene picos de llanto en cierto momento, la gestión del adulto que está con él será clave para que este llanto no vaya a más. Cuando un bebé a partir de siete u ocho meses está cansado, con hambre, frustrado y se pone a llorar, el adulto quiere consolarlo, mecerlo o abrazarlo. Muchos niños reaccionan a estas intentonas con cierto ímpetu: intentan zafarse, pueden llorar más o chillar, arañar... y en niños más mayores, dar golpes o patadas al adulto. Sin duda esto crea mucha tensión en el cuidador, que no

sabe cómo gestionar la situación, y lo que hace es intentar aumentar los abrazos, mecerlo a más velocidad... y todo eso, lejos de mejorar la situación, la empeora.

Cuando un niño a partir de esta edad reacciona con violencia a esta contención emocional debe modificarse el comportamiento del adulto. Hay que olvidar la contención física (sí, a pesar de ser abrazos, es contención física) e intentar la contención emocional. Para ello, dejaremos al bebé en un espacio seguro, el suelo suele ser ideal y así evitamos caídas y accidentes varios. El adulto solo tiene que estar cerca del bebé y permitir que este manifieste las emociones que experimenta, que muchas veces sin el pecho no sabe regular. Lo que intentará el adulto es hablar, cantar, probar de mostrar cosas al bebé... y mirar qué oportunidades da, si deja que le acariciemos un poco el pie, pues adelante, si nos da una patada o se queja, retrocedemos y esperamos. Habitualmente en dos o tres días ya es el pequeño el que busca el cuerpo del adulto para autorregularse, pero debemos darle el espacio para que encuentre el camino.

En general, hay que tener en cuenta que esta situación, a pesar de ser muy dura y que a nadie le guste pensar en que su bebé tenga que pasar por llantos y malos momentos, es probable que suceda y que los primeros días de separación sean caóticos y muy emocionales. Poco a poco todo mejora, ¡ya lo verás!

El que se duerme durante horas

Sí, este bebé existe. El que duerme ocho horas o más y se despierta puntualmente cuando llegas a casa. Parece increíble, pero lo hacen, y no todas las madres están igual de tranquilas cuando les toca este tipo de bebé: no come nada en muchas horas y creen que les puede pasar algo o si les da una bajada de azúcar... Vale, es cierto que si el bebé es muy pequeño vamos a tener que estar muy pendientes de tantas horas de sueño, pero uno sano que ha recuperado peso, que el resto del día está activo y que cuando su madre no está se «apaga» para reactivarse cuando ella llega a casa, es un bebé normal, al que no le pasa nada. Si por la noche durmiera ocho horas seguro que sería algo que celebraríamos, pero que lo haga de día y al estar ausentes nos asusta.

«Mi suegra decía que era el mejor de sus nietos. Yo lo dejaba lleno de leche antes de irme a trabajar. Se despertaba a las pocas horas y, al no verme, según mi suegra volvía a dormirse y no había niño».

Rosa Pascual

No debería pasar nada de nada, es más, el bebé lo que hará será recuperar el tiempo y toda la leche que no ha tomado durante el día. Es por eso por lo que durante las horas en que vais a volver a estar juntos puede mamar mucho.

El que se lo come todo... y quiere más

Hay peques que se adaptan más fácilmente a las nuevas situaciones. Niños y niñas que no muestran rechazo al nuevo recipiente, que les da igual leche fresca que congelada, fría que calentada, que tampoco se alteran si en vez de leche materna se les ofrece leche artificial y, por supuesto, que comen todo lo que se les da. Hago aquí un paréntesis para recordar que para ofrecer leche a un bebé nos toca:

- Respetar su hambre y saciedad, por lo que los peques deciden la cantidad de leche que quieren tomar y pueden no querer toda la leche que se les ofrece. Las cantidades de leche artificial que se recomiendan en las latas según la edad de bebé son aproximadas y nunca se debe obligarlo a terminarse nada.
- El biberón se ofrece lo más horizontal posible, haciendo pausas si es necesario para que el bebé respire y tenga tiempo de notar que está saciado.

Por tanto, hablamos del tipo de bebé que elige y quiere comer, no de los que de alguna manera son persuadidos para comerse todo.

«Al principio parecía que el bebé se quedaba bien con un biberón de ciento cincuenta o ciento ochenta mililitros y más o menos era lo que conseguía sacar, pero varias semanas más tarde tuve que aumentar la

producción y sacarme doscientos cincuenta mililitros porque se quedaba con hambre».

Sara García

Y estás pensando que esto es un chollo, y seguramente *a priori* puede generar mucha calma, pero hay que tener en cuenta que necesitamos mucha leche, que no siempre es fácil de obtener.

Hablaremos en el quinto capítulo sobre cómo optimizar las extracciones para conseguir el máximo volumen de leche, pero es probable que te toque complementar la alimentación, según la edad que tenga el bebé, con leche artificial o con comida. Esto no quiere decir que se termine la lactancia, solo que hay que replantear y adaptar el plan inicial.

Hay un par de temas de los que me gustaría hablar también en este capítulo y, si has leído el libro en orden, quizá te están resonando en la cabeza sin parar.

¿CÓMO ESTARÁ EL BEBÉ?, ¿SE VA A ROMPER EL VÍNCULO?

¡Qué miedo da esto! Todos los meses que hemos estado pegados, todo el tiempo invertido, toda la piel dedicada, las horas de sueño perdidas... y ahora, ¿qué pasará? Cuando una mujer vuelve al trabajo, es normal que pueda sentir preocupación por la posibilidad de que el vínculo con su bebé se vea afectado o «roto». Sin embargo, es importante señalar que la vuelta al trabajo no rompe el vínculo madre-bebé. Si la madre sigue ofreciendo atención y cariño a su bebé cuando está en casa, y se asegura de que sus necesidades básicas estén cubiertas en su ausencia, el vínculo puede mantenerse sólido a pesar de las separaciones temporales. Además, es común que los bebés desarrollen vínculos afectivos con otros miembros de la familia o cuidadores, siendo estos lazos secundarios también valiosos para su desarrollo emocional. El bebé quizá esté emocionalmente alterado durante un tiempo hasta que se adapte a la nueva situación, no es raro que esto pase y que puedas percibir pequeños cambios en él. Son cambios temporales y, dependiendo de su edad, podrás acompañarlo y explicarle qué está pasando: a los doce o trece meses un niño dice unas diez palabras, pero es capaz de entender más de cien. Al año y medio dirá unas cincuenta palabras y comprenderá ya ciento ochenta. Por tanto, explicarle de manera fácil qué está pasando os ayudará a los dos.

Hay bebés/niños que no muestran diferencia alguna en su comportamiento, y otros que van a comportarse distinto y te lo harán saber. Ambas situaciones son normales y hay cosas que pueden pasar que sin duda pueden crearte mucha angustia y preocupación. Aquí van algunos ejemplos:

• Notar que está enfadado y que no quiere mirarte cuando llegas de trabajar.

- No dejar que lo toques o empezar a llorar cuando lo hagas.
- Que la persona que lo cuida te diga que ha estado genial todo el día y justo cuando llegues empiece a estar más revoltoso, llorar o se desaten las rabietas.

Lo primero que suele pasar en estos casos es recibir el comentario del adulto que ha cuidado al bebé durante tu ausencia: «Pero ¡si ha estado bien todo el día!», «Solo se porta mal cuando tú llegas», «Esto lo hace para castigarte», «¡Ves cómo está enmadrado!»…, y así mil frases maravillosas más que duelen, ¡vaya si duelen! Si lo estás experimentando con tu peque es probable que te preguntes por qué, cuál es la razón de este comportamiento cuando apareces. Pues muy sencillo: eres la persona con la que más confianza tiene.

Los bebés pueden tener formas diferentes de comunicarse con sus madres y sentirse más libres para expresar sus necesidades y deseos a través de llantos, gestos y comportamientos que los adultos tachamos muchas veces de inadecuados o desafiantes. Al estar más conectado emocionalmente contigo, es más probable que recurra a ti para expresar sus frustraciones o disgustos cuando aún, recordemos, no pueden comunicarse por completo de forma verbal. De la misma manera que tú le cuentas tus penas a las personas con quienes tienes más confianza.

¿ME DESPIDO O NO ME DESPIDO?

Y luego, está el dilema de qué hacer, despedirnos o no cuando nos vamos. La mayoría de las psicólogas recomiendan a las madres que se despidan de los bebés cuando los dejen para ir a trabajar. Y esto, dependiendo de la edad del bebé o del niño, no es nada fácil. Muchos rompen a llorar de forma desconsolada cuando nos despedimos, lo que no facilita la situación y nos crea más angustia. Dejar a un bebé llorando a moco tendido y salir indemne no es nada fácil. Con «indemne» me refiero a llorar más que nuestro peque. Y dejarlos con personas conocidas: la pareja, la abuela, una cuidadora, etcétera, puede ser duro, pero suele ser mucho más complicado dejarlos en la escuela infantil. Escuchar que lloran o si ya hablan, que chillen pidiendo nuestra atención o el pecho o que no les dejemos rompe el corazón de la mayoría. Saber si es mejor despedirse o no, por mucho que las recomendaciones sean unas determinadas, es algo que solo puedes decidir tú. Que sería ideal despedirse, seguro, pero si esto implica que se ponga peor y a la vez te sientas tú fatal, pues sinceramente no sé si vale la pena.

EL/LA CUIDADOR/A DEL BEBÉ

En la mayoría de los casos el cuidador es la pareja, pero también muchas veces es un familiar, recayendo la responsabilidad en los abuelos, habitualmente las abuelas.[30] Tener que dejar al bebé para volver a trabajar o necesitar la ayuda activa de la familia para el cuidado del pequeño implica que su día a día también va a cambiar. Cambiará poco o mucho, pero estos cambios van a generar también cambios a nivel de emociones y sentimientos de los que también tenemos que hablar.

La pareja

Pero primero hablemos de las parejas. En un mundo ideal, la pareja no debería tener que prepararse, o al menos no tener que hacerlo demasiado para este momento; pero ¿ha jugado el partido desde el minuto cero o ha estado en el banquillo hasta ahora? Ya sea de los que ha estado presente o de los que ahora se tiene que poner las pilas en poco tiempo, es indudable que se acercan cambios y estos le generan emociones y sentimientos varios tales como:

• Responsabilidad: sentimiento de responsabilidad y preocupación por el bienestar y cuidado del bebé mientras la madre está ausente, y voluntad de hacerlo «bien». A veces, esta responsabilidad pesa y es importante compartirla con la pareja y a la vez contar con una persona (IBCLC, experta, asesora, comadro-

na...) que pueda acompañar a la pareja, especialmente los primeros días de aventura. Tener a otro que dé respuesta a las dudas habituales, sin interpelar a la madre cada cinco minutos mientras trabaja, puede ser un acierto.

• Vínculo emocional: la oportunidad de desarrollar un vínculo emocional más cercano con el bebé debido a la cantidad de tiempo que pasan juntos es algo que motiva a muchas parejas. El cuidador primario suele ser la madre los primeros meses, y esta etapa ofrece una oportunidad única de conocimiento y vinculación más fuerte entre ambos.

• Alegría y amor: puede experimentar sentimientos de alegría y amor al cuidar al bebé y ver su crecimiento y desarrollo diarios. Las parejas también segregan oxitocina, la hormona del amor y el cuidado.

• Preocupación por la madre: quizá se preocupe por la pareja y su bienestar emocional mientras está en el trabajo. Es probable que haya visto en las semanas o días previos muchos cambios emocionales y mucha tensión. Los primeros días puede estar muy focalizado también en que estés tranquila y te sientas bien. Pactad antes de nada si vas a querer que mande fotos del bebé o que te cuente cosas y en qué medida. Poca información

---

[30] Quiero recalcar que también hay abuelos que están presentes en el cuidado de sus nietos, y encontraréis testimonios en este libro. Pero me vas a permitir que ponga «abuelas», pues generalmente esta tarea recae en ellas y me parece justo mencionarlas.

puede generar ansiedad por saber qué está pasando y demasiada, anonadar. Lo que decidáis será perfecto, pero intentad hablar antes de ello.

«Tengo la gran suerte de que mi marido es un padrazo y un maridazo. Me despidió con una sonrisa y diciéndome: "Tranquila, mi amor, vamos a estar superbién". Creo que los papis tienen un papel fundamental en la crianza y en la familia. Su serenidad, paz y paciencia me llegan al corazón y a la cabeza, y confirmo así que los tres somos un gran equipo».

Alejandra Alvarado

- Agotamiento: el cuidado constante de un bebé puede resultar agotador física y emocionalmente, y más si es la primera vez que se ocupa muchas horas del bebé. Cuidar a un bebé cansa mucho y eso las madres lo sabemos.
- Aislamiento: el cuidador puede sentirse aislado socialmente si pasa mucho tiempo en casa cuidando al bebé y tiene menos interacción con otras personas. Si deja de hacer lo que hacía de forma habitual, tal vez sienta que se pierde «cosas» y esto hay que asimilarlo.
- Inseguridad: es posible sentir inseguridad sobre si está haciendo lo correcto y si está satisfaciendo las necesidades del bebé de manera adecuada. Para ello es importante que previo al día de la primera sepa-

ración, aproveche para conocer al máximo esas cosas que solo sabes tú, que despeje todas las dudas que pueda tener y, de nuevo, si siente que se le escapa algo, que sepa que puede preguntar. ¡No pasa nada, todos tenemos que aprender!

- Presión y expectativas: puede sentirse presionado por tus expectativas o por hacer las cosas de una determinada manera. Es importante que lo habléis y pactéis.
- Dificultades y desafíos: se inician muchos desafíos para el cuidado del bebé, por ejemplo, el manejo de la alimentación, cómo calmar al pequeño, cómo dormirlo, y es probable que los planes preestablecidos salgan bien y todo sea como lo hemos pensado, pero también tal vez todo salga diferente y tengamos que reajustar los procesos... Cada día será mejor que el anterior.

Algo que tenemos que afrontar en la vuelta al trabajo es la planificación de los aspectos de los que se va a tener que ocupar la pareja. Y hay parejas de todo, así que dependiendo del grado de implicación que muestre, tendremos que trabajar las expectativas que tenemos respecto al cuidado del bebé y preparar al adulto para que esté lo más capacitado posible para lo que supone el cuidado y atención que precisa.

Las abuelas

Nos hemos centrado en la pareja, pero muchas veces el papel de cuidadores del bebé cuando la madre vuelve a trabajar recae en la abuela, en el abuelo o en ambos (que pueden ser los «suegros», con lo que ya sabemos qué puede generar eso), y la situación tiene matices que vamos a explorar. El cuidador puede experimentar una amplia gama de emociones y sentimientos. Sin duda, la experiencia es un plus, pero los adultos mayores suelen olvidar cómo cuidaban de sus hijos e hijas. Además, ahora por edad es más que probable que a nivel físico no estén tan a tope y que cuidar a un bebé o un niño les suponga todo un reto físico. Debemos tener en cuenta que a esta persona le vamos a cambiar sus rutinas y su día a día, y a veces esta actividad de cuidado de los nietos es un regalo, pero otras, puede implicar una carga importante.

Es por ello por lo que esta persona mayor que se queda con el bebé puede experimentar una amplia gama de emociones y sentimientos. Estos varían dependiendo del individuo, su relación con el bebé, sus expectativas y la dinámica familiar. Aquí te enumero alguno de los sentimientos más comunes:

• Responsabilidad e inseguridades: los sentimientos de responsabilidad y preocupación por el bienestar y cuidado del bebé mientras la madre está ausente pueden estar muy presentes, y más si es el primer nieto que les toca cuidar. A veces, planteamos peticiones que nunca antes han afrontado en la crianza: darle la leche en vaso o en jeringa-dedo, o cuchara, ofrecerle al bebé alimentos sólidos en trozos, dormir en los brazos sin que llore. Si tenemos peticiones, hay que prestar recursos y dotar de conocimiento a los abuelos que se harán cargo del bebé. Y buscar términos medios en caso de que estén muy asustados ante todo lo planteado.

• Preocupación por la madre: puede preocuparse por la madre y su bienestar emocional mientras está en el trabajo. Si los padres sufren por los hijos, en estos casos es posible que los abuelos sufran el doble.

• Vínculo emocional: tiene la oportunidad de desarrollar un vínculo emocional más cercano con el bebé debido a la cantidad de tiempo que pasan juntos, y eso sin duda es un tesoro para muchos mayores.

• Satisfacción: algunas abuelas tienen amplia experiencia en el cuidado de sus nietos y esto hace que se sientan satisfechas y orgullosas de hacerse cargo de ellos. Sin duda para las madres es toda una tranquilidad saber que no hay mejores manos para cuidar a su bebé.

• Agotamiento: el cuidado constante de un bebé o varios puede ser agotador física y emocionalmente, y algunas abuelas se encuentran agotadas por las horas de atención o cuidado. Es importante valorar su situación y ganas de colaborar pues, a veces, no es una tarea deseada, sino más bien impuesta.

- Aislamiento: el cuidador puede sentirse aislado socialmente si pasa mucho tiempo en casa cuidando al bebé y tiene menos interacción con otras personas adultas. Si tiene que anular planes o perder actividades por el cuidado del bebé tal vez pasen dos cosas: que lo haga con gusto o que sienta que el cuidado le impide disfrutar de su día a día. Si la abuela que cuida al nieto realizaba muchas actividades que ahora se ven reducidas o desaparecen por el cuidado de tu pequeño, estaría bien hablar con ella para explorar cómo se siente y qué opciones podéis encontrar.
- Dificultades y desafíos: puede enfrentarse a desafíos en el cuidado del bebé, como el manejo de las necesidades de este y las tareas habituales al mismo tiempo. Muchas veces son las abuelas las que cuidan de los nietos, al tiempo que deben extender este cuidado a su pareja o a otros mayores dependientes, lo que sin duda plantea todo un reto.

OTROS CUIDADORES

No siempre los cuidadores son miembros de la familia y esto nos pone ante otra realidad de la que hay que hablar y ver qué podemos controlar y qué no. Cuando el cuidador sea alguien que hemos contratado para que nuestro bebé se quede en casa, podremos pedirle que haga con nuestro peque ciertas cosas. Lo ideal sería que esta persona se incorpore unos días antes a las rutinas familiares, de manera que tenga tiempo de conocer al bebé y que este se familiarice con la persona mientras sigue contigo. Esto te dará mucha seguridad. También es importante que exploréis juntos las rutinas y preferencias de tu bebé. A la vez, le podrás explicar tus expectativas y miedos de la vuelta al trabajo. Muéstrale los procesos básicos de manipulación y conservación de la leche materna (dejar una nota en el refrigerador puede ser de mucha ayuda), explora los diferentes métodos de alimentación y explícale (si no lo sabe) cómo se administra cada uno de ellos.

Del mismo modo cuéntale lo que ya sabes:

- Los primeros quince días serán los más complicados. Si la persona que has elegido tiene poca experiencia en el cuidado de tu bebé, es posible que también lo pase mal, así que mejor que tenga unas expectativas claras de qué puede pasar y, más importante, que vea la luz al final del túnel.
- Es probable que el bebé no quiera comer y, si pasa, tiene que ofrecerle, pero nunca forzarlo. Esto es especialmente importante, pues a veces los cuidadores creen que es su obligación conseguir que el bebé se tome toda la leche o la comida que le hayas dejado. Hablad de esto antes de que se queden solos y comenta trucos o estrategias para intentar que se tome la leche o la comida sin obligar-

lo, que básicamente es observar al bebé, ofrecer la comida, y si se la come, ¡bingo! Si la rechaza, pues paciencia y ya se intentará en otro momento.

- Estableced el plan de comunicación en tu ausencia. Te puede llamar en cualquier momento, tiene que ser a una hora determinada o llamarás tú; te puede o no mandar mensajes por mensajería instantánea, etcétera.

Y, ¿qué pasa si el bebé va a la escuela infantil y está con otros bebés o niños? Pues esencialmente que habrá muchos factores que no vamos a poder controlar, pero esto no implica que no lo hables o pidas.

Si puedes, antes de volver al trabajo, explora qué opciones de escuelas infantiles tienes cerca. Pregunta si tienes amigas que han llevado a sus bebés, a Google (los comentarios del centro que hagan otros padres pueden serte de mucha ayuda para determinar la idoneidad del centro conforme a tus deseos y expectativas en torno a la lactancia) y, por supuesto, haz una visita, pregunta y plantea tus deseos. Hay aspectos que es improbable que se puedan cumplir, pues la ratio de profesoras-niños no es equitativa, por tanto, una cuidadora debe dividirse y no

siempre será posible lo que nos gustaría. Lo interesante sería que:

- La escuela infantil permita la entrada de leche materna.
- Que tengan nociones de manipulación de leche materna (o ganas de aprender).
- Quizá valorar si te permiten dar el pecho ahí, durante la jornada o antes de llevarte a tu bebé a casa.
- No siempre es posible, pero quizá exista la posibilidad de que le ofrezcan la leche en algo que no sea un biberón: vaso de inicio, botellita, etcétera.
- Te informes sobre cómo consiguen que los bebés se duerman, si los abrazan o los acompañan en sus «primeras veces» a echarse la siesta y calmarse sin teta.

De la misma manera que en los grados sanitarios no se habla de lactancia materna, y por tanto los profesionales no tienen formación, lo mismo pasa en los ciclos de Educación Infantil. O si se trata la lactancia, ya puedes imaginarte en qué términos. Por tanto, a veces, a pesar de no tener formación, si se pone voluntad podemos conseguir entre todas lo mejor para garantizar el bienestar del bebé.

ASPECTOS PRÁCTICOS: SACALECHES Y CONSERVACIÓN DE LA LECHE

Estaría embarazada de siete u ocho meses cuando me compré un sacaleches. No sé muy bien por qué, bueno sí lo sé. En una de las revistas que leía mensualmente aparecía una lista de productos que tenías que tener. La lista era doble, en una te decía qué comprar si querías ofrecer leche artificial y en la otra si querías amamantar. Me ceñí a esta última, sin entender muy bien qué estaba comprando. En la lista, entre otras cosas, se recomendaba un sacaleches y biberones. En los biberones ponía al lado, entre paréntesis y en una tipografía más pequeña, algo así como «Los vas a necesitar, aunque sea para darle agua». Y caí. ¡Vaya si lo hice! Me lo compré todo y como, evidentemente, no tenía ni idea de qué compraba, me llevé una de las peores opciones del mercado en cuanto a sacaleches, una especie de tubo con un émbolo (como si fuera una jeringa) que se aplicaba sobre la areola, se estiraba uno de los tubos y esto producía un vacío... que según aseguraban las instrucciones hacía salir la leche. No lo usé, porque cuando lo tendría que haber em-

pleado ya poseía un conocimiento básico de lactancia, pero no por eso dejé de meter la pata. Compré otro sacaleches de una marca muy conocida. ¡Diosa, qué dolor! Y ¡no sacaba ni gota de leche! Menuda frustración de trasto. Te tengo que aclarar que, cuando yo empecé a extraerme leche, mi hija ya tenía ocho meses y la lactancia nos había ido fenomenal. Y, como todo, a la tercera va la vencida, y me compré un sacaleches doble maravilloso, que, pese a ser indoloro, tampoco conseguía sacarme gran cantidad de leche, o eso pensaba yo. Y es que con el sacaleches doble puesto llegaba a lo sumo a los setenta mililitros de leche. Con el tiempo aprendes que el problema no eres tú, sino los sacaleches.

EL ODIADO Y AMADO SACALECHES

Dependiendo de la edad que tenga tu bebé, cuando vuelvas a trabajar tendrás la necesidad, o no, de usar un sacaleches en tu trabajo. Estos trastos despiertan amor y odio a partes iguales. No todos son lo mismo y no todos cuestan lo mismo. Vamos a explorar tipos de sacaleches para que puedas elegir el que mejor se adapte a tus necesidades y expectativas.

«Después de esas seis semanas fui a trabajar. Aunque no estuviera muchas horas fuera, tenía que sacarme leche todos los días. Al principio me pareció divertido eso de usar el sacaleches, pero llegó el día en que se convirtió en una pesadilla».

Lídia Escrigas

Pero antes de empezar hagamos un poco de historia

Los extractores de leche materna, que nos parecen muy modernos, tienen una larga historia que se remonta a siglos atrás. Aunque los orígenes exactos no están claros, las evidencias históricas sugieren que las mujeres han utilizado diversos métodos para extraer leche materna durante siglos. En tiempos antiguos, a menudo la extraían de forma manual o recurrían a nodrizas para alimentar a sus bebés, por no estar bien visto a nivel social o por no permitirlo el marido. Los primeros extractores de leche conocidos eran dispositivos manuales hechos de materiales como vidrio, madera o metal, y en diferentes culturas los arqueólogos han encontrado objetos que se sospecha que eran usados como sacaleches rudimentarios.

- **La patente.** O. H. Needham patentó en 1854 el primer extractor de leche materna en Estados Unidos. Su diseño contaba con una copa de vidrio que cubría el pezón y una bomba de pistón accionada a mano que succionaba para extraer la leche. Este invento, a pesar de que tenía muchas posibilidades de mejora, marcó un hito importante en la tecnología inicial de los extractores de leche materna y sentó las bases para futuros avances.
- **La evolución de los extractores de leche materna eléctricos.** Los extractores eléctricos empezaron a ganar popularidad a principios del siglo xx. En 1921, el ingeniero Edward Lasker, que se dedicaba a la creación y al perfeccionamiento de las máquinas ordeñadoras para vacas, inventó el primer extractor de leche materna eléctrico. Este modelo utilizaba un motor eléctrico para generar el vacío, lo que hacía que el proceso de extracción fuera un poco más fácil y eficiente.
- **Seguimos innovando.** En las últimas décadas, la tecnología ha experimentado avances significativos. Los extractores de leche actuales vienen en una gran variedad de diseños que incluyen modelos manuales, eléctricos y a batería. Y pueden ser individuales o dobles. Además, muchos extractores de leche modernos también incorporan niveles de succión ajustables, temporizadores y modos programables para proporcionar una experiencia de extracción personalizada.

- **Extractores de grado hospitalario.** Aparte de los extractores de leche materna para uso personal, en el entorno casero o de trabajo, también existen extractores de leche materna de grado hospitalario. Estos están diseñados para ser altamente eficientes y duraderos, capaces de ser utilizados por múltiples personas, manteniendo la higiene y la eficacia. Se les llama «sacaleches cerrados», pues la leche no puede entrar nunca en contacto con el motor, cosa que sí puede pasar con los personales. Este tipo de sacaleches se utiliza comúnmente en hospitales, clínicas y otros entornos de atención médica. Pero también es posible alquilarlos en situaciones precisas.
- **Portabilidad y comodidad.** Estos factores, junto con la discreción, se han convertido en un enfoque clave en el desarrollo de los extractores más actuales de leche materna. Los fabricantes han introducido modelos ligeros y compactos, lo que facilita que las madres extraigan leche mientras están en movimiento o en diferentes entornos, como el trabajo o mientras viajan.

Si bien los extractores de leche materna han avanzado significativamente y, sin duda, son herramientas que ayudan en la extracción de leche y proporcionan opciones a las madres que pueden enfrentarse a desafíos con la lactancia directa o necesitan complementar la alimentación de sus bebés, es importante tener en cuenta que siempre el mejor sacaleches del mercado es tu bebé.

¿Cuál me compro?

Cuando vamos a comprarnos un teléfono móvil, que sin duda suele ser una gran inversión, nos hemos acostumbrado a que en las tiendas de telefonía o electrónica los diferentes terminales estén expuestos. Los puedes ver, tocar, incluso a veces trastear un poco para así hacerte a la idea de cómo es cada uno de ellos. ¿Te imaginas lo mismo, pero con sacaleches? Hace unos años, en un viaje a Chile, me sorprendió una tienda en la que vendían productos de maternidad y en la que todos (pero todos) los sacaleches que tenían a la venta estaban expuestos, como los teléfonos móviles. Pero no expuestos en su caja, que es lo que vemos cuando vamos a las tiendas habitualmente, ¡no! Tenían cada uno de ellos montado y podías verlos, tocarlos y ponerlos en marcha para escuchar el sonido que emitían. ¡Me pareció una idea genial! Esta compra suele acarrear un gasto de dinero importante para las familias y es importante disponer de toda la información. Muchas veces las fichas de cada uno de ellos, que puedes encontrar en tiendas virtuales, o lo que puedes leer en las respectivas cajas, en el caso de que elijas una compra directa a minorista, suelen aportar poca información o una que no llegamos a entender. No voy a poder hablarte en este libro de todas las marcas que existen, y si esperas una comparación entre marcas, ya te adelanto que no la vas a encontrar. Pero sí pretendo darte claves para que ante la pregunta «¿Qué sacaleches me compro?», puedas saber qué mirar, y los pros y los contras de cada tipo de sacaleches. Con esta información podrás elegir cuál será el más adecuado para ti cuando vuelvas al trabajo.

«Ahora que ya soy abuela y veo cómo han cambiado los sacaleches, tengo ganas de contarte mi vuelta al trabajo. En mi vida me he dedicado a vender a clientes (bares y restaurantes). Esto implicaba salir de casa, subir al coche y no parar de dar vueltas todo el día. En esa época me compré un sacaleches que funcionaba con el mechero del coche (creo que ahora ya no existe y que, además, la mayoría de los coches ya no tienen mechero), y así, buscaba un sitio discreto, aparcaba y me sacaba leche».

Anna M.

Y es que existe un sacaleches para casi cada situación. En líneas generales debemos tener en cuenta que hay dos grandes opciones: los sacaleches hospitalarios y los personales. Los hospitalarios se caracterizan por ser productos altamente especializados, con una tecnología específica para procesos en los que la lactancia puede estar comprometida. Este tipo de sacaleches se caracteriza por:

- Disponer de un sistema cerrado: este tipo de sacaleches está diseñado para que la leche materna no entre en contacto con las partes internas del equipo, sobre todo en el motor, evitando así cualquier riesgo de contaminación cruzada entre usuarios. Esto los hace especialmente adecuados para situaciones en las que se priorizan la seguridad e higiene, como es una estancia hospitalaria. Estos sacaleches también se pueden alquilar, y cuando lo hagas, las partes como las copas, los tubos o las membranas te las venderán de manera individual. Es decir, alquilas el motor, y el resto de las piezas son de uso particular, las compras.
- Mayor potencia y eficiencia: los sacaleches hospitalarios cerrados suelen tener una mayor potencia y capacidad de succión que los domésticos, lo que permite una extracción más rápida y eficiente de la leche materna. Esto es ideal cuando el bebé no puede aún mamar, está enfermo o necesitamos que la producción se mantenga solo con el uso del extractor.
- Están pensados para un uso frecuente y prolongado: dado que estos dispositivos están destinados a ser utilizados por múltiples pacientes en un entorno hospitalario, están diseñados para resistir un uso frecuente y prolongado sin comprometer su rendimiento, mientras que los sacaleches domésticos tienen (como cualquier electrodoméstico) una obsolescencia programada de unos dos

años. Esto lo debes tener en cuenta si tienes un sacaleches de una lactancia anterior o te prestan uno, a veces cuando son viejos no funcionan del todo bien.

- De fácil limpieza y esterilización: a pesar de ser de sistema cerrado, se siguen procedimientos de limpieza y esterilización estrictos para garantizar la seguridad de las madres y los bebés que lo usan.

Este tipo de sacaleches ya ves que suele estar destinado a un entorno hospitalario, pero hay madres para las que, en la vuelta al trabajo[31] y especialmente para aquellas que no van a poder seguir con la lactancia y quieren hacer un banco de leche lo bastante grande para mantenerla para sus bebés unos meses, pueden ser de mucha ayuda.

Bien, por otro lado, tenemos los sacaleches domésticos, que son los que en los últimos años han revolucionado el mercado. Hace poco más de cinco años disponíamos principalmente de dos o tres marcas de sacaleches; ahora, si escribes «sacaleches» en un buscador de internet, te vas a ver inundada de opciones. Y lo confieso, a pesar de los años que llevo en esto me cuesta entender las especificidades de cada uno de ellos, ¡lo explican fatal! Así que voy a intentar simplificar el proceso de elección para que sepas a qué prestar más atención.

¡Vamos allá!

Manual o eléctrico

Esta es la principal elección y dependerá de preferencias personales, el tipo de trabajo que tengamos y la cantidad de leche que necesitemos. Los manuales son sacaleches que pueden ser eficaces, pero no para todas las mujeres, y requieren que se mantenga un proceso continuo de activación de las palancas. Entre sus principales beneficios se encuentra que no se necesita corriente eléctrica y que apenas hacen ruido, lo que puede facilitar la extracción en ciertos entornos. En caso de tener que realizar extracciones puntuales pueden ser muy útiles por la relación calidad-precio. A pesar de que hay diferencias entre algunas marcas en cuanto a materiales, esta disparidad de calidad no es tan destacable como puede serlo con los extractores eléctricos. Los eléctricos, al menos la gran mayoría de ellos, suelen funcionar ya de manera automática; te cuento esto.

«Pero, aun así, yo todos los días me llevaba dos extractores de leche al trabajo: uno eléctrico y uno manual. Cuando mis compañeros de trabajo salían al café, yo aprovechaba para irme al baño con mis dos extractores para poder "estar lista" en cosa de veinte minutos. Me ponía uno en cada pecho y los iba alternando. [...] un día el eléctrico en el derecho, al día siguiente el manual».

Laura

---

[31] Existen varias marcas que alquilan este tipo de sacaleches.

El proceso de extracción de leche por parte de un bebé está caracterizado por la realización de dos fases: la estimulación para producir la subida de leche y la extracción en la que el bebé consigue la leche del pecho. Hace unos años los sacaleches solo hacían la extracción (aún queda algún modelo en el mercado que solo tiene esta fase, así que mejor comprueba en las especificaciones si el que eliges realiza una o dos fases), no es algo terrible y se podría suplir con un masaje manual previo, pero vamos, si la máquina lo hace de manera automática, mejor que mejor. Como te decía, la mayoría de ellos ya realizan las dos fases de forma automática e incluso programable según tus preferencias. Esto permite que el sacaleches imite de algún modo lo que hace el bebé al mamar y que así se consiga una extracción más eficaz. Por cierto, ya hablaremos más adelante de las expectativas de la cantidad de leche conseguida en cada extracción.

Eléctrico individual o doble

La extracción eléctrica doble ha demostrado ser más eficaz y facilitar mayores volúmenes de leche. Pero estos extractores son grandes, voluminosos y, en ocasiones, ruidosos. Dependiendo de las necesidades para conseguir leche o si necesitas que la extracción sea lo más rápida posible, un sacaleches doble marca la diferencia. Cuando tenemos uno individual lo solemos colocar en un pecho y luego en el otro, lo que no va mal y, de hecho, si tienes solo un sacaleches esta técnica puede ayudar mucho a conseguir más leche. La idea es colocar el sacaleches y cuando vemos que después de un rato el flujo de leche se ralentiza y solo caen gotas (lo habitual es que salgan chorros al inicio), cambiamos de pecho. Y vuelta a empezar, cuando salen solo gotas volvemos al primer pecho y acabamos con el segundo. De esta manera suele conseguirse algo más de leche, pero, claro, de teta a teta y tiro porque me toca, lo que no siempre es ideal y requiere más tiempo.

> «[...] disponía de un sacaleches doble, lo que posibilitaba sacarme leche en tiempo récord; tenía que buscar el momento de "menos trabajo" para poder hacerlo».
>
> Gabriela Obando

Cuando tenemos un sacaleches doble conseguimos una mejor estimulación de la producción de leche, pues al utilizar el sacaleches en ambos pechos al mismo tiempo se estimula la producción de oxitocina, la hormona responsable de la eyección de la leche. La estimulación simultánea en ambos pechos provoca una respuesta hormonal más fuerte y, por tanto, en general, una mayor producción de leche. Además, la mayor eficiencia de «vaciado»[32] del

---

[32] Me da un poco de miedo el término «vaciado», pues invita a pensar que hay un final de producción en el pecho, y no es así. Entiende «vaciado» como extracción de leche.

pecho del sacaleches doble facilita mantener una producción de leche adecuada, ya sabes cómo funciona esto: cuanto más sacas, más tienes.

Y otro aspecto clave es el ahorro de tiempo, lo que, sin duda, tanto si hacemos banco como si estamos en el trabajo, es clave. Al extraer leche de ambos senos a la vez, se reduce significativamente el tiempo necesario para completar la extracción en comparación con hacerlo uno por uno.

Con o sin cable (compactos[33]/manos libres)

En los últimos años se han popularizado los sacaleches sin cables o inalámbricos que se colocan dentro del sujetador. Este tipo de sacaleches es compacto, se carga previamente al uso y se adapta a la forma del pecho. Aquí te enumero sus ventajas:

- La portabilidad: una de las principales ventajas de los sacaleches sin cables es su portabilidad. Se pueden llevar fácilmente en el bolso, lo que permite extraer leche en cualquier lugar. Normalmente el volumen y el peso no supera los setenta y cinco o los cien gramos, por lo que es muy fácil llevarlos donde haga falta.
- Una mayor comodidad: la ausencia de cables facilita la movilidad y la comodidad durante el proceso de extracción. Puedes moverte libremente mientras utilizas el sacaleches sin necesidad de tener que estar quieta o restringir tus movimientos.
- La libertad total: los sacaleches sin cables permiten que sigas extrayendo leche mientras realizas otras actividades. Esto es especialmente útil si la extracción de leche te agobia (si eres de las que no dejas de mirar las gotas que van saliendo), si necesitas hacer otras cosas mientras lo usas o si directamente en el trabajo no puedes parar para extraer leche o no te ofrecen un espacio óptimo.

«El sacaleches me ha facilitado muchísimo la lactancia, ya que en el trabajo me permitía sacarme leche y al mismo tiempo moverme trabajando. Esto ha hecho que estuviera más tranquila y que no sintiera "tanto estrés" [...], he ido mucho más relajada que la primera lactancia, con mucha más confianza en mí misma y disfrutando al máximo la lactancia».

Ester

- Mayor discreción: los sacaleches sin cables son más discretos y permiten una mayor privacidad, lo que puede ser importante para algunas madres que desean mantener su extracción de leche de forma más reservada, ya sea en el trabajo o en espacios públicos. Además, suelen ser mucho más

---

[33] Algunos sacaleches con cables también se autodenominan «compactos». En este apartado se hace referencia a los sacaleches que funcionan con batería y que permiten la libertad de movimiento de la madre.

silenciosos que los sacaleches con cables.

- Tecnología avanzada: algunos sacaleches sin cables vienen con funciones avanzadas, como la capacidad de controlar la extracción a través de una aplicación móvil o ajustar la velocidad y fuerza de succión según las preferencias personales de la madre, sin necesidad de manipular directamente el sacaleches una vez colocado.
- Fácil limpieza: los sacaleches sin cables suelen ser más fáciles de limpiar y de mantener en buenas condiciones higiénicas. Tienen dos piezas más las membranas, lo que supone una gran mejora respecto a los sacaleches con cables.

«[...] mando correos electrónicos, hago llamadas de teléfono... Incluso he estado en más de una ocasión en una videoconferencia con el sacaleches puesto. Enciendo micro, apago sacaleches».

Yazmina León

El mayor obstáculo de este tipo de sacaleches es sin duda el precio. Como te he comentado anteriormente hay muchos modelos y también preciosos, pero debes tener en cuenta que los sacaleches inalámbricos de menor precio pueden tener una calidad menor en sus componentes o un servicio posventa inexistente. Todo ello nos lleva al siguiente gran punto que hemos de plantearnos para elegir un sacaleches, pues hay otros aspectos que podemos considerar y que nos ayudarán en la elección:

Reseñas y comentarios de otras mujeres

Sí, sin duda este es un aspecto que vale mucho la pena tener en cuenta a la hora de comprar un sacaleches. Leer, leer y leer lo que otras madres dicen, porque no hay nadie que sepa más del producto que una mujer que lo ha usado o lo está usando. ¡Y ojo! No te quedes solo con las valoraciones (las estrellitas que acompañan a los productos), esto inicialmente puede darte una idea del producto, pero no dejes de leer. Es ahí donde encontrarás información clave que puede hacer que te decantes por uno u otro.

Servicio posventa

Los sacaleches, como cualquier otro electrodoméstico, se pueden averiar o se les puede romper una pieza, que también pueden perderse, pues algunas son pequeñas y no es difícil que acaben en algún sitio que no deben y nunca más se sepa de ellas. Perder una pieza o no disponer de ella puede ser la diferencia entre extraer o no extraer leche. Por tanto, si se dispone de un servicio posventa, podemos adquirirla de nuevo. En muchas ocasiones los sacaleches más económicos no tienen esta opción, por lo que, si una pieza se ha roto o la has perdido, vas a tener que comprar otro. Y no olvidemos que mientras usas el sacaleches si te surgen dudas, poder mandar un email o llamar por teléfono a la marca es algo que te va a dar mucha confianza.

Con todos estos detalles, factores y conocimientos sobre los sacaleches espero que te sea más fácil elegir uno de ellos; si aun así tienes dudas, puedes comentarlo con la persona que te esté acompañando en la lactancia: IBCLC, asesora, comadrona, experta, etcétera.

Te dejo por aquí un cuadro a modo de resumen para que puedas comparar las opciones de manera más visual:

Sacaleches manual	Situación de uso	Pros	Contras
Individual	Para extracciones puntales. Cuando no nos gusta el ruido o nos incomoda en el trabajo. Cuando nos da miedo el sacaleches eléctrico.	No necesita corriente eléctrica. Es pequeño. Es silencioso. Es más barato.	Puede no realizar una extracción efectiva. Suele conseguir cantidades limitadas de leche.
Individual compacto	Para aprovechar la leche que se produce mientras se amamanta. Cuando no disponemos de sacaleches eléctrico. Cuando nos molesta el ruido del sacaleches eléctrico. Complementando, si es necesario, con un eléctrico.	Se coloca dentro del sujetador. No necesita de corriente eléctrica. Es discreto. Es silencioso. Puede usarse mientras el bebé mama y aprovecha la leche que se produce de manera espontánea. Es posible usarlo a modo de colector, y en la versión de extractor si se va comprimiendo la parte más blanda del sacaleches y así realizando el vacío.	Puede no realizar una extracción efectiva. Suele conseguir cantidades limitadas de leche. No en todos puede regularse el vacío que crean y esto puede ser molesto.

Sacaleches manual	Situación de uso	Pros	Contras
Individual	Para extracciones regulares. Cuando se necesita una cantidad moderada de leche. Cuando la extracción es puntual o diaria.	Tiene un precio relativamente asequible. Es fácil de usar.	Es ruidoso. Dependes de tener acceso a la electricidad.
Doble	Para extracciones regulares. Cuando se necesita una cantidad de leche moderada o considerable. Cuando la extracción es diaria. Cuando en esta extracción primas la rapidez.	Es el que tiene una tecnología de estimulación y extracción más elaborada. En la mayoría de ellos puedes realizar también extracción individual. Consigue, habitualmente, una estimulación y extracción más eficaces.	Es caro. Hace ruido. Dependes de tener acceso a la electricidad.
Hospitalario	En caso de bebés ingresados en un hospital por prematuridad o patología. En procesos de inducción.[34] En lactancia diferida.[35] En lactancia de alta complejidad que necesita extracciones regulares o si el bebé no puede mamar.	Puede alquilarse el motor. Es el que tiene una tecnología de estimulación y extracción más elaborada. Es doble, lo que hace que se genere más oxitocina, que facilita la salida de leche.	Es caro. Es bastante grande. Hay que comprar las partes del sacaleches que entran en contacto con la leche. Hace ruido.

---

[34] El proceso de inducción es el que se hace para producir leche cuando no se ha dado a luz, en casos de adopción o parejas de madres en los que la madre que no ha gestado quiere compartir la lactancia.
[35] La lactancia diferida hace referencia al proceso de alimentación del bebé que se realiza cuando se le ofrece leche materna al bebé, pero sin colocarle directamente en el pecho. La madre extrae la leche y se ofrece al bebé por medio de cucharas, vasos y biberones.

Sacaleches manual	Situación de uso	Pros	Contras
Individual no compacto	Para extracciones regulares. Cuando se necesita una cantidad moderada de leche. Cuando la extracción es diaria. Cuando no contamos con conexión a la corriente eléctrica. Cuando no podemos parar para realizar la extracción.	No dependes de la electricidad para su uso.	Es caro. No es tan eficaz como uno doble.
Doble no compacto	Para extracciones regulares. Cuando se necesita una cantidad moderada-alta de leche. Cuando la extracción es diaria y frecuente. Cuando no contamos con conexión a la corriente eléctrica. Cuando no podemos o no queremos parar para realizar la extracción.	Es doble, lo que hace que se genere más oxitocina, que facilita la eyección de leche.	Es caro.
Individual compacto	Para extracciones regulares. Cuando se necesita una cantidad moderada de leche. Cuando la extracción es diaria. Cuando no contamos con conexión a la corriente eléctrica.	Algunos incluyen el acceso a una app que permite registrar las extracciones, las preferencias de extracción o simplemente iniciar el proceso de estimulación y extracción.	Puede resultar bastante caro. Es menos eficaz que el doble. La mayoría no pueden usarse cuando se están cargando.

Sacaleches manual	Situación de uso	Pros	Contras
	Cuando no podemos parar para realizar la extracción. Cuando queremos un sacaleches discreto a nivel acústico. Cuando debemos o queremos seguir trabajando a la vez que realizamos la extracción de leche.	La mayoría son sumamente silenciosos.	
Doble compacto	Para extracciones regulares. Cuando se necesita una cantidad de moderada a notable de leche. Cuando la extracción es diaria y frecuente. En lactancias diferidas. Cuando no contamos con conexión a la corriente eléctrica. Cuando no podemos parar para realizar la extracción. Cuando queremos un sacaleches discreto a nivel acústico. Cuando debemos o queremos seguir trabajando a la vez que realizamos la extracción de leche.	Algunos incluyen el acceso a una app que permite registrar las extracciones, las preferencias de extracción o simplemente iniciar el proceso de estimulación y extracción. La mayoría son sumamente silenciosos.	Es caro. La mayoría no pueden usarse cuando se están cargando.

¿Qué más debo tener en cuenta?

El sacaleches será posiblemente el cacharro que más vas a querer y a odiar al mismo tiempo. Y es que resulta más que probable (y también recomendable) que al sacaleches le des uso antes de empezar a trabajar. Sí, aunque no tengas la necesidad de hacer un banco de leche casero, no dudes en familiarizarte con él antes de que la situación sea más estresante, y eso pasa sin duda en el trabajo. Por tanto, si en casa, unas semanas antes de incorporarte, puedes perderle un poco de miedo, mucho mejor. Si es tu primera lactancia quizá no lo hayas usado nunca o lo hayas hecho al inicio, o hayas probado uno manual y ahora tengas uno eléctrico; y si no es tu primera maternidad o lactancia puedes tener diversos sentimientos respecto a su uso. Si vas a reutilizar el sacaleches, sea porque ya lo has usado antes o porque te lo han prestado, te va a tocar revisar todas las piezas y su funcionamiento. Algunas válvulas se resecan, se agrietan y por más que lo intentes no realizan bien el vacío, lo que causa que no funcione bien. Por tanto, realizar un repaso previo de todas las piezas es más que necesario.

También es el momento de revisar las copas del sacaleches, si es que tiene, y comprobar si son de tu talla. La mayoría de los sacaleches tienen tallas, y hay que buscar la adecuada para cada uno de tus pezones. Lo has leído bien, a pesar de que pueden parecerse, los pezones suelen tener tamaños diferentes y esto hace que nos toque revisar ambos y elegir la talla que nos conviene. Para ello solo hay que medir la cara frontal del pezón y sumar dos milímetros, a partir de ahí según qué marca vayamos a comprar, veremos qué copa nos indican como óptima. Y si a pesar de medir y elegir una copa de nuestra talla, molesta, hay que valorar las otras tallas.

Y, finalmente, llega el momento de decidir en qué recipientes vas a guardar la leche. Otro temazo. Cada marca de sacaleches fabrica sus envases, ya sean bolsas o botellas para acumular la leche y refrigerarla o congelarla. Aparte de estos dos tipos de recipientes, hay otros parecidos a las cubiteras para el hielo hechos de silicona que permiten congelar la leche en lingotes y pasarlos posteriormente a una bolsa de cierre *zip* u otro recipiente. Y, por supuesto, tenemos todos los botes de cristal con tapa de plástico (si usas de metal es necesario revisar que no se forme óxido en la tapa y si esto ocurre procede a cambiarla) para congelar la leche. Vamos primero a ver generalidades de todos los recipientes y pros y contras de cada uno de ellos.

Si son de plástico, lo primero que hay que verificar es que sea uno de uso alimentario. Eso lo sabrás porque los envases están marcados con un símbolo de un tenedor y una copa. Si este tema del plástico te preocupa y quieres buscar un poco más, los recipientes ideales son los que tienen, aparte del símbolo anterior, un triángulo con un número 2 dentro o un 4, que son los de una calidad mayor. Si te sigue inquietando, usa cristal para almacenar la leche. Cuando seleccionamos un bote de cristal, que puede ser los que tengas en casa, deben tener la boca ancha para permitir que los puedas limpiar a fondo. Si son estrechos no pueden limpiarse tanto, lo que para nada es recomendable a nivel higiénico.

Vamos a ver ventajas e inconvenientes de los botes versus las bolsas de congelación para que cada una elija lo que mejor le vaya:

	Aspectos más positivos	Aspectos menos positivos
Botes de plástico específicos	Pueden reciclarse. Si son los que van con el sacaleches, son fáciles de enroscar y colocar en este. Cierran con más facilidad. Son más resistentes que las bolsas de plástico.	Ocupan mucho espacio. Cuando se descongelan, hay que hacerlo en su totalidad.
Bolsas de plástico específicas	Si se almacenan en horizontal, ocupan menos espacio. Almacenados también en horizontal se pueden «cortar» pedazos de leche y así no descongelar todo el contenido.	No se pueden reciclar a menos que sean de silicona. Hay que tener mucho cuidado al cerrarlas, pueden quedar abiertas. Se rasgan con más facilidad que los botes.

Hablemos de qué sentimos con el sacaleches

Cuando uno piensa en una nevera, un lavaplatos, un microondas... no suelen despertarle sentimiento alguno, ¿no? Pero ¿qué pasa con el sacaleches? Pues que genera muchos, ¡vaya si lo hace! El sacaleches no es más que otro pequeño electrodoméstico, pero en su poder está que nuestros deseos con relación a la lactancia y la vuelta al trabajo se cumplan, sean los que sean.

Todo comienza cuando te planteas comprar uno, ahí surgen las dudas sobre qué marca elegir, cuál de todos será el más adecuado en vuestro caso, la incertidumbre sobre si va a ser eficaz o no, las esperanzas depositadas en que funcione y saque mucha leche...

Y el aparatejo llega a casa, o lo compras en tienda, y lo primero que encuentras es un manual de instrucciones, que ya sabemos que nos cuesta leer; seamos francas, la mayoría de las veces no lo consultamos. Y lo enchufamos al pecho y pensamos que va a ser coser y cantar, y no siempre es así.

Las primeras veces que se usa un sacaleches pueden ser experiencias complejas. Las sensaciones que causan a las mujeres son extremadamente dispares: desde las que lo adoran, pues les permite mantener la lactancia o sacarse leche para su bebé en su ausencia o aliviar el pecho, hasta las mujeres que se abruman con su uso, que se sienten como vacas lecheras o incluso a las que el sacaleches les produce asco[36] o incomodidad. Y no, un sacaleches no se parece en nada a un bebé.

Como decía, el sacaleches es toda una aventura a nivel emocional, y el siguiente paso en esta historia será ver cuánta leche conseguimos en cada extracción. Tenemos en la cabeza que cuando usamos un sacaleches conseguiremos mucha leche, ¿por qué? Seguramente por lo grandes que son las botellas de los sacaleches, de ciento veinte a ciento ochenta mililitros, y por las bolsas y botellas de congelación, que tienen también bastante capacidad. Esto hace que pensemos que vamos a llenar esa cantidad de leche en un abrir y cerrar de ojos. Y no siempre es así. Algunas mujeres tienen gran facilidad para sacarse leche y en pocos minutos consiguen llenar las botellas, pero lo más habitual cuando se empiezan las extracciones, en casa y antes de volver al trabajo, es conseguir pequeñas[37] cantidades de leche en cada extracción. ¡Es lo normal! Pero si no lo sabemos, que suele ser lo más común, caeremos rápidamente en una maraña de sentimientos y emociones perturbadores: «No lo voy a conseguir», «No podré seguir con la lactancia», «No tengo leche»... Por lo que es muy importante saber que lo habitual es sacar cantidades moderadas de leche: treinta mililitros, setenta entre los dos pechos, cincuenta de uno y nada del otro,

un día «mucho» y al otro menos o nada... Las cantidades que te he puesto son totalmente inventadas para que te hagas una idea de lo variable que puede ser el asunto. Así que no cunda el pánico, trabajo de hormiguita y evita frustrarte con el sacaleches, que no siempre es fácil y requiere tiempo.

Pero esto no acaba aquí, una vez empezamos a trabajar, los sentimientos respecto al sacaleches son también muy dispares, recuerda que del agradecimiento al odio a esta máquina hay un paso muy pequeño. Y con las semanas, los meses, con las sensaciones, las opiniones, la rutina... y todo lo demás, llega el momento en que te apetece defenestrar el sacaleches. En este punto ha empezado el odio total, no vemos el momento de dejarlo y, si encima la producción de leche disminuye, el final de la era del sacaleches está cerca. Pero nada es tan fácil como parece, en este momento también nos asaltará la culpa. Si nuestro peque se toma la leche que extraemos es complicado pensar en dejarle sin ella, y nos puede parecer egoísta, lo que hace que sigamos con el sacaleches al tiempo que aumenta el odio que le profesamos. Aviso a navegantes, llegará la hora en que ya no habrá marcha atrás y lo dejarás aparcado.

Y si no es la primera vez que lo usas, puedes experimentar también un

---

[36] Si el sacaleches te da mucho asco o repulsión o el ruido te produce repugnancia o rechazo, sería interesante analizar todo esto con una psicóloga perinatal.
[37] Hablaremos en este mismo capítulo, un poco más adelante, de las cantidades de leche en las extracciones.

revoltijo de sentimientos. Dependiendo de la primera experiencia estarás con más o menos ganas de usarlo, normal. Pero ahora tienes ventaja, sabes qué puedes sentir, cómo funciona, sabes qué puede pasar en cada momento, y el control de los acontecimientos es siempre un punto a favor.

> El sacaleches no determina la leche que tienes, y recuerda: cuanta más leche sacas, más tienes.

¿Cuándo me saco la leche?

Puedes sacarte la leche cuando quieras. Ya hemos dicho que no te vas a quedar sin, ni le vas a robar leche a tu bebé.

El mejor momento del día para extraerla puede variar según cada persona y su rutina diaria. Sin embargo, hay algunas pautas generales que puedes seguir para agilizar la extracción y conseguir en una o dos veces la cantidad de leche que necesitas:

- Realizar la extracción mientras el bebé mama de un pecho: aprovechando el reflejo de eyección que se produce en ambos pechos cuando el bebé mama, conseguiremos extraer leche del pecho del que no mama el bebé con más facilidad.
- Realizar una extracción aproximadamente entre treinta minutos y una hora después de la toma: esto consigue facilitar la extracción, pues el flujo de leche habrá vuelto a aumentar. El pecho funciona como una fábrica, es decir, va produciendo leche a medida que lo estimulamos. Pero el flujo de leche cambia conforme pasa la toma; al inicio hay mayor volumen y flujo y al final de la toma disminuye. Cuando esperamos un poco, damos tiempo a que se produzca de nuevo ese aumento de flujo y la extracción sea más efectiva.
- Realizar la extracción a primera hora de la mañana: si has estado amamantando de un solo pecho[38] en las horas previas a la extracción, el pecho contrario estará más cargado, lo que te facilitará conseguir la extracción.
- Realizar extracciones combinadas: esto que suena tan raro consiste en extraer primero de forma manual en ambos pechos, posteriormente aplicar el sacaleches y realizar compresiones mamarias mientras este está en marcha. Una vez concluida la extracción con el sacaleches, termina el proceso con la extracción manual.

Pero aún hay más aspectos que pueden ayudarte a conseguir que la extracción sea eficaz.

---

[38] Si has tenido obstrucciones o mastitis de repetición, esta técnica no estaría para nada recomendada, pues aumenta el riesgo de que vuelvan a producirse.

Si no estás con tu bebé:

- Lleva al trabajo su ropita para poder olerla: activarás el reflejo de eyección.
- Mientras realizas la extracción, mira fotos o vídeos de tu peque: también activarás el reflejo de eyección y conseguirás más leche.
- Registra un audio del llanto de tu bebé: además de activar el reflejo de eyección, aumentarán los latidos cardiacos y te subirá la presión, tu cuerpo se activará para fabricar leche y hacer «callar» al bebé.
- Si conectar con el bebé no funciona, intenta lo contrario, desconectar: a veces lo ideal es darle la vuelta a la situación como un calcetín y desconectar. Si conectar no surte efecto, olvida lo que haces: mira una serie que te tenga enganchada, escucha música que te emocione, baila, lee, haz lo que sea para «solo» disfrutar de un momento de tranquilidad.
- No estés pendiente de la cantidad de leche que sacas: para ello es muy práctico no ver la cantidad que llevas. Si usas un sacaleches en el que puedas ver las gotas que van cayendo, tapa el recipiente con un calcetín del bebé y ¡no hagas trampas, no mires!

Si estás con tu bebé:

- Intenta pegarte a tu peque, oliéndolo, mirándolo y tocándolo, esto activa el reflejo de eyección y facilita conseguir leche.
- Puedes extraer leche de un pecho, mientras le ofreces el otro. Esto suele facilitar conseguir más leche o al menos que resulte más fácil.

Hablemos de cantidades

Hablemos de cantidades, ¡eso es! Cuando empezamos a guardar leche para el banco de leche o para administrarla al bebé en nuestra ausencia, las preguntas claves son estas:

- ¿Cuántas veces me saco leche y en qué cantidad?
- ¿Cuánta cantidad de leche congelo?
- ¿Cuánta leche va a tomar en mi ausencia?

Como te he dicho en el apartado anterior, es más que habitual que nos vengamos arriba y pensemos que esto de la extracción de leche será un éxito asegurado. Y como normalmente tampoco tenemos referentes de la cantidad, esperamos mucha en poco tiempo. Si queremos ser realistas, es mejor esperar poca cantidad en un rato.

He dicho «rato», afirmativo.

Cuando nos ponemos un sacaleches no sabemos cuánto tiempo hay que tenerlo puesto, y es fácil que seamos optimistas y estemos con él puesto treinta minutos o una hora. Estar mucho tiempo con el sacaleches suele servir de poco, así que te contaré algunos trucos para conseguir mejorar la extracción en lo referente a cantidad. Pero volvamos al tiempo, lo ideal es tenerlo poco rato, diez o quince minutos, especialmente las primeras veces, y más si el flujo de leche se detiene o va saliendo gota a gota.

Creo que antes de seguir hace falta recordar un par de detalles para que entiendas la razón por la que te recomiendo todo esto. Los sacaleches son muy buenos, como su nombre indica, sacando la leche que está «acumulada en el pecho», lo que haya podido quedar de la última toma. Pero son muy malos produciendo un reflejo de eyección. El reflejo de eyección de la leche se produce cuando generamos oxitocina. Y esta aparece en diversas situaciones: cuando nos dan un masaje agradable en la espalda, cuando tenemos un orgasmo (obvio), cuando nos dan un abrazo apretado y sostenido (no tan obvio), cuando comemos algo que nos encanta (no tan obvio y delicioso) y, por supuesto, cuando el bebé llora o cuando succiona y estimula la zona de la areola al mamar. Cuando el bebé hace esto manda una señal al cerebro de la madre que provoca que las estructuras que envuelven las células donde se fabrica la leche (imagina una malla de naranjas) se compriman y envíen la leche al pezón para que el bebé la tome. Para el sacaleches esto no resulta nada fácil. Es bastante complicado conseguir esa eyección de leche y lo normal es que salgan gotas, los restos de leche y, claro, así se consigue leche, pero no las cantidades que esperamos.

Hay mujeres que no tienen dificultades, es colocar el sacaleches sea manual o eléctrico y obtienen cantidades sustanciales de leche, pero ya te digo que lo habitual es que salga poco. En las primeras extracciones es normal que no consigas más que mojar el culo del frasco. Si te pones el sacaleches y sacas más de veinte mililitros por toma puedes estar más que contenta. Que al inicio esto sea así no implica que se mantenga de este modo para siempre. Poco a poco le vas a pillar el truco, te harás «amigui» del sacaleches y vuestra relación mejorará.

Por tanto, cuando intentamos crear un banco de leche, guardaremos pequeñas cantidades: de cincuenta o setenta y cinco mililitros para llenar bolsas o botes es perfecto. Quizá no saques esa cantidad con una sola extracción, pero puedes hacer varias a lo largo del día hasta alcanzarla. Cuando la tengas, etiqueta el recipiente y congela la leche.

Y todo esto porque no sabemos qué cantidad va a tomar el bebé en tu ausencia. Varía tanto que lo más práctico es ir ofreciendo pequeñas cantidades, que son fáciles de descongelar y manejar; a malas, si no las toma, desechamos poco.

Con el paso de los días, recordemos que se tarda de quince días a un mes para estabilizar la cantidad que el bebé acepta, podrás ajustar las extracciones y ver si necesita más. De ser así podrás guardar esas cantidades concretas directamente. Aun y con esas no es mala idea reservar alguna bolsita pequeña por si las moscas, por si un día tiene un poco más de hambre.

Cosas que les pasan a los sacaleches

Aquí llega el apartado de los incidentes y las soluciones con relación a la extracción de la leche con sacaleches. Como cualquier pequeño electrodoméstico, los sacaleches hay días que no funcionan bien, no siempre están estropeados y a veces son fallos relativamente simples de solucionar. Te dejo alguna de las situaciones que vemos con más frecuencia:

• El motor no funciona.
• El sacaleches no hace vacío.
• Antes sacabas leche y ahora nada.
• La extracción se ha vuelto dolorosa.

Si te pasa cualquiera de estas situaciones toca una revisión completa. Lo primero, si es un sacaleches eléctrico, revisa que el cable de la corriente no esté en mal estado. Algunos de los sacaleches más modernos tienen cargadores como los de los teléfonos móviles, así que intenta probar si con otro cable funciona. Si no funciona ni con estas, es posible que el motor se haya estropeado, especialmente si es antiguo o te lo han prestado. Los motores suelen tener una vida útil bastante corta y en un par de años pierden potencia o dejan de funcionar. Si el sacaleches es nuevo, no dudes en contactar con la marca para que te den soluciones. Cuando parece que el sacaleches no hace vacío, lo puedes comprobar acercando la copa del sacaleches a tu mejilla, así lo sabrás fácilmente. Si no lo hace, revisa que todas las piezas estén conectadas de manera adecuada, que las membranas no estén sueltas, dadas de sí o mal colocadas. Si es doble y usas solo un extractor, asegúrate de que los tubos estén «cerrados». Si a pesar de todo ello sigue sin funcionar, ya sabes qué hacer: manda un mail o llama al servicio de atención posventa.

Si lo que pasa es que la cantidad de leche que consigues se ha reducido de un día para otro, puede haber alguna pieza mal colocada, pero lo habitual es que, si llevas semanas o incluso meses con la extracción, el pecho se haya acostumbrado al estímulo y ya no responda de la misma manera. Suelen ser bajadas de producción muy notables y sin previo aviso. Si es tu caso y necesitas esa leche, puedes intentar aumentar las extracciones y optimizarlas mediante la extracción combinada que te cuento en este mismo capítulo un poco más atrás.

Si la extracción es dolorosa lo tenemos que revisar a fondo, así que le vamos a dedicar un espacio propio en la siguiente duda.

Sacarme leche con el sacaleches me produce dolor

Cuando el uso del sacaleches causa dolor, algo está pasando. Y hay que solucionarlo lo antes posible. Según se produzca el dolor, las causas y soluciones van a ser diferentes:

- Dolor durante la realización del banco de leche:
  - Si hace poco que usas el sacaleches, lo primero que debes comprobar es que la copa del sacaleches sea de la talla correcta. Si el pezón y la areola entran poco o demasiado en el túnel de la copa, se producen fricciones en diversas partes de la zona areola-pezón que pueden causar grietas o inflamación.
  - Si el sacaleches solo hace vacío: hay sacaleches que mantienen un vacío (succión) constante durante la extracción. Esto causa dolor e inflamación al no realizar movimientos de «vaivén». Lo mismo pasa con los sacaleches que no permiten regular la presión de vacío. Si esta es constante y no puede modificarse, es posible que dañe y/o deje dolorida la zona. Si tu sacaleches es de este tipo, quizá te va a tocar pensar en comprar otro.
  - Si te molestan las paredes de la copa: cuando lo que molesta o causa heridas son los laterales de la copa suele ser debido a que el pecho está mojado o a que la copa está húmeda, la fricción con el pecho causa quemaduras en la piel.

- Dolor en la extracción diaria, ya en el trabajo:
  - Revisa la copa: a medida que pasan los meses tanto de extracción como de lactancia, los pezones pueden crecer y cambiar de forma. En ocasiones la talla inicial del sacaleches cambia o incluso necesitas una talla diferente para cada pecho.
  - Revisa las paredes de la copa: si la copa está húmeda o lo está el pecho, puede producir quemaduras por fricción en el tejido de este.
  - Revisa el nivel de vacío: en ocasiones, por las prisas o el poco tiempo para la extracción, aumentamos la potencia de vacío para conseguir más leche, y esto causa daños en el tejido de la areola y del pezón.

Tengo miedo a tener una mastitis si me saco leche

No es raro que tengas miedo a sufrir obstrucciones o mastitis, que suelen ser las complicaciones más habituales relacionadas con la extracción de leche, bien sea para hacer el banco de leche o en la extracción de leche (o la falta de ella en el trabajo). Claro que pueden darse estas situaciones y será clave reconocer de qué se trata y actuar lo antes posible. En ambos casos los síntomas empiezan con dolor en el pecho, poco específico, al se le van sumando cositas. La ventaja es que sea una mastitis o una obstrucción, todo pasa por lo mismo: frío, vaciado frecuente y antiinflamatorios (si puedes tomarlos). A partir de aquí, los síntomas se irán definiendo y sabrás qué tienes.

Síntomas	Obstrucción	Mastitis
Zona dura en el pecho.	Suele ser una parte concreta, redonda o alargada. Es más habitual que se produzca en la zona interior o exterior del pecho.	Suele ser un área de mayor o menor diámetro que puede afectar a cualquier zona del pecho.
Malestar general y dolor articular.	No se acompaña de malestar general.	Sí lo produce y causa muchas molestias en la zona afectada, tienes la sensación de haber pillado la gripe, pues te duele todo el cuerpo.
Cambios tras la toma.	Se aprecian cambios en el pecho posteriores a la toma. El bulto disminuye durante unas horas y, poco a poco, si el bebé no mama, de nuevo vuelve a inflamarse.	No suelen apreciarse cambios en el pecho después de la toma.
Fiebre.	No aparece fiebre.	Suele producir fiebre alta a veces de más de 38 ºC.
Alteraciones en la piel.	Si es superficial, se puede observar la inflamación en la zona afectada, pero no hay cambios en el aspecto de la piel.	Suele aparecer una mancha roja en el pecho muy llamativa.
Dolor de cabeza.	No produce dolor de cabeza.	Puede producirlo.

Como te decía, estas situaciones se pueden generar cuando preparamos el banco de leche o cuando estamos ya en el trabajo y, claro, la pregunta es: «¿Qué hacer para evitarlas?». Pues te lo cuento a continuación.

Cuando empieces el banco de leche es importante que tengas cuidado y no te emociones mucho con el uso del sacaleches. Sea por el ímpetu y las ganas que le ponemos o por las prisas para llegar, un uso intensivo del sacaleches puede aumentar la producción de leche. Y una vez este proceso está en marcha, es posible que se den dos situaciones:

• Que consigamos la leche que necesitamos y dejemos de un día para otro el sacaleches.

• Que no consigamos la leche que necesitamos, nos desmotivemos y dejemos de un día para otro el sacaleches.

Como ves, en los dos casos el problema es que dejes de usar el sacaleches de golpe. Tanto si te pasa uno u otro, reduce las extracciones de manera paulatina. Vamos a poner un ejemplo para que se entienda mejor. Si estás haciendo cinco extracciones al día, intenta pasar a solo tres. Si el cuerpo reacciona bien, el siguiente paso, al cabo de dos o tres días, será reducir la cantidad de leche que sacas. Si todo va bien, pasaremos a dos o una extracción e iremos viendo qué tal reacciona el pecho. Ya ves que lo importante es no dejarlo todo de golpe.

Otras situaciones que pueden producir obstrucciones o mastitis son las siguientes, así que ten presente estos detalles:

• Ejercer demasiada presión con la copa del sacaleches sobre el pecho.
• No usar el embudo correcto.
• Usar el sacaleches de manera excesiva (más de una hora seguida).

También pueden aparecer cuando ya estamos en el trabajo y, en este caso, además de lo ya descrito, podemos sumar:

• El estrés y cansancio.
• La falta de posibilidades de extracción o la realización de extracciones incompletas.
• La reducción drástica de las extracciones.

Dichos procesos son más complicados de controlar, sin duda, y hay aspectos que no van a depender de ti. Esto es solo un aviso y un recordatorio de que estas situaciones se pueden producir causando mucho malestar e interferir evidentemente en la vida laboral.

¿Y si lo compro de segunda mano?

El mercado del sacaleches de segunda mano existe, ¡claro que sí! Si por lo que sea prefieres uno de segunda mano o te lo dejan, hay aspectos que tienes que tener presentes antes de usarlo, no sea que lo barato salga caro:

– Intenta saber cuántos años hace de la compra.
– Averigua qué uso se le ha dado.
– Revisa con detenimiento todas las partes del sacaleches.
– Intenta encenderlo y valorar si hace vacío.

A más años de antigüedad y más uso, más probable es que le quede poca vida útil. Si ves los plásticos opacos o con cal, seguramente se haya usado mucho, y tampoco interesa. Si todo está bien y te lo quedas, hay que esterilizar[39]

---

39 En el segundo capítulo tienes más información sobre los diferentes tipos de esterilización.

a fondo las piezas, ¡ojo con el motor, que no se puede mojar!

CONSERVACIÓN DE LA LECHE

La manipulación de la leche no es tan complicada como creemos, nos da mucho respeto, pero en realidad es un alimento como otro cualquiera. Te recomiendo tener esta tabla o alguna similar pegada en la puerta del refrigerador, te ayudará a despejar dudas rápidamente y también, si tu peque se queda en casa, le serviría de pauta a la persona que lo atienda. Pues para ver fácilmente el tema de la conservación, nada mejor que una tabla que sea fácil:

Situación (tipo de leche)	Temperatura	Duración
Leche materna fresca (extraída)	Menos de 25 °C	6 horas
Leche materna fresca (extraída)	25 °C o más	4 horas
Leche materna refrigerada	Parte posterior del refrigerador (4 °C)	72 horas (3 días). En condiciones de máxima higiene, en un refrigerador que no se abra constantemente se puede alargar hasta 5 días.
Leche materna congelada	Congelador dentro del refrigerador (-18 °C)	3-6 meses
Leche materna congelada	Congelador de una puerta (entre -15 y -18 °C)	Hasta 6 meses
Leche materna congelada	Arcón (-18 °C)	Hasta 12 meses
Leche materna descongelada	Refrigerador	24 horas
Leche materna descongelada	Temperatura ambiente	1-2 horas
Leche materna descongelada	Calentada al baño maría	1 hora (no la vuelvas a congelar)

Evita recalentar la leche materna más de una vez y desecha cualquier resto que el bebé no haya consumido para prevenir el riesgo de contaminación.

Y los colectores de leche, ¿sirven?

Por supuesto que sirven y te pueden ser de mucha ayuda si la leche te sale con facilidad. Si estás dando un pecho y el otro gotea, puedes usar un colector para ir recolectando esa leche. Solo en casos muy excepcionales se consiguen volúmenes sustanciales de leche, pero aquí cada gota cuenta. Si utilizas un colector es importante que no sientas dolor durante su uso, algunos ejercen mucha presión en la areola y pueden producir molestas petequias o equimosis (moratones). Recuerda que la leche no puede estar demasiado rato en el interior del colector y, si es posible, cada veinte o treinta minutos (y más si hace mucho calor) saca la leche de este y procede a refrigerarla.

Leche de colores

Dicen que la leche es blanca. Eso dicen, pero la realidad es que puedes observar cambios en la coloración muy llamativos y que, sin duda alguna, pueden asustarte tanto a ti como a la persona que manipula la leche. Y esto es importante, pues muchas veces ante un color que consideremos poco normal, podemos querer desechar la leche, cuando es perfectamente válida. Los colores más habituales son los siguientes:

- Amarillo o anaranjado: la leche materna puede tener tonalidades amarillentas. La leche más amarilla ya sabes que puede ser calostro, pero también leche de transición, que es la que se fabrica posteriormente al calostro y antes de la leche madura. También puedes observar alguna bolsa de leche más amarilla o con círculos (como si fueran pompas de agua) en las bolsas congeladas. No es nada grave, suelen ser cambios causados por la grasa de la leche.
- Azul o verde: en ocasiones, la leche materna puede tener tonalidades azules o verdosas, ¡preciosas! Sé que suena friki, pero de verdad que son unos tonos muy bonitos. Estos colores implican más presencia de proteínas en la leche, y tampoco es nada grave.
- Rosado o rosa: a veces, la leche materna puede tener un tinte rosado o directamente rosa (como un batido de fresa). Esto quizá se deba a la presencia de sangre en cantidades variables en la leche, lo que se conoce como «sangre oculta» en la leche materna. La presencia de sangre puede indicar muchas circunstancias que van desde las grietas, que son visibles, hasta sangrados en los conductos o algún tipo de mastitis que no se aprecia o que no produce dolor. En ocasiones se genera la rotura espontánea de algún capilar y aparece sangre en la leche de manera aislada. Suele ser una situación benigna que cesa en unas veinticuatro horas. Si se mantiene, consulta con tu médico. El bebé

puede tomar la leche con restos de sangre, recuerda que quizá regurgite leche oscura (sangre digerida) o presente hilos negros (también sangre digerida) en las heces. Si dejas la leche en la nevera, la sangre se quedará en el fondo del recipiente y, si te da repelús, la puedes separar con más facilidad.

- Marrón o café: la leche materna puede adquirir un tono marrón o café. Esto se debe a la presencia de sangre oxidada en la leche, lo que podría ser el resultado de pequeñas heridas o daños en el tejido mamario o dentro de la glándula. Actuamos igual que en el caso anterior.

Leche con sabores

Cuando le preguntamos a un niño mayor a qué sabe la leche, suele decir «dulce», y eso tiene todo el sentido del mundo, pues la leche es rica en lactosa, el azúcar de la leche. Y así esperamos que sepa siempre, pero no, a veces la leche sabe agria y/o rancia. Esta es una situación que se da con mucha facilidad cuando extraemos leche y la refrigeramos o congelamos. La leche materna contiene lipasa, una enzima con una misión clara: fraccionar los glóbulos de grasa de la leche materna[40] para que al bebé le sea más fácil de digerir. Claro, la lipasa está pensada para actuar en el estómago del bebé, pero puede hacerlo también cuando nos sacamos la leche y la deja-

mos en un bote. Cuando la lipasa presente en la leche materna hace que esta se ponga agria o desarrolle un sabor rancio y el bebé la rechaza, podemos intentar lo que se llama «escaldado» de la leche materna, que es una técnica simple que ayuda a inactivar la lipasa y a mantener la calidad de la leche materna para su posterior uso. A continuación, te hago un resumen de cómo se debe realizar este procedimiento:

- Solo se puede hacer con leche fresca. Si el sabor ya se ha visto alterado por la lipasa, no sirve de nada el proceso de escaldado.
- Es importante que te laves bien las manos antes de extraer la leche y utilices recipientes limpios para su posterior almacenamiento, idealmente congelación.
- El proceso de escaldado implica calentar la leche a una temperatura alta, pero sin llegar a hervir, ya que la ebullición puede degradar algunos de los componentes nutricionales y protectores de la leche materna. El objetivo es calentarla a una temperatura suficiente para inactivar la enzima lipasa, que es responsable del sabor agrio y rancio, por tanto:

  - Vierte la leche materna en un recipiente limpio, una olla o similar.
  - Coloca el recipiente con la leche a fuego medio.

---

[40] Hemos hablado de ella en el segundo capítulo.

- Utiliza un termómetro de cocina para asegurarte de que la leche alcance los 62,5 °C.
- Una vez llegada esta temperatura, retira el recipiente del fuego.
- Llena los botes o bolsas y sumérgelos en un recipiente con agua y hielo.
- Una vez fría se congela de manera inmediata.

Y recuerda etiquetar con la fecha la leche que vayas a guardar. Si la lipasa ya ha actuado, la cosa se complica, pero puedes intentar, si el bebé ya come sólidos, mezclar la leche con fruta o sabores más dulces para «disimular» el sabor agrio.

Aspecto de la leche

Es probable que sea la primera vez que ves leche materna refrigerada y quizá te sorprenda su aspecto. La leche materna es un fluido biológico complejo y cambiante que proporciona nutrientes y defensas inmunológicas al bebé. Cuando se deja enfriar, su aspecto puede variar dependiendo de varios factores, como la composición de la leche, la temperatura ambiente y el tiempo de enfriamiento. En general, la leche materna fresca suele ser de color blanquecino, transparente o ligeramente azulado. Al enfriarse, es posible que estos colores se vuelvan más pronunciados debido a la separación natural de la grasa. La grasa tiende a ascender hacia la parte superior, mientras que el suero más líquido se encuentra en el fondo. Es importante destacar que esta separación en capas es un proceso normal y no indica que la leche esté en mal estado. Por tanto, si notas que la leche materna se ha separado y ha cambiado de color al enfriarse, no debes preocuparte, ya que es una característica común de la leche materna y no afecta a su calidad ni su valor nutricional para el bebé. Para ofrecer la leche al bebé, la mezclas un poco y ya la tendrás lista.

Mezclas y dudas varias con la leche materna o artificial

Aquí va un poco de miscelánea de temas sobre la mezcla de leche. Es habitual tener dudas cuando empiezas con la lactancia y las extracciones, pero creo que en una tabla se verá más claro, aquí te la dejo:

Puedo mezclar leche materna extraída de los dos pechos para congelar.	Sí.
Puedo mezclar leche materna extraída de los dos pechos para ofrecer al bebé.	Sí.
Puedo mezclar leche fresca con leche descongelada para ofrecer al bebé.	Sí.
Puedo añadir a la leche fresca la leche congelada previamente.	No.

Puedo mezclar leche materna con artificial para ofrecer al bebé.	Sí.
Puedo mezclar leche materna con artificial para congelar.	No.
Puedo mezclar leche de días diferentes para ofrecer al bebé.	Sí.
Puedo mezclar leche de días diferentes para congelar.	No.
Tengo que ofrecer la leche que me he extraído al bebé a la misma hora. (Ej.: si me le saco a las nueve, se la tienen que ofrecer al día siguiente a la misma hora).	No.
Puedo reconstituir la leche artificial usando la leche materna.	No.
Puedo añadir más agua a la leche materna o artificial para «alargarla».	No.
Puedo volver a calentar la leche que he descongelado y no ha entrado en contacto con la boca del bebé.	No.
Puedo volver a congelar la leche que ha estado en contacto con la boca del bebé.	No.

Estoy segura de que me dejo preguntas, pero actúa con sentido común: lo que no harías con un alimento fresco, no lo hagas tampoco con la leche materna o con la artificial.

En qué ofrecer la leche

Cuando pensamos en qué ofrecer la leche cuando no estamos es más que probable que todo nos lleve a pensar en un biberón. Y este puede ser un método válido, pero no a todos los bebés les gusta y más si no lo han tomado anteriormente, por lo que cuando nos vamos y dejamos al bebé y la leche al cuidado de otras personas, deberemos dar opciones por si el biberón no acaba de funcionar.

Lo primero es hablar de biberones, tetinas y características para que en este mundo de tantísimos productos y opciones puedas saber qué es qué.

Por el material con el que están hechas:

- Tetinas de silicona: son duraderas, fáciles de limpiar y resistentes a altas temperaturas. Además, son menos propensas a retener olores y sabores.
- Tetinas de látex: son anteriores a la aparición de las de silicona y un poco más duras que estas. Hay que tener en cuenta que pueden desgastarse más rápidamente.

Por el tipo de flujo:

- Tetinas de flujo lento: son adecuadas para recién nacidos y bebés más pequeños, ya que permiten un flujo de leche lento y controlado. Esto evita que el bebé se atragante o se sienta abrumado durante la alimentación.

- Tetinas de flujo medio: se publicitan como ideales para bebés de tres a seis meses, que han desarrollado más habilidades de succión. Permiten un flujo de leche moderado.
- Tetinas de flujo rápido: se publicitan como ideales para bebés de seis meses en adelante, que podrían manejar un flujo de leche rápido.
- Tetinas anticólicos: estas tetinas están diseñadas para reducir la cantidad de aire que el bebé traga durante la alimentación, lo que puede ayudar a reducir el malestar y la incomodidad digestivos.

En realidad, el flujo es mejor para alimentar al bebé de manera más rápida por parte del adulto, no porque sean ideales para los bebés. De hecho, en el pecho el flujo no cambia, la velocidad en la transferencia de leche se mantiene estable toda la lactancia. Es por ello por lo que la recomendación, siempre que sea posible, es mantener un flujo lento, similar al del pecho, por más que el bebé crezca o por más que se inicie la alimentación en biberón cuando tenga más de seis meses.

Por la forma de la tetina:

- Tetina en forma anatómica: a pesar

de que se dice que tiene una forma similar a la del pezón de la madre durante la lactancia, no es cierto. La tetina del chupete es redonda y ligeramente alargada, con una base plana y un extremo más estrecho.
- Tetina en forma de gota: tetina de forma plana y más ancha en la parte superior, similar a una gota invertida. Este diseño se basa en la idea de que la tetina no debe interferir con el desarrollo de la boca del bebé y su dentición. Se considera que estas tetinas de gota reducen la presión ejercida sobre el paladar y los dientes, evitando posibles malformaciones.
- Tetina de cereza o tetina redonda: es la más grande de todas. Posee una forma redonda en su totalidad y resulta la menos recomendada, pues es la que más alteraciones puede causar en la mordida del bebé.
- Asimétricas: este tipo de tetinas están situadas en un lateral, no justo en el centro, se anuncian como más fisiológicas para alimentar al bebé, pero no es cierto, pues la tetina con una leve elevación queda llena de leche.

Y no, no hay una tetina que sea la ideal, *a priori* buscamos que sea larga, como si fuera la última falange del dedo meñique, y blanda. De esta manera intentamos que se parezca al pezón, pero al final lo que vemos es que cada bebé acaba por elegir la que más le gusta.

Tipos de biberones:

- Biberones clásicos: son biberones tradicionales con una forma cilíndrica y pueden venir en diferentes tamaños y ser de plástico o de cristal.
- Biberones con forma ergonómica: estos biberones están diseñados para ser más fáciles de sujetar y sostener por los adultos. Conviene recordar en este punto que ningún bebé, en ninguna circunstancia, debería quedarse solo con un biberón en la boca por el gran riesgo que esto supone.
- Biberones anticólicos: se publicitan con diversos sistemas de ventilación y válvulas que reducen la cantidad de aire que entra al biberón, para prevenir la ingestión de aire.
- Biberones diseñados a medida: se publicitan como biberones creados a medida según la forma de tu bebé y prometen no confundirlo y afirman, a pesar de que no existe demasiada evidencia sobre el tema, que al bebé le será más fácil aceptarlo.

Cabe decir que a veces no pueden hacerse combinaciones de tetinas y biberones, pues cada marca tiene sus propias creaciones que no permiten combinarse. Con relación a los biberones, vamos a encontrar también mucha diversidad que nos puede hacer dudar de cuál es el mejor o el ideal para nuestro bebé. Te hago un spoiler: todas las tetinas o biberones que te vendan con el lema «El más similar al pecho materno» o frases similares te están tomando el pelo.

No existe ningún biberón ni tetina que se parezca al pecho ni de lejos, por tanto, cuando lo vas a elegir, o mejor aún, cuando lo escoja nuestro bebé, estaremos dando en el clavo.

Tengo miedo a que deje de mamar por tomar biberón

Obviamente este es uno de los miedos más grandes que puedes experimentar, especialmente si no tienes intención de dejar la lactancia o si la estás disfrutando. Nadie puede garantizarte que el bebé no se vaya a destetar en el proceso de reincorporación al trabajo. Por experiencia clínica (que no sé si tranquiliza mucho), tengo que decirte que la mayoría de los bebés no dejan de mamar. Pueden mostrarse enfadados o que hagan una huelga de lactancia[41] temporal. En el capítulo anterior hemos hablado del tema. Elegir un método de alimentación u otro no siempre es algo que nosotras podamos decidir, va a estar en manos del cuidador y del bebé; y en algunas ocasiones solo del cuidador. Sea por necesidad o por convencimiento, sea por

---

[41] Las huelgas de lactancia son procesos por los que el bebé se niega a mamar. Pueden ser causados por muchas situaciones. En el contexto de la vuelta al trabajo este comportamiento se circunscribe al estado emocional del bebé: enfado, sorpresa por la situación, nerviosismo, etcétera.

miedo a los otros métodos, por no querer ni intentarlo —«¡Porque siempre se ha hecho con biberón y yo lo haré así!»—, sea por lo que sea, siempre deberíamos ofrecer el biberón de manera que el bebé pueda regular la cantidad de leche que toma. El bebé no debe comer la cantidad de leche que el adulto quiera, se puede regular e ingerir lo que necesita, para conseguirlo aquí te explico cómo usar el método Kassing.

Si la leche se le va a dar en biberón, más importante que la tetina es cómo se le ofrece el biberón. Seguramente has escuchado hablar del método Kassing, que permite ofrecer al bebé el biberón de manera que intentemos evitar que rechace el pecho.

- Sienta al bebé o colócalo de forma que tenga la cabeza más alta que el culete.
- Coloca el biberón lo más horizontal posible, que la tetina esté llena de leche, pero que no caiga a chorro, que es lo que le impide al bebé poder regularse.
- Antes de darle el biberón, estimula la zona de la boca y la nariz con la tetina para que el bebé la abra.
- Cuando lo haga, introduce la tetina en la boca y cuenta unas diez o treinta succiones.
- En ese momento, sin sacar la tetina de la boca, baja el biberón para cortar el flujo.
- Permite que el bebé respire, recupere el aliento y cuando veas que está listo vuelve a elevar el biberón para que siga comiendo.
- Es importante hacer estas pausas para facilitar que el bebé tome la cantidad de leche que necesita.

«Finalmente nos adaptamos, yo me familiaricé con el sacaleches y ella aceptó mi leche en vaso».

Jessica

En el segundo capítulo hemos hablado de cómo conseguir que acepten el biberón, pero no olvidemos que hay bebés que no lo quieren nunca, por lo que hay que intentarlo con otros métodos de alimentación. Para que sea más fácil, te explico las características de cada uno:

Método	Descripción
Vaso o taza pequeña	Debe ser administrado por el adulto si el bebé tiene menos de 6 meses. A partir de los 6 meses, el bebé ya puede sujetar el vaso o la taza, a pesar de ello es importante no perderlos de vista. El riesgo de las tazas es que se pueden derramar fácilmente y, si es leche materna, duele perderla.
Dedo-jeringa	El método jeringa-dedo es ideal en el caso de bebés pequeños o cuando hay que ofrecer poca cantidad de leche. En bebés a partir de los 4 meses, puede intentar usarse cuando no aceptan otro método de alimentación y sufrimos porque no comen nada. No es que no se pueda usar en niños más mayores, es solo que resulta probable que rechacen el dedo en la boca (o incluso muerdan) y se nieguen a comer.
Cuchara	La cuchara puede ser un método más para ofrecer la leche. Es importante que el adulto siente al niño o lo tenga colocado en su regazo de manera contenida, pues con un manotazo por parte del bebé, leche y cuchara pueden salir volando. En menores de 6 meses no colocamos la leche dentro de la boca. Le dejamos la cuchara en la comisura de los labios, sacarán la lengua e irán tomando la que necesiten a su ritmo. En bebés de 6 meses o más ya podemos introducir la cuchara en la boca, pues el reflejo de extrusión estará desconectado y no la escupirán. Es un método lento, que requiere pericia y paciencia.
Vaso entrenador o de aprendizaje	Al igual que la taza, puede ser un buen método cuando ya estamos ofreciendo al bebé cantidades sustanciales de leche. La ventaja de estos vasos es que el bebé puede sujetarlos por sí mismo (sigue siendo importante no perderlos de vista mientras la toman) y como la mayoría llevan una válvula antiderrames dentro, nos evitamos pasar un mal rato viendo cómo la leche se derrama por todas partes.
Botella de deportista	Este es un sistema de alimentación que funciona muy bien con los peques que rechazan tomar leche con otros métodos. Puedes hacer una prueba para ver si funciona con una botella de agua (sí, las que tienen el pitorro en la pared superior y valen menos de un euro), cambiando el agua por leche. Si funciona, compra una botella con materiales más adecuados, pues las botellas de agua de este tipo son de muy mala calidad a nivel de plástico y no se deberían reutilizar.

Si tienes claro cuál va a funcionar pues nada, ya lo tienes, pero si no sabes cuál va a aceptar tu bebé, el consejo es dejar varios recipientes preparados y ver, poco a poco, por cuál se decide. Y no olvides que muchos esperan a que el envase original (la teta) llegue a casa.

Y la leche artificial, ¿cómo se prepara?

Te diría que sigas las instrucciones de la lata, pero me temo que en estas no lo explican demasiado bien. Muchas veces habrás escuchado sobre qué agua usar: que si del grifo, que si de baja mineralización, que si agua a temperatura ambiente, que si hervida... El agua en nuestro entorno no suele ser el problema, lo que sí tenemos que tener en cuenta es que la leche artificial, los polvos, no son estériles, y la reconstitución hay que hacerla con agua caliente. Sí, ya sé que ahora sí has leído las instrucciones de la parte posterior de una lata y estás con los ojos como platos, ¡lo sé! A pesar de que es improbable que se produzcan brotes de enfermedades por contaminación de la leche de fórmula y os toque, de vez en cuando sucede. Por ello, yo te cuento cómo se debería hacer la reconstitución de la leche de fórmula, y ya después haz lo que creas más oportuno:

• Lávate las manos: antes de empezar, asegúrate de lavarte las manos a fondo con agua y jabón.
• Utensilios limpios: ten todo listo y limpio antes de empezar a preparar el biberón.
• Hierve el agua: coloca el agua en un cazo al fuego y deja que hierva durante al menos un minuto. Luego, permite que se enfríe hasta que esté tibia. La temperatura ideal es de alrededor de 70 °C.
• Mide el agua: calcula la cantidad de agua y leche exacta según las instrucciones de la etiqueta de la fórmula. Vierte el agua en el biberón.
• Cierra el biberón: coloca la tapa del biberón y asegúrala bien. Revisa que esté cerrada correctamente para evitar derrames.
• Mezcla la fórmula: sujeta el biberón con la tapa puesta y agítalo suavemente de arriba abajo para mezclar la fórmula con el agua.
• Verifica la temperatura: antes de alimentar al bebé, mezcla bien la leche y asegúrate de que la fórmula no esté demasiado caliente. La leche no tiene por qué estar caliente. Si ves que arde, puedes enfriarla un poco colocando el biberón dentro de un cazo con hielo y agua.
• Alimenta al bebé: sujeta al bebé en posición semivertical y ofrécele el biberón. Asegúrate de que la tetina esté llena de leche y de que pueda regular qué cantidad toma.
• Al terminar la toma: si el bebé no ha terminado el biberón después de una alimentación, deséchalo. La fórmula preparada no debe guardarse para su uso posterior debido al riesgo de crecimiento bacteriano.

¿Qué cantidad de leche de fórmula le tengo que ofrecer?

De la misma manera que la lactancia materna es a demanda, lo es la alimentación con leche artificial. Puede ser que hayas preguntado y te hayan dicho o recomendado cantidades muy concretas de leche artificial por toma. Estas informaciones las debemos tomar como orientativas porque lo ideal es que sea el bebé el que decida qué cantidad de leche quiere tomar y cada cuánto tiempo desea hacerlo. A los cuidadores también les puede costar un poco no obligarlos a comer, pero esta situación sí que es importante, por eso debes dejar muy claro que te da igual la cantidad que come y que nunca deben forzar a tu bebé.

ESPACIOS DE TRABAJO, ¿AMIGOS DE LA LACTANCIA?

Cuando tienes un almacén en un restaurante, ¿dónde te sacas leche? Pues ahí. Claro que era mi almacén y lejos de parecerme mal o inadecuado, lo veía ideal. Era mi momento, el ratito para poder distraerme con otra cosa mientras el sacaleches estaba en funcionamiento, el instante de silencio entre el ajetreo del día a día de todos esos clientes que entraban y salían con prisa. Es verdad que en ese almacén tenía un baño privado que me permitía primero lavarme las manos y luego limpiar el sacaleches después la extracción [...].

Esta que habéis leído era la entradilla de este capítulo y he eliminado toda una parte para poder dejar por escrito lo siguiente. A lo largo de este agosto en el que he terminado el libro, he estado preguntando a mis seguidoras en Instagram sobre su realidad en sus puestos de trabajo y, en paralelo, he leído un montón de guías hechas en diferentes países sobre cómo se debe preparar el espacio de trabajo para que las mujeres tengan una sala de lactancia óptima donde poder extraerse leche. De hecho, lo vais a leer en este capítulo, pero no quiero dejar de plasmar parte de lo que se ha comentado en mi perfil. No deja de ser una radiografía de las situaciones vergonzosas que tienen que soportar las mujeres cuando se incorporan al trabajo remunerado, y luego nos quejamos de los índices de lactancia tan bajos, ¡lo que me parece increíble es que las mujeres sigan con la lactancia en estas condiciones! Casi novecientos comentarios, la mayoría de ellos para llorar...

El año 2021 en LactApp[42] lanzamos una encuesta para recabar información sobre la lactancia a la vuelta al

---

[42] LactApp es una aplicación móvil diseñada para brindar apoyo y asesoramiento a las madres lactantes. La aplicación proporciona información sobre la lactancia materna, responde preguntas comunes, ofrece consejos y soluciones para superar problemas relacionados con la lactancia, y ayuda a las madres a tener un seguimiento de la alimentación y el crecimiento de sus bebés.

._.___... ¨¨ En el wc😄 ya van 5 meses de visita diaria para extraerme...

1d   1 like   Reply   See translation

 ._._._.¨... En mi centro no me habilitaron ningún espacio. Cuando no había alumnos utilicé mi clase, y cuando no se podía me sacaba leche en la sala de profes a pesar que había personas que se escandalizaban. Dije claramente que al baño no me iría.

1d   18 likes   Reply   See translation

 ¨¨ _____. Me tocaba hacer la extracción solo cuando iba sucursales. Lo hacía en el baño del trabajo y pidiendo meter la leche en la nevera común de los trabajadores!😄 y diciéndome la gente que qué 🙈!! 😄

1d   2 likes   Reply   See translation

 ._._._. La mayoría de las compañeras lo hacen en baños o en su propio servicio.

1d   3 likes   Reply   See translation   ···

 ._._. Trabajo en un hospital. Enfermera de quirófano. NO tenemos ninguna sala de lactancia, ninguna sala donde podamos estar cómodas y sacarnos leche. Y si.. soy una de esas mamis que se saca leche en el baño de mi trabajo. Pero lo bueno de esto.. es que sigo dando leche materna a mi bebé de 13 meses y aunque en pésimas condiciones seguiría haciendo el tiempo que hiciera falta. 😄❤

1d   2 likes   Reply   See translation

 ._. ¨¨ en el baño!

1d   1 like   Reply   See translation

 ._. ¨ _ .¨ ¨ No tenía ni tiempo ni sitio apropiado para sacarme leche(soy maestra)

1d   3 likes   Reply   See translation

 ._._._·¨ Yo hace 11 años, que trabajaba para una empresa, para no tener que extraerme la leche en el baño, me bajaba al garaje y dentro del coche...😄 No puedo evitar sentir cierta sensación de tristeza cada vez que recuerdo la escena. Gracias mil, por el trabajo y la visibilización que haces.🙏❤✨

1d   12 likes   Reply   See translation   ···

 ._._._._._. Yo en el baño o me encerraba en mi despacho con llave y pidiendo a mi compañero que saliera 5 minutos.... 😄

1d   1 like   Reply   See translation

trabajo. La respondieron más de catorce mil ochocientas mujeres de sesenta y siete países diferentes. Y podremos hablar de muchas cosas, pero primero debemos tener una mirada global, o al menos intentarlo y entender que este es un problema bastante generalizado en los países en los que las bajas por nacimiento son escasas y la necesidad de regresar al trabajo remunerado imperante. Siento que lo que viene a continuación será un poco más tostón, si no os apetece os doy un atajo; salta hasta el apartado «Lactancia en el lugar de trabajo».

«Cada día, entre las nueve y media y la una y media, me coloco el sacaleches, hago la extracción mientras trabajo, guardo la leche en la nevera y limpio el sacaleches. Al finalizar la jornada, me llevo los botes de leche extraída en frío para guardarlos al llegar a casa».

Laia Navas

Promover la lactancia materna desde la empresa tiene un impacto significativo en su continuidad a la hora de reincorporarse al trabajo. Como señalan los estudios,[43] proporcionar espacios adecuados para la extracción y almacenamiento de la leche materna en las instalaciones, ofrecer pausas remuneradas para este propósito y crear un ambiente favorable entre colegas y superiores «casi consigue duplicar la duración de la lactancia materna exclusiva». La ausencia de estas instalaciones para facilitar el mantenimiento de la lactancia, como una sala designada o una nevera, se relaciona con la interrupción de la lactancia tras regresar al trabajo, según el mismo estudio. Es obvio que no es fácil, les pedimos a las mujeres que hagan malabares y sin ninguna facilidad.

Apoyar a las empleadas que desean mantener la lactancia materna después de volver al trabajo no solo beneficia a la madre y al bebé, sino también a la empresa, tal como indican distintos estudios y directrices. El National Business Group on Health, una organización estadounidense que reúne a grandes empresarios en torno a políticas de salud corporativa, destaca que las medidas de apoyo a la lactancia en el entorno laboral aumentan la productividad y reducen la ausencia laboral.[44] La implementación de estas disminuye el riesgo de problemas de salud a corto y largo plazo, tanto para las madres como para los niños. La lactancia materna, según información de Unicef, se ha relacionado con hasta un 35 % menos de incidencias de salud del bebé en el primer año de vida. Vale,

[43] Dutheil, F., et al., «Breastfeeding after Returning to Work: A Systematic Review and Meta-Analysis», International Journal of Environmental Research and Public Health, n.º 18, vol. 16 (2021), https://doi.org/10.3390/ijerph18168631.
[44] https://www.businessgrouphealth.org/en/resources/mothering-rooms-and-breastfeeding-the-global-landscape.

otra vez los malditos beneficios, y sí, mantener la lactancia es bueno para las madres, para los bebés y para las empresas, ¡sí! Pero vayamos un poco más allá, las empresas deberían pensar y velar por el bienestar de sus trabajadoras, facilitando espacios dignos (DIGNOS), no hace falta que se planteen grandes cosas, solo espacios con las mínimas condiciones higiénicas.

En el año 2021, la Organización Internacional del Trabajo (OIT) evaluó a 185 países y concluyó que 138 de ellos ofrecen permisos remunerados por lactancia en el ámbito laboral. Solamente 42 de los 185 países (un 22 %) cuentan con leyes que garantizan espacios específicos para la lactancia en el trabajo. Esto implica que el 40 % de las mujeres en edad fértil (15 a 45 años) residen en naciones sin esta regulación. Además, incluso cuando existen leyes al respecto, estas no abarcan todos los tipos de empleos, eximiendo a menudo a las pequeñas y medianas empresas. A nivel global, únicamente 13 países cuentan con leyes que exigen a todas las empresas, sin importar su tamaño, proporcionar instalaciones para la lactancia. A finales de junio de 2022, el Senado de Estados Unidos rechazó un proyecto de ley que tenía como objetivo extender las protecciones para la lactancia materna en el trabajo a nueve millones de familias potenciales. Este hecho resulta significativo, especialmente considerando los problemas de suministro de fórmula láctea en ese momento. La escasez de fórmula afectó principalmente a familias de bajos ingresos, con madres que tenían trabajos que no les permitían extraer y almacenar leche materna de manera segura, o a las que no se ofrecía permiso parental remunerado. La empresa líder en la fabricación de fórmulas para lactantes en Estados Unidos cerró su principal planta de fabricación, a causa de la intoxicación de cinco bebés y la lamentable muerte de uno de ellos después de sufrir una infección bacteriana posterior al consumo de leche artificial. Al cerrar la planta, la consecuencia fue la escasez de las marcas más habituales y el desabastecimiento literal de las tiendas y los supermercados. Las imágenes de lineales de supermercados vacíos o donde los consumidores solo podían comprar un número limitado de botes de leche por cliente eran surrealistas. En las redes se daba información sobre cómo fabricar leche artificial casera, con los riesgos que esto podía suponer para la salud de los lactantes. El proyecto de ley fue rechazado. Lo único que buscaba era abordar la situación de los nueve millones de mujeres trabajadoras en edad fértil que quedaron excluidas después de la aprobación de la ley del tiempo de descanso para madres lactantes en 2010. Esta regulación dejó fuera a empleadas de diversas ocupaciones asalariadas y profesionales, incluyendo maestras y enfermeras. Actualmente, solo veintiséis de los cincuenta estados en Estados Unidos, además del Distrito de Columbia y

Puerto Rico, cuentan con leyes que protegen la lactancia en el trabajo, según información proporcionada por la empresa estadounidense Mamava, líder en la creación de espacios de lactancia en empresas, instituciones públicas y medios de transporte. Aunque la Ley Federal de Normas de Trabajo Justas (FLSA, por sus siglas en inglés) abarca este tema, algunas leyes estatales sobre lactancia y trabajo ofrecen una protección más amplia. Los empleadores deben cumplir con la ley (federal o estatal) que brinde mayores protecciones. Aunque las empresas con menos de cincuenta empleados pueden solicitar exenciones de la FLSA si demuestran que cumplirla supondría una «dificultad excesiva».

Un estudio realizado en 2021 por Mamava[45] y la empresa Medela, que involucró a 3.189 madres, reveló que solo el 25 % de las mujeres estadounidenses tenía acceso a tiempo y espacio adecuados para extraer leche en el lugar de trabajo. La regulación de espacios para la lactancia en el ámbito laboral cobra especial relevancia en países como Estados Unidos, donde la licencia de maternidad es prácticamente inexistente. La Ley de Licencia Médica y Familiar (FMLA, por sus siglas en inglés) solo otorga un permiso de maternidad no remunerado. Sin embargo, solo el 20 % de las madres cumplen los requisitos necesarios para acogerse a esta licencia, y muchas de las que los cumplen no pueden permitirse recibirla sin sueldo. La ausencia de una ley federal que garantice permisos parentales remunerados deja a las familias a merced de las políticas de prestaciones de sus respectivas empresas. Esto afecta de manera desproporcionada a los trabajadores con salarios bajos o que tienen varios empleos a tiempo parcial, quienes a menudo carecen de permisos remunerados. La falta de apoyo en el lugar de trabajo, en términos de instalaciones y cultura favorable a la lactancia, obliga a muchas madres a renunciar a ella antes de lo planeado.

En resumen, la promoción de medidas que respalden la lactancia en el trabajo es crucial para reducir las ausencias laborales y respaldar la salud y el bienestar de los empleados y sus familias. Aunque se han logrado algunos avances en la regulación de espacios y permisos para la lactancia, aún queda mucho por hacer a nivel global para garantizar que todas las madres y padres tengan la oportunidad de cuidar a sus hijos de manera adecuada, sin que eso afecte negativamente a su empleo.

En México, por ejemplo, la Ley Federal del Trabajo establece que, durante los primeros seis meses de vida del lactante, las trabajadoras tienen

---

[45] Mamava es una empresa que crea soluciones para la lactancia materna en espacios públicos y laborales. Ofrecen cabinas y estaciones de lactancia privadas, y una app para encontrar lugares cómodos para amamantar o extraer leche. Su objetivo es hacer que la lactancia sea más accesible y cómoda para las madres en Estados Unidos.

derecho a dos pausas extraordinarias de media hora cada una para alimentar a sus hijos. Estas deben llevarse a cabo en un lugar adecuado e higiénico designado por la empresa. Sin embargo, la ley añade que estas pausas deben realizarse «solo si es posible». En caso de no serlo, en acuerdo con el empleador, se puede reducir una hora de la jornada de trabajo durante ese periodo. Por tanto, la inclusión de salas de lactancia nuevamente queda a la discreción de las empresas, como lo destaca la «Guía de Fomento de una cultura de lactancia materna en los centros de trabajo», emitida por el Gobierno de México y Unicef.

¿Y en España? Pues, en España, el Ministerio de Sanidad recomienda a las empresas con más de cincuenta empleados la disponibilidad de salas de lactancia adecuadas, pero claro está, esta medida no es obligatoria. De acuerdo con el documento «¿Qué supone trabajar en una empresa que apoye la lactancia materna?», elaborado en colaboración con la Asociación Española de Pediatría en 2015, hacerlo mejora el rendimiento de las horas trabajadas.

En resumen y según la encuesta que realizamos, el 71,3 % de las participantes indicaron que sus empresas no disponían de un lugar adecuado para la extracción y almacenamiento de leche. En cuanto a los países, el porcentaje de encuestados que carecían de esta opción era del 28,7 % en Estados Unidos, 74,4 % en España y 66,7 % en México. Esta falta de instalaciones es una de las dificultades experimentadas por el 47,3 % de las madres que consideraron que el regreso al trabajo afectó a su lactancia, independientemente del momento en el que se reincorporaron.

LACTANCIA EN EL LUGAR DE TRABAJO

Pues ya hemos visto que el primer problema que tenemos es que en los lugares de trabajo existan espacios adecuados; lo siguiente es que las empresas sean amigas de la lactancia. Y no, no suelen ser «amigas» de la lactancia. Según en qué país vivas, vas a tener más o menos suerte, y así de triste es, en ocasiones disponer de un espacio adecuado para sacarse leche es un factor suerte: si trabajas en una empresa grande o pequeña, si trabajan más mujeres que hombres en la empresa, si hay compañeras que han amamantado anteriormente, depende de en qué país vivas, de las políticas del país, de la sensibilidad de tus superiores, etcétera. Son demasiados factores que no puedes controlar y que muchas veces marcan la diferencia que permite seguir o no con la lactancia.

«[...] cuando veía que no podía más, me sacaba leche en horario de trabajo, algo que nunca me recriminaron, al contrario [...]».

Melissa Trentacoste

Antes de seguir, te muestro un resumen de los derechos laborales relacionados directamente con la lactancia, que se circunscriben al permiso por lactancia contemplado en el artículo 37.4 del Estatuto de los Trabajadores[46] y al artículo 138 de la Ley de Procedimiento Laboral. Estos derechos se pueden resumir en:

- Derecho de ausencia de una hora que puede dividirse en dos fracciones (dentro de la jornada laboral) o reducción de jornada en media hora.
- Duración máxima de nueve meses.
- Mantenimiento de la retribución normal como tiempo de trabajo.
- La concreción del horario corresponde al trabajador, dentro de su jornada ordinaria.
- Es un derecho de disfrute indistinto por madre o padre (pertenece al bebé).

No hay que olvidar, sin embargo, que los convenios colectivos pueden mejorar estas condiciones. Aquí, algunos ejemplos de cláusulas incorporadas a convenios colectivos:

- Posibilidad de acumular en un mes de permiso retribuido el periodo de lactancia.
- Reducción de la jornada laboral en una hora al inicio o al final hasta los diez o doce meses de edad.

- Disponibilidad de horas no retribuidas para facilitar la conciliación de la vida familiar con la laboral.
- Acumulación de las vacaciones a la licencia por maternidad aun expirado el año natural a que tal periodo corresponda.
- Umbral mínimo de reducción de la jornada laboral de 1/4 en vez de 1/3.
- En la reducción de 1/3 de la jornada laboral: suplemento a las retribuciones que le corresponderían por dicha reducción.
- Permiso especial no retribuido por maternidad de hasta dos meses con reserva del puesto de trabajo.
- Excedencia especial de hasta cinco años con reserva del puesto de trabajo.

«A pesar de reducir mi jornada a cinco horas, cogí la hora de lactancia hasta los nueve meses de Aura. Trabajaba dos horas, iba a desayunar y a darle el pecho a mi hija, y volvía a trabajar dos horas más».

Jennifer Mascaró

Ya, pero una vez en el trabajo, ¿cómo lo hago?

Independientemente de bajas y permisos, si sigues amamantando cuando te toque reincorporarte al trabajo es más que probable, al menos las primeras semanas, que necesites extraerte leche. No es complicado imaginar que

---

[46] https://www.insst.es/documents/94886/326775/ntp_664.pdf/e2a0a079-1f4d-4c39-a95c-5c877001705

esto es un tema de horas; cuantas más horas trabajes, más probabilidades hay de que necesites realizar una extracción de leche. Y no es que me guste compararlo, pero de la misma manera que cuando durante nuestra jornada laboral vamos varias veces al baño a hacer pis, de manera fisiológica necesitaremos sacarnos leche. Si trabajas a media jornada o pocas horas, quizá sí puedas aguantar sin realizar una extracción e ir de casa al trabajo y del trabajo a casa, sin necesidad de sacarte una gota de leche. Pero, aunque fuera este el caso, contar con un espacio adecuado para extraerse leche debería ser parte de las políticas de empresa, pues nunca se sabe cuándo vas a tener algún percance o «accidente» que haga que lo necesites. Durante estos años he hablado con mujeres que han sido invitadas a sacarse leche en el baño, a veces baños individuales y compartidos con bastantes compañeros que terminaban aporreando la puerta por el tiempo que les ocupaba la extracción. Tener que sacarse leche en un baño, además de no ser higiénico, resulta humillante. Evidencia que no se le da ningún valor a la lactancia materna, la maternidad y el trabajo de conciliación y los malabares que hacen las mujeres. Una mujer que se ve obligada a sacarse leche en un baño está siendo denostada por sus jefes, que no prestan atención a las necesidades mínimas que tiene. Es una humillación e irritante que estas «invitaciones» se sigan haciendo con normalidad y, a pesar de que se han realizado campañas de concienciación sobre el tema que hacen un símil con la alimentación[47] de los adultos, parece que el mensaje no cala, y es que aún hay quien compara la lactancia con algo que debe hacerse en privado y quienes lo consideran algo asqueroso, por tanto, al baño que te vas. Sin comentarios.

«Me tenía que sacar leche mínimo dos veces durante la jornada. Al principio me la extraía en el baño, pero estaba más de media hora mirando a las musarañas, por lo que, como tenía un sacaleches eléctrico, me lo empecé a sacar mientras trabajaba delante del ordenador».
Almudena Vázquez

Pero el baño no es el único espacio donde las mujeres tienen que sacarse leche: en cuartos de limpieza, almacenes, escondidas en un rincón y, si no hay más remedio, delante de compañeros de trabajo, que no siempre saben mostrar sensibilidad ante esta situación.

«El único sitio viable para extraerme la leche era el baño de chicas (zona de los lavabos). Como éramos pocas compañeras, pues lo que hacía era

---

[47] En este tipo de publicidad observamos tanto a hombres como mujeres almorzando en el baño con la pregunta «Tú, ¿comerías en el baño?».

avisar de que iba a ocupar el baño unos veinte minutos por si querían ir primero».

Yanira Salazar

Imagina que un grupo de trabajadores denuncia públicamente que en su empresa no le permiten ingerir líquidos en ocho horas. No pueden hacer más que trabajar y aunque tengan sed, no pueden beber nada de nada, ¿te lo imaginas? Sería un escándalo nacional y quizá internacional. Pues hay en este mundo mujeres a las que no se les permite sacarse leche en ocho horas (o más), a las que se las obliga a trabajar con dolor en sus pechos, con el riesgo que eso significa para su salud, pues las probabilidades de que tengan una mastitis son enormes.

Además, las bromas suelen estar a la orden el día y de la misma manera que las mujeres aguantamos «piropos»[48] callejeros de desconocidos, las mujeres tienen que soportar los comentarios de los compañeros[49] graciosos a los que les parece ideal tomar como blanco de sus chistes a la madre que se está extrayendo leche en compañía.

«[...] envolvía el bote de leche en papel de manos. ¿Por qué?, porque lo metía en la nevera del trabajo. [...] Mis compañeros hombres no llegaron a cuestionarme, pero creo que ver un bote de leche materna en la nevera junto al brik de leche que utilizaban para echarse en el café, les hubiera generado rechazo. Muchas veces escuchaba el "¿Te merece la pena?", "¿Y no quieres darle un biberón?", "Bufff... yo ni de broma... bastante vaca me sentía ya dándole pecho antes de volver al trabajo". Así que, yo cubría mi bote de leche con una hoja de papel de manos, para que nadie lo viera en la nevera».

Laura

Sacarse leche no es algo que deba hacerse a escondidas, se puede hacer en cualquier sitio, eso sí..., si la mujer se siente bien y lo quiere hacer en «cualquier sitio», el problema aparece cuando está obligada (sea por falta de espacio o por no poder abandonar su lugar de trabajo) a hacerlo en compañía. Las madres lactantes no están en el mundo para educar al resto de la población. No digo que sea una tarea premeditada ni buscada, pero acabas educando a la población, aunque no quieras. Mostrarse lactando o extrayendo leche da visibilidad a una situación fisiológica, una necesidad y una realidad. La maternidad, la crianza, la lactancia aún ofenden, todavía son denigradas y menospreciadas.

Pero volvamos a los compañeros y compañeras de trabajo, que aquí el machismo no depende del género y la

---

[48] Por supuesto, lo de piropos lo escribo con ironía.
[49] Ser mujer no te libra de hacer comentarios machistas, fuera de tono o con cero sensibilidad.

falta de sororidad es alarmante. Las situaciones que vemos de manera más habitual son las siguientes:

- Los/las compañeros/as ofendiditos.
- Los/las compañeros/as que se preguntan si te vale la pena.
- Los/las compañeros/as chistosos.
- Los/las compañeros/as que hacen de poli malo.
- Los/las compañeros/as que dan consejos.

Mis disculpas si tus compañeros/as de trabajo extraordinarios/as no se ofenden, no hacen chistes, no controlan tus tiempos de trabajo, no van con el chisme al jefe. Si tus compañeros/as de trabajo no hacen nada de lo anterior, eres muy afortunada. Puedo decir con la boca muy grande que esto es algo que en LactApp está a la orden del día, y nos enorgullece que nuestras compañeras puedan sacarse leche cuando lo necesiten, conservarla y hacerlo con el resto de los compañeros y compañeras, pues todas y todos tenemos normalizada la extracción de leche como un básico.

Pero ¿es tan complicado disponer de espacios donde una mujer pueda sacarse leche? No debería ser complicado, pero es cierto que, en ocasiones, en empresas pequeñas, encontrar un espacio específico puede resultar muy difícil. Pero, al menos si no hay un espacio adecuado e íntimo, podrían compensarlo evitando los comentarios chistosos sobre la extracción de leche.

Como señala el estudio de Vilar-Compte, Pérez-Escamilla y Ruano,[50] (2022) las mujeres que están en edad reproductiva están presentes en el mercado laboral y necesitan condiciones de trabajo equitativas.

EL APOYO A LA LACTANCIA MATERNA EN EL LUGAR DE TRABAJO

Sabemos que una de las causas del abandono precoz y no siempre deseado de la lactancia es la vuelta al trabajo. Hay mujeres que desde que dan a luz a su bebé ya tienen en mente el regreso al trabajo y las dificultades que puede suponer extraer leche en el entorno laboral para mantener la lactancia materna. Los espacios de trabajo, la privacidad, los compañeros, los horarios, la presión para mantener la productividad... El principal problema desde el punto de vista empresarial es ver a la madre lactante como un inconveniente en vez de como un beneficio para la empresa. Sabes (o te estás enterando por primera vez) que no soy nada partidaria de hablar de lactancia

---

[50] Vilar-Compte, M., R. Pérez-Escamilla, y A. L. Ruano, «Interventions and Policy Approaches to Promote Equity in Breastfeeding», *International Journal for Equity in Health*, n.º 21, vol. 1 (2022), p. 63, https://doi.org/10.1186/s12939-022-01670-z

materna en términos de beneficios. Los beneficios son enarbolados como lo más destacable, esencial y relevante de la lactancia materna. El listado de beneficios se usa como un mantra de fe ciega que se supone que hará que las mujeres se decidan por la lactancia como forma de alimentación y que, si flaquean o aparecen dificultades, los beneficios la salvarán de todos los males.

Y eso es simplemente mentira.

Basta ya, pongamos a las mujeres, sus deseos y necesidades en el centro. Hablemos de lactancia materna en términos de deseo. Esto se refiere a la motivación y la voluntad de una madre de amamantar a su bebé. Por tanto, la lactancia desde esta dimensión emocional y personal solo puede ser respetada. No obstante, el mundo empresarial se mueve por el dinero, por ello hay que hablar en este momento de los beneficios para la empresa que genera facilitar a sus empleadas un entorno amigo de la lactancia. Como indica el CDC (Centros para el Control y Prevención de Enfermedades)[51] los beneficios son estos:

- Retención de empleados: las empresas que ofrecen políticas de apoyo a la lactancia son más propensas a retener a empleadas que han sido madres recientes. Esto puede reducir la rotación de personal y los costos asociados con la contratación y la capacitación de nuevos empleados.
- Mayor lealtad de los empleados: cuando una empresa demuestra un compromiso con el equilibrio entre trabajo y vida personal, los empleados tienden a sentirse más leales y comprometidos con su empleador.
- Mejora el bienestar de los empleados: un entorno de trabajo que respalda la lactancia materna puede llevar a una mayor satisfacción entre los empleados, creando una atmósfera laboral positiva.
- Reducción del ausentismo: las madres lactantes pueden necesitar tomarse menos permisos por enfermedad de sus hijos/as, ya que la lactancia materna proporciona beneficios importantes para la salud de sus bebés, lo que resulta en niños potencialmente más saludables.
- Mejora de la imagen de la empresa: las empresas que priorizan el bienestar de sus empleados, especialmente de las madres trabajadoras, suelen tener una imagen pública más favorable y ser percibidas como socialmente responsables.
- Mayor productividad de las empleadas: al proporcionar instalaciones adecuadas y tiempos de descanso para las madres lactantes, las empresas aseguran que estas empleadas

---

[51] El CDC es una agencia federal de Estados Unidos que se dedica a proteger la salud pública y a promover la seguridad y el bienestar de la población. El CDC es parte del Departamento de Salud y Servicios Humanos de Estados Unidos y tiene su sede en Atlanta, Georgia.

estén más enfocadas y sean productivas durante el horario laboral.

• **Impacto positivo en el equilibrio entre trabajo y vida personal:** apoyar la lactancia materna puede contribuir a un equilibrio más saludable entre el trabajo y la vida personal de las madres lactantes, lo que resulta en menos estrés y una mayor satisfacción laboral.

• **Cumplimiento de regulaciones:** muchos países tienen leyes para proteger los derechos de las madres lactantes en el lugar de trabajo. Las empresas que cumplen con estas regulaciones evitan posibles problemas legales y sanciones.

• **Mejora en la cultura corporativa:** promover el apoyo a la lactancia materna fomenta una cultura corporativa familiar, atrayendo talentos que valoran tales beneficios y reforzando un sentido de comunidad entre los empleados.

Y ahora nos podemos preguntar qué aspectos tiene que facilitar esta empresa para realmente ser «amiga de la lactancia y de las madres», pues no parece tan complicado:

– Facilitar salas de lactancia o espacios de privacidad para realizar la extracción de leche.
– Flexibilizar el trabajo y los descansos del personal.

– Ofrecer recursos físicos y, si fuera necesario, educativos.
– Disponer de políticas de apoyo claras y conocidas por todo el personal.

En el contexto de la protección de la maternidad, los convenios de la OIT[52] suelen abordar la importancia de garantizar la salud y la seguridad de las mujeres embarazadas y las madres lactantes en el lugar de trabajo. En relación con la lactancia, el Convenio 183 contiene recomendaciones o disposiciones relacionadas con lo siguiente:

• **Tiempo y espacio para la lactancia:** los empleadores deben proporcionar un tiempo y un espacio adecuado para que las madres lactantes puedan extraer leche materna o amamantar a sus bebés durante las horas de trabajo. Esto puede incluir la posibilidad de pausas especiales para la lactancia (artículo 11).

• **Protección contra la discriminación:** disposiciones que protejan a las mujeres lactantes contra la discriminación o represalias en el lugar de trabajo debido a sus necesidades (artículo 1).

• **Adaptaciones en el lugar de trabajo:** realizar ajustes razonables en el entorno laboral, como proporcionar instalaciones adecuadas para la extracción de leche y almacenamiento (artículo 10).

---

[52] La OIT es una agencia de la ONU que protege los derechos laborales y promueve condiciones de trabajo justas en todo el mundo.

- **Protección de la salud de la madre y el bebé:** hincapié en la importancia de garantizar que las condiciones de trabajo no comprometan la salud y el bienestar de la madre y el bebé durante la lactancia (artículo 3).

¿Cómo saber si en mi trabajo voy a poder seguir con la lactancia si lo deseo?

Cuando se trata de espacios de trabajo y la lactancia materna, es importante considerar las necesidades de las madres lactantes para que puedan continuar con éxito la lactancia mientras cumplen con sus responsabilidades laborales. Aquí hay algunas consideraciones claves:

- **Políticas claras:** Las organizaciones deben tener políticas claras y bien comunicadas sobre la lactancia en el lugar de trabajo. Esto incluye información sobre la disponibilidad de espacios adecuados para la extracción de leche, el tiempo permitido para hacerlo y los procedimientos para solicitarlo.
- **Espacios designados:** Debe haber espacios designados y adecuados para la extracción de leche en el lugar de trabajo. Estos deben ser privados, cómodos y equipados con los elementos necesarios, como sillas cómodas, enchufes eléctricos y superficies limpias para colocar la bomba de extracción.
- **Acceso conveniente:** los espacios de lactancia deben estar ubicados en áreas convenientes y accesibles para las madres lactantes. Idealmente, deberían estar cerca de su lugar de trabajo y ser de fácil acceso para que puedan utilizarlos sin problemas.
- **Flexibilidad horaria:** las madres lactantes pueden necesitar tiempo adicional para la extracción de leche. Las organizaciones deben ofrecer horarios flexibles o pausas adicionales para que las madres puedan realizar este proceso sin sentirse presionadas.
- **Apoyo de la gerencia:** la gerencia y los supervisores deben estar informados sobre las necesidades de las madres lactantes y ser solidarios al permitirles tomarse las pausas necesarias para la extracción de leche.

«También había escrito al Departamento de Bienestar de mi empresa para preguntar si podría extraerme leche en el trabajo. Por aquel entonces no contábamos con sala de lactancia, pero sí con servicio médico. Me contestaron que no había inconveniente en utilizar este espacio y en guardar la leche en su frigorífico. Su respuesta fue un alivio».

Sara B.

- **Almacenamiento adecuado:** proporcionar un lugar seguro y limpio para que las madres almacenen su leche extraída, como un refrigerador con una sección designada para ello.
- **Formación y sensibilización:** es importante que los empleados y la gerencia estén informados sobre la im-

portancia de la lactancia materna y cómo pueden apoyar a las madres lactantes en el lugar de trabajo.

- Cultura inclusiva: fomentar una cultura inclusiva que apoye y valore la lactancia materna en el lugar de trabajo. Esto favorece un ambiente en el que las madres se sienten cómodas y respaldadas.
- Confidencialidad: asegurarse de que los espacios de lactancia sean confidenciales y de que la privacidad de las madres se respete en todo momento.
- Flexibilidad en la vestimenta: en algunas empresas en las que las empleadas usan uniforme en el trabajo, será necesario establecer políticas de vestimenta que permitan a las mujeres acceder fácilmente a los equipos de extracción sin sentirse incómodas o tener que quitarse demasiadas piezas de ropa.
- Comunicación abierta: fomentar un diálogo abierto entre las madres lactantes y la Dirección para abordar cualquier problema o preocupación relacionada con la lactancia en el lugar de trabajo.

En resumen, crear un entorno de trabajo que sea solidario y receptivo a las necesidades de las madres lactantes no solo beneficia a estas y a sus bebés, sino que también contribuye a una cultura laboral más inclusiva y positiva. Cada pequeño cambio que se implemente será positivo, la voluntad de cambios, de mejorar y contribuir en el bienestar de las trabajadoras es clave,

y sí, quizá el espacio para realizar la extracción de leche no será de ensueño, pero habrá ganas de realizar cambios y mejoras, lo que sin duda es fundamental.

«[...] me sacaba leche en el baño, ahí me di cuenta de lo mal que se pasa por no tener un sitio de lactancia en los edificios de oficinas».

L. G.

¿QUÉ NECESITO EN EL TRABAJO PARA PODER SACARME LECHE?

En realidad, poco, de hecho, casi nada, pero puestos a pedir... Al final de este capítulo tienes una gradación de los espacios de trabajo según su equipamiento.

Verás que el considerado espacio «mínimo» contiene los elementos más básicos para que sea aceptable y permita realizar la extracción. Aquí hay algunas consideraciones claves para crear un espacio óptimo:

- Privacidad (si la requieres): el espacio debe ser lo suficientemente privado para que la madre se sienta cómoda y relajada durante la extracción. Puertas con cerradura o cortinas opacas pueden ayudar a garantizar la privacidad.
- Limpieza: mantén el área limpia y libre de desorden para asegurar un entorno higiénico.
- Iluminación: la iluminación adecuada es importante para que la madre

pueda ver lo que está haciendo sin esfuerzo. Una iluminación suave y regulable es preferible para crear una atmósfera relajante.

- Sillas y superficies adecuadas: necesarias para colocar la bomba de extracción o el bebé, si la madre está amamantando directamente.
- Conexión eléctrica: asegúrate de que haya acceso a una toma de corriente cerca para conectar la bomba.
- Acceso fácil: el espacio debe ser fácilmente accesible para la madre, ya sea en el hogar, en el trabajo o en otros lugares públicos.

«La sala de lactancia, anunciada con un cartel en la puerta que decía MATERNITY ROOM, era un cuarto minúsculo sin ventana, lo justo para que cupiese un sillón. Estaba situada en un lugar muy poco discreto, y me era muy incómodo entrar y salir de allí porque me sentía observada, ya que los despachos estaban abiertos».
Sheila C.

Imagino que la mayoría cuando lea esto va a pensar que es ciencia ficción, lo sé. Y tristemente no lo es. En muchos trabajos no hay espacios específicos ni la más mínima intimidad y muchos de los testimonios que vas a leer al final de este libro afirman que tenían como espacio de extracción el baño. Es asqueroso, no el baño en sí, sino el mero hecho de pensar que alguien (un lumbreras que fijo que no tiene tetas) decida que ese puede ser un lugar para las extracciones. Se han hecho múltiples campañas alrededor del mundo, pero parece que esto no cambia. Te he puesto opciones y gradaciones de tipos de sala de lactancia, y lo hago para que seamos también nosotras conscientes de que las cosas se deberían hacer de otra manera, y es que muchas veces no podemos reclamar o pedir si desconocemos a qué podemos aspirar.

Y sé de sobra que alguna estará leyendo esto y se estará partiendo de risa por no llorar. Siento que tenga que ser así y que los empresarios y las empresas lo pongan tan complicado.

A todo esto, también hay que decir que hay empresas que tienen espacios de lactancia que merecen ser alabados, y es que el hecho de tener luz natural o un espacio ventilado puede parecer una tontería, pero facilita el bienestar de las mujeres en una situación tan dura como puede ser el regreso al trabajo. Aquí te dejo diferentes opciones de espacios de trabajo adaptados a la extracción de leche materna que facilitan que esta siga adelante.

«[...] he tenido la suerte de trabajar en una empresa que cuando rediseñó su edificio la arquitecta que lo hizo proyectó una sala de lactancia. Y fue raro, porque es una empresa en la que mayoritariamente trabajan hombres. Cuando volví tenía la sala para mí, era de ensueño: luz natural, un sofá, un balancín, podía echar la cortina y nadie me veía...».
R. A.

Descripción del contenido	Espacio mínimo	Espacio aceptable	Espacio óptimo
Cerradura interior		•	•
Sin visibilidad desde el exterior		•	•
Toma de corriente	•	•	•
Silla	•	•	•
Sillón cómodo			•
Superficies disponibles para dejar el sacaleches	•	•	•
Agua corriente en la misma habitación		•	•
Limpieza diaria del espacio	•	•	•
Papel de manos		•	•
Nevera compartida o para otros usos	•	•	
Nevera solo para guardar leche			•
Sacaleches de la empleada	•		
Sacaleches de uso hospitalario proporcionado por el empleador		•	•
El empleador se hace cargo del kit higiénico del sacaleches para sus empleadas			•

Espacios de extracción de leche materna en el trabajo

Me mandan al baño

Vale, es asquerosamente probable que te manden al baño o que no exista un lugar para realizar la extracción de leche de manera adecuada. Lo sé, no hay palabras para describir estas situaciones. De todos modos, y según las ganas y posibilidades que tengas:

- Habla con tus compañeras de trabajo para buscar aliadas.
- Habla o hablad con recursos humanos (si existe esta opción).
- Habla con el jefe para que tenga en cuenta un espacio digno.
- Si perteneces a algún sindicato, haz la consulta explícitamente.
- Redacta un documento, puedes copiar lo que pone aquí, cómo debe ser la sala de lactancia y las condiciones mínimas que debe tener.

No será fácil y quizá no lo consigas, pero vas a abrir camino, a crear conciencia y, con suerte, a facilitar el trabajo a las compañeras que vengan detrás.

¿Qué hago si mi puesto de trabajo es peligroso?

En ocasiones, los empleos pueden ser potencialmente peligrosos y se recomienda dejar la lactancia antes de regresar al trabajo. Esencialmente las situaciones habituales son estas:

- Exposición a sustancias tóxicas: si la madre está expuesta a metales pesados (mercurio, plomo, etcétera) peligrosos en el lugar de trabajo, productos químicos industriales o medicamentos citostáticos que podrían ser perjudiciales.
- Contacto con agentes biológicos o químicos.
- Radiación o exposición a materiales peligrosos: en ciertas ocupaciones, como la radiología o la manipulación de materiales radiactivos, las mujeres están expuestas a la radiación o materiales peligrosos.
- Exposición a humo o vapores químicos: si la madre está expuesta a humo, vapores tóxicos o productos químicos peligrosos en su lugar de trabajo.
- Temperaturas extremas: la exposición prolongada a altas temperaturas puede aumentar la deshidratación en la madre, lo que afecta negativamente su producción de leche.

«[...] todo empezó cuando estaba embarazada, no me quisieron dar la baja por riesgo, ya que aquí manipulábamos uralita sin ningún tipo de protección y también hay productos tóxicos, así que cogí la baja con siete meses por la seguridad social y la jefa me decía que intentara aguantar todo lo que pudiera».

Jenny

En todos estos casos, el primer riesgo es para la mujer y, en segundo lugar, para la leche y, por tanto, para el bebé. Pero si en el trabajo se cumplen las normativas de prevención de riesgos laborales y el entorno es seguro para la madre, la lactancia sigue siendo segura también para el bebé.

En las NTP (notas técnicas de prevención),[53] en el contexto de la seguridad y la salud en el trabajo, la «NTP 664: Lactancia materna y vuelta al trabajo» describe lo siguiente en el caso de que exista riesgo:

> El empresario puede establecer una serie de medidas de apoyo para evitar que la trabajadora abandone la lactancia natural de su bebé al reanudar el trabajo. Las principales acciones que el empresario puede poner en marcha para proteger el derecho a la lactancia natural son:
>
> - Asegurarse de que cumple la normativa vigente en lo relativo a la protección de la lactancia.
> - Elaborar y aplicar estrategias en la empresa que permitan a la trabajadora en periodo de lactancia tener acceso a permisos por maternidad más largos u horarios laborales más flexibles.
> - Permitir la realización de las pausas necesarias para amamantar a sus hijos o para extraer la leche.
> - Poner a disposición de la trabajadora algún lugar limpio, confortable y privado para la extracción y almacenamiento de la leche materna.
> - Facilitar el acceso al consejo individual, en el caso de existir personal sanitario en el Servicio de Prevención de Riesgos Laborales.

Ahora las malas noticias. Las indicaciones de este documento no son obligatorias, se trata de recomendaciones, por tanto, en la mayoría de las situaciones la indicación es dejar la lactancia. De cualquier manera, hay que tener en cuenta que, en caso de que se produzca un accidente que comprometa la salud de la madre, hay tiempo para dejar la lactancia. Y, si el entorno no es seguro, el problema principal recae en la salud de la mujer y la lactancia queda en un segundo plano.

Como es un tema que preocupa, realicé la consulta a Mamá Jurista, que son madres, abogadas y expertas en conciliación laboral; quería saber qué opciones a nivel legal puedes tener en el caso de que tu puesto de trabajo sea «peligroso» y se pueda pedir la «prestación por riesgo durante la lactancia natural». Te dejo la respuesta por si te es de utilidad:

La prestación por riesgo durante la lactancia natural es una prestación que conceden las mutuas en los casos en que reincorporarse al trabajo puede poner en riesgo la lactancia natural o la salud del bebé o de la madre. La trabaja-

---

[53] Las NTP son guías de buenas prácticas que proporcionan recomendaciones y directrices para prevenir riesgos laborales y promover un entorno de trabajo seguro y saludable. Estas normas son emitidas por el Instituto Nacional de Seguridad y Salud en el Trabajo (INSST) en España.

dora lactante cobra el cien por cien hasta los nueve meses del bebé y no acude a trabajar. Debe acreditar que está amamantando a su bebé durante ese tiempo, así que este permiso sí está vinculado a la alimentación del bebé. Actualmente, en la práctica se concede en escasos supuestos, básicamente lo están otorgando en aquellos trabajos con nocturnidad y/o turnicidad y a trabajadoras de gasolineras por su exposición al benceno. Son pocas las mujeres que solicitan este permiso, porque muy pocas conocen su existencia. Sería estupendo impulsar el conocimiento de este permiso. Aquellas que lo solicitan se encuentran habitualmente con una respuesta negativa por parte de la mutualidad. Recurrir esta respuesta negativa supone acudir a los tribunales y obtener una sentencia que, aunque sea favorable, llegará cuando el bebé tenga mucho más de nueve meses. Cada vez más mujeres recurren estas resoluciones; de hecho, desde Mamá Jurista tenemos recurridos casos de varias veterinarias, médicas y una pilota. Pero lo habitual es que no se recurran las resoluciones negativas de las mutuas y las mujeres tengan que tomar excedencias (sin cobrar), solicitar bajas médicas por ansiedad o incluso abandonar la lactancia materna.

¿CUÁNTO TIEMPO TENDRÉ QUE DEDICARLE A LA EXTRACCIÓN?

Si has estado extrayendo leche en casa, es probable que tengas en mente que es un proceso que requiere tiempo. La realidad es que las extracciones en el trabajo suelen ser mucho más rápidas, pues lo que sacarás no serán los «restos» de leche que el bebé deje al mamar, sino la «ración» que el bebé tomaría si estuvieras con él en casa. De esta manera, el sacaleches (que si has leído el quinto capítulo ya sabes que, por más bueno que sea, tiene ciertas limitaciones) será mucho más efectivo y rápido a la hora de conseguir extraer la leche que necesitas para tu bebé. Tendrás que dedicar dos o tres minutos a la preparación: lavado de manos, recipientes limpios, colocación del sacaleches; y, posteriormente, entre diez y quince minutos para la extracción en la que podrás conseguir la leche que necesitas. Vaaale, es probable que las primeras semanas necesites un poco más y puedas estar unos veinte o treinta minutos, pero date tiempo para aprender y verás cómo todo irá más rápido. Cuando las primeras veces realices extracciones en el trabajo, es probable que pasen dos cosas: que no notes el pecho «cargado» o que esté muy «cargado». En ambas situaciones la extracción puede resultar complicada. Si ves que al principio tienes dificultades para extraer leche, lo primero es intentar relajarse. Ya sé que es muy fácil de decir y muy complicado de hacer, pero si estás nerviosa no va a servir de nada. Intenta los trucos que hemos contado en el quinto capítulo: oler ropa del bebé, ver vídeos, desconectar de la situación, etcétera. Si el pecho está muy duro, realiza antes de usar el sacaleches, el masaje de presión inversa suavizante[54] para facilitar la extracción de leche. Esta técnica puede ayudar a aliviar la presión y facilitar el flujo de leche. Te recuerdo cómo tienes que realizarlo:

- Lavado de manos: lávate las manos antes de comenzar el masaje para asegurarte de que tus manos estén limpias.
- Colocación de los dedos: coloca los dedos índice y medio en el área alrededor del pezón en forma de V invertida, con los dedos apuntando hacia el pezón, pero no tocándolo directamente; el pezón va a quedar en medio del punto de encuentro de ambos dedos.
- Presión en dirección a las costillas: Aplica una presión suave pero firme hacia dentro, hacia el pecho, en la zona de la areola. Mantenla durante un par de minutos.
- Presión mantenida: haz presión durante estos minutos. Ayuda a aliviar la congestión, dejará la areola más blanda y de esta manera la extracción será eficaz.

- Alimentación o extracción: después del masaje, puedes extraer la leche manualmente o con un extractor. La combinación del masaje y la extracción puede ser especialmente efectiva para aliviar la congestión del pecho.
- Repetición: puedes realizar este masaje varias veces al día según sea necesario para aliviar el pecho en estos primeros días o semanas en las que la situación aún no está bajo control.

Este proceso dura unos tres minutos, que deberías sumar al resto del tiempo de extracción, pero que sin duda harán que esta sea efectiva. Recuerda que poco a poco todo se asentará y podrás hacerlo de manera automática y rápida.

¿Y SI HE GASTADO LA HORA DE LACTANCIA?

Si has gastado la hora de lactancia es probable que tengas una facilidad menos a la hora de extraer leche, pero eso no quiere decir que no puedas encontrar el momento. Es cierto que hay profesiones que lo tienen extremadamente complicado y en la jornada laboral no se consideran las necesidades de extracción.

---

[54] Este tipo de masaje es el que se hace cuando en los días posteriores al nacimiento del bebé se produce una ingurgitación. En este caso, si te pasa, no es una ingurgitación, sino acúmulo de leche que es probable que deje el pecho como si fuera una roca.

«Mientras, durante los recreos, yo me sacaba leche de pie, en el cuarto de la limpieza del instituto, algo que, por cierto, jamás permitiré de nuevo».

Cris B.

Si este es tu caso, será complicado, pero hay opciones que tener en cuenta para conseguir la extracción de leche:

- Aprovecha las horas de desayunos, almuerzos o cenas: evidentemente tienes que comer, pero si usas un sacaleches automático, puedes hacer ambas cosas a la vez.
- Aprovecha el final de la jornada: antes de irte a casa, si necesitas leche para dejarle a tu bebé al día siguiente, invierte quince minutos en hacer la extracción ya fuera del horario laboral, pero de manera que consigas tener reservas. Y no, no vas a dejar a tu bebé sin leche.
- Empieza a fumar: ES BROMA, SIGUE LEYENDO. El 35,6 % de la población laboral española fuma a diario. Y tristemente los empleados no suelen ver mal que el resto de los compañeros y las compañeras se tomen pausas para fumar dentro del horario laboral. Es cierto que es un tiempo que vas a tener que recuperar, pero constituye la manera de poder hacer una pausa sin malas caras. Triste pero cierto. Dirás que vas a ir a fumar, y a partir de aquí tú a lo tuyo.

¿Y SI ME PUEDEN ACERCAR AL BEBÉ AL TRABAJO O IR YO A CASA?

Es una opción que las madres que viven cerca de su lugar de trabajo o en localidades reducidas se pueden plantear, y más cuando el bebé es muy pequeño, acepta mal la leche extraída o la fórmula o tienes problemas con el extractor de leche. A partir de aquí cada situación es particular y deberás valorar los pros y los contras de estas opciones.

Que te traigan al bebé al trabajo:
Pros:
- Tranquilidad de ambos: es probable que para los dos sea un bálsamo estar un rato juntos y que puedas sentir que no estás tan lejos de tu peque, y no lo digo a nivel físico.
- Facilita la lactancia: poder amamantar a tu bebé en el lugar de trabajo facilita mantener la lactancia, evitar de manera parcial o total la extracción a la vez que eludir, también de manera parcial o total, tener que cargar con la leche.
- Más contacto con el cuidador: el cuidador de tu bebé se puede sentir aliviado/a también al compartir este rato contigo, poder hacerte preguntas o contarte lo que le ha pasado a lo largo del rato que habéis estado separados.

Contras:
- Distracciones: tener a tu bebé en el trabajo podría ser considerado por

tus jefes o empleadores como un factor de distracción, tanto para ti como para tus compañeros. Esto se puede solucionar amamantando en un sitio menos expuesto o incluso fuera del lugar del trabajo.

- Logística: llevar al bebé al trabajo requerirá una planificación adicional en términos de cuidado, pañales, alimentos, etcétera, y que la persona que lo acerque también esté de acuerdo en que es lo mejor.
- Espacio: en ocasiones no dispondrás de un lugar en el trabajo para dar el pecho, lo que te obligará a salir a la calle o buscar otros espacios, lo que según en qué sitios puede ser un hándicap.

«En el trabajo me dejaron que a la hora del recreo viniesen las "santas" de mi madre y mi suegra a traerme a la niña para que le diese el pecho y, aparte, dos veces por la mañana me extraía leche, para dejarle un par de biberones para que pasase el resto de la mañana sin mamá. Fue muy duro separarme de ella tan pronto, pero dentro de lo malo, se me pasaban muy rápido las mañanas, y disfrutaba mucho mucho mucho de las tardes en familia».

Raquel García

Ir a casa a dar el pecho y volver al trabajo:
Pros:
- Tiempo de calidad: ir a casa te permite pasar tiempo con tu bebé, lo cual es importante para el bienestar de ambos.

- Descanso mental: un breve descanso en casa te permite relajarte y recargar energías antes de volver al trabajo.
- Ambiente propicio: en casa, puedes brindarle a tu bebé un ambiente conocido y cómodo para que tome el pecho.
- Evitar extracciones o transporte de leche: según la edad del bebé o sus necesidades, puedes evitar tener que extraer leche del trabajo y cargar con la leche.

Contras:
- Desplazamientos: ir y volver a casa requiere tiempo y esfuerzo, lo que podría robarte energía o causarte más cansancio.
- Adaptación/sincronización: se necesita adaptar el ritmo de alimentación del bebé, especialmente si es pequeño, para que, cuando llegues, coma y no esté durmiendo o le hayan dado un biberón.

Al final, la decisión depende de tu situación personal, el tipo de trabajo que realizas y tus prioridades. Puede ser útil hablar con tu empleador sobre opciones flexibles, como horarios de trabajo ajustados para encontrar un equilibrio que funcione para ti, tu bebé y tus responsabilidades laborales. Recuerda que cuidarte a ti misma y a tu bebé es primordial, así que no dudes en tomar la decisión que te dé más tranquilidad y bienestar, sabiendo que, si no te funciona, puede cambiarse.

Dónde y cómo guardo la leche

Una vez hayas realizado la extracción y tengas la leche, guárdala en los recipientes elegidos. La leche tiene que mantenerse fría hasta que llegue a casa. Aquí la cosa será saber si tienes nevera en tu puesto de trabajo y, por tanto, si puedes hacer uso de ella o si necesitas una neverita casera con placas de hielo. Si la nevera es compartida con otros trabajadores, coloca la leche en la parte más baja y más posterior de la nevera, aparte de que elegimos esa zona para optimizar la conservación, lo haremos para evitar el consumo inoportuno de compañeros «despistados». Lo contaba en mi primer libro, *Somos la leche*, pero creo que es digno de ser reproducido aquí:

Trabajo en una empresa en la que el 80 % de la plantilla son hombres. Cuando volví al trabajo después de la baja, me sacaba leche varias veces al día y la guardaba en la nevera que tenemos todos los empleados para dejar la fiambrera.

Tenía un compañero de trabajo muy caradura, que siempre metía mano a lo que no era suyo. Él abría la nevera y disponía de los alimentos de todos los demás por toda la cara.

Y sí, un día pasó. Un día mi leche desapareció. Yo la guardaba en una botella de deporte para disimular y que no fuera tan evidente que era leche materna.

Supongo que al no ser evidente ni él mismo se dio cuenta y se preparó el café con mi leche. Al día siguiente, me senté durante el almuerzo de manera estratégica para ver la nevera. Llegó, se comió todo lo que le pareció y se preparó un café. Volvió de nuevo a la nevera a por mi botella de leche extraída. Se preparó el café y se sentó a degustarlo.

—¿Rico?

—Sí, mucho, esta leche de almendra es muy suave.

—¿Almendra? ¿Estás seguro?

—Sí —me soltó con toda la cara.

—Me temo que no es leche de almendra. Es leche materna.

Me levanté al tiempo que escupía la leche con cara de asco. La venganza es un plato que se sirve frío.

Pues eso, que con lo que cuesta conseguir la leche, la escondas o la etiquetes de manera más que visible o que incluso la metas dentro de un táper más grande también etiquetado.

LIMPIEZA DEL SACALECHES

Sí, es mínimamente necesario que le des un agua después del uso a todas las partes que han estado en contacto con la leche. Si tienes tiempo, seca todo con papel y guarda las piezas sin montar si están húmedas. Si están secas, monta de nuevo el sacaleches y déjalo listo para la siguiente extracción. Cuando llegues a casa, realiza una limpieza más profunda del sacaleches a mano, con jabones especiales para la limpieza de productos infantiles que puedes encontrar en la mayoría de los supermercados o, directamente, métela en el lavaplatos. Una vez lo tengas limpio, si está húmedo colócalo sobre papel de manos, evita las toallas o trapos de cocina, y deja que se seque completamente antes de volver a montarlo y así tenerlo listo para el día siguiente. Recuerda que la esterilización solo es necesaria en el primer uso del producto, si lo prestas a otra madre, si han quedado varios días restos de leche o si lo recuperas después de meses o años sin usarlo.

¿Y si uso un sacaleches compacto/manos libres?

La diferencia de estos sacaleches con el resto estriba esencialmente en dos aspectos: la carga de la base antes y posterior a realizar la extracción y que te pueden permitir seguir con el trabajo sin que casi nadie se entere.

«Nadie se enteraba cuando me sacaba leche, en la oficina, en reuniones con clientes, proveedores, visitas en obra…, no suena prácticamente nada y con un pañuelito al cuello se disimula muy bien la diferencia de tamaño del pecho».

Sheila García
@hoysecomeconmigo

Este detalle es importante, pues mientras que los sacaleches eléctricos se pueden usar mientras se cargan, en algunos compactos esto no es posible y hay que dejar que recuperen la carga antes de poder usarlos. Los sacaleches compactos acostumbran a tener dos piezas principales que deberás limpiar, la copa y el recipiente, además de las membranas, que será clave que vuelvas a colocar de manera adecuada para que el sacaleches funcione bien. Si haces extracciones con este sacaleches en el trabajo, al igual que los manuales o los eléctricos, los puedes dejar cuatro horas sin limpiar. Por supuesto, si tienes tiempo no dudes en pasar aunque sea un poco de agua corriente por todas las piezas, pero si vas mal de tiempo o te corre prisa, ten en cuenta esta opción; cuando estés en casa, ya lo limpiarás a fondo. Si es algo que haces de manera rutinaria, te recomendaría al menos una vez a la semana esterilizar las piezas, ya sea en frío o en bolsas para el microondas. Es fácil que en los recovecos de los sacaleches queden bacterias que son potencialmente peligrosas.

SIGUIENTE PASO, ¿CÓMO TRANSPORTAR LA LECHE DEL TRABAJO A CASA?

Para transportar la leche no hay mucho secreto. Como cualquier alimento fresco vamos a intentar conservar la cadena del frío, para que la leche se mantenga en condiciones óptimas. La leche materna, una vez extraída del pecho, si no la vamos a ofrecer en las siguientes cuatro o seis horas es mejor que sea refrigerada. Vale, más fácil, piensa en una merluza, vas al mercado y compras una merluza a las doce del mediodía que quieres cocinar para la cena, ¿qué haces al llegar a casa? Pues la refrigeras; y ¿qué haces si te la vas a comer a la una?, pues seguramente la cocinarás nada más llegar sin pasar por el refrigerador, ¿no? Pues la misma lógica con la leche. Además, con la diferencia de que la leche tiene una capacidad que no tiene la merluza: la autolimpieza.

La leche materna contiene sustancias vivas con capacidad para fagocitar (cargarse) ciertos virus, bacterias y hongos. A pesar de ello, como queremos que ese efecto lo haga dentro del organismo del bebé, vamos a optar por mantenerla fría y, por tanto, conserva-

da. Por ello, si nos movemos con la leche, que sea siempre en frío: placas de hielo dentro de una neverita o una bolsa térmica de las que usamos para transportar el almuerzo o las bebidas a la playa. En estas neveras la leche aguanta unas doce horas. Por consiguiente, te permite salir del trabajo y llegar a casa para refrigerarla o congelarla según necesites.

Y CADA DÍA...

Y cada día, cuando salgas de casa, lo harás con todos los cachivaches preparados: nevera, placas de hielo, sacaleches, recipientes... Si además de extraerte leche en el trabajo, dejas a tu peque en otro domicilio o en la escuela infantil, vas a tener que transportar la leche materna extraída.

«Además, iba al trabajo andando y muy cargada con la mochila llena entre mi comida para todo el día, elementos de trabajo, el sacaleches, las placas de hielo, la neverita [...]».
Sheila Caudet

Esa leche, a menos que quieras que se descongele, deberá llegar en frío a su destino, e irá de nevera a nevera, o de congelador a nevera, o de nevera a congelador, según vuestras necesidades. Y cada día volverás a casa a guardar la leche que has extraído, a limpiar a fondo el sacaleches, congelar las placas de hielo y dejarlo todo listo para volver a empezar.

«Todos los días preparaba mi neverita con las bolsas para congelar y los frigolines para la conservación. Aprovechaba el momento del desayuno para ponerme el extractor portátil».

María Zabrana

EXPERIENCIAS DE MADRES SEGÚN EL TIPO DE HORARIO LABORAL O DE TRABAJO

«Soy autónoma, limpio apartamentos turísticos. Tuve que trabajar hasta casi los siete meses de embarazo en Córdoba, a 45 grados con una barriga gigante. Hasta que no me mareé no hablé con mis jefes para darme de baja por miedo a perderlos, a ellos les daba igual embarazo o enfermedad, solo querían facturar. Parí el 5 de noviembre y a mitad de diciembre me tuve que reincorporar, me llamaban para presionarme de que o volvía o tendrían que buscar a otra persona. Estuve llorando en cada apartamento que limpiaba durante meses, cada vez que salía por la puerta de casa me daba un ataque de ansiedad. Las primeras semanas usaba sacaleches, tardaba más horas de la cuenta en volver a casa por tener que hacer muchas paradas para la extracción, escondiéndome en los trasteros para que no me vieran. Al final llegó la temida obstrucción y acabé en urgencias. En ese momento lo veía incluso normal, el trabajo es el trabajo y es el que mantiene mi casa, ya que con tanta presión mi pareja se quedaba con el bebé y yo salía a trabajar.

Ahora lo veo como un ataque violento a la vida; a la mía y a la de mi bebé, ellos sabían lo que me estaba pasando, incluso me diagnosticaron depresión posparto, me recomendaron quedarme en casa con mi pequeño cachorro, pero al ser imposible, lloraba más por tener que dejarlo atrás. Lloraba tanto que empezó a darme miedo cogerlo. Hoy día jamás haría eso, hubiese dejado el trabajo para poder disfrutar de esas semanas que pasan tan tan rápido.

Jamás solté el pecho, volvía exhausta y corriendo me sacaba la teta, luchando contra la presión familiar para que me pasara a la leche de fórmula. Ahora, después de nueve meses, ya estamos estables, sigo con la lactancia, feliz de tener un bebé sano y un trabajo que funciona.

Fueron los peores meses de mi vida. Los médicos siempre me decían la dependencia que un bebé tiene de su madre, lo que no sabía era lo que yo dependería de él, emocional y físicamente. Trabajos hay muchos, posparto solo uno, me duele haber perdido esos momentos tan valiosos que nunca volverán». Alicia Rodríguez

«Soy trabajadora autónoma y mamá de un bebé de justo ahora seis semanas. Antes de darme de baja, fui a hablar con uno de mis clientes (una entidad pública) para informarles de que en principio cogería la baja de seis semanas, pero dejando adelantado el trabajo de todo ese tiempo para que no tuviesen necesidad de cubrir mi puesto, en parte por miedo mío a que alguien me pudiera suplir y que a la vuelta de mi baja decidieran prescindir de mis servicios. Sin haberme incorporado todavía, han estado pidiéndome "favores" durante todas estas semanas, siempre me decían "Ay, no queríamos molestar", pero la petición ahí quedaba y, salvo en una ocasión que me parecía ya un abuso extremo..., he terminado cediendo en todo. Total, que esta semana me incorporaba a trabajar con la baja que disfrutamos los autónomos a media jornada para poderle hacer a este cliente los trabajos que requiera, pero tengo la sensación (y mi entorno también) de que nunca he dejado de trabajar para este... Me da pena que la situación laboral sea tan precaria que, sin quererlo, nos veamos obligadas a renunciar al disfrute pleno de nuestra baja, porque está claro que yo podía haberme negado en redondo, pero quién sabe si las consecuencias serían peores... Deberían ser conscientes de lo que implica esta baja, porque es un periodo que para nada es de descanso como creo que se piensa en las empresas... Decir que la situación de mi pareja no es diferente y también se ha visto obligado a responder a ciertas peticiones de la empresa durante su baja». Marina

«Te escribo para contarte mi reciente incorporación al trabajo (hace una semana) y la experiencia con la lactancia materna. En mi caso, la lactancia materna exclusiva ha sido perfecta desde el principio a pesar de ser mamá primeriza, igual algo ha ayudado haber leído tus libros durante el embarazo. En mi caso, trabajo a turnos, dos días trabajo mañana y tarde seguidas (trece horas), y el tercer día hago noche (once horas) y después cinco días libres. Estaba tan asustada de cómo íbamos a llevarlo, con tantas horas separadas de mi pequeño, y para más inri trabajo a trescientos treinta kilómetros de casa, con lo que para poder mantener la lactancia nos toca hacer malabarismos. Nos subimos mi pareja, el peque y yo al piso que tengo de alquiler con compañeros del trabajo, y allí pasan mis largas jornadas de trabajo papá y el peque. El día antes de incorporarme, miraba al chiquitín y lloraba solo de pensar en lo duro que sería, habíamos pasado cinco meses pegados como si él fuera una prolongación de mi cuerpo y ahora debíamos enfrentarnos a tantas horas separados. Y el miedo que tenía de que después prefiriera el bibe antes que el pecho... Cuando me reincorporé, al volver a saludar a la gente, socializar y ponerme al día con el trabajo me sentía bien como persona, era un poco más yo misma, aunque en todo momento en mi cabeza estaba el bebé. A las tres horas y media subí a la improvisada sala de lactancia que me han habilitado mientras me preparan la de verdad, así que ahora me extraigo leche en el despacho del subdirector médico, ya que no hay actualmente. A pesar de ser funcionaria, tuve que solicitar la sala de lactancia al director formalmente y no es que hayan sido muy rápidos en prepararla, por lo que he tenido que adaptarme. No puedo quejarme, ya que por lo menos no me ponen pegas para que vaya a extraerme, pero sí que es un follón, pues para hacerlo tengo que avisar al jefe para que mande un relevo, salir a un edificio que no es en el que trabajo y cruzar con mi bolsa llena de sacaleches, cargador, bolsas de extracción... Cada vez que iba a sacarme, mi chico me decía que estaban bien, que estaba comiendo en biberón bien (ya habíamos practicado con diferentes biberones hasta que dimos con el que cogía bien) y estaba durmiendo siestas más cortas, pero al menos lo hacía. El primer día durante la tarde no paraba de mirar el reloj, estaba deseando llegar a casa, me faltaba una parte de mí, estaba incompleta sin mi hijo. Conforme se acercaba la hora de salir sentía mariposas en el estómago, como cuando eres adolescente y tienes un superplán o una cita. Pues yo tenía esos nervios en el estómago porque tenía que encontrarme con el niño de mi vida. Fiché la salida con una sonrisa de oreja a oreja. Y al llegar a casa, el peque estaba relajado con papá. ¡Estaba genial! Al mirarlo rompí a llorar, lo abracé fuerte y no quería separarme de él. El pobre también lloró, creo que un poco por empatía de verme a mí llorar. Y cuando me lo puse al pecho fue una sensación tan bonita, uno de los momentos más especiales que he vivido con mi hijo por la alta carga emocional. Es que al volver tenía la sensación de haberlo abandonado (por supuesto que no era así, estaba con su padre y yo volví en el tiempo imprescindible). La noche, para mi sorpresa, fue una normal, algo más enganchado al pecho y ya está. Duerme con nosotros en la cama y tanto para él como para mí esa noche bien pegados es genial. El segundo día también me costó irme a trabajar, pero fue menos duro, ya que sabía que estaban sin mí mejor de lo que esperaba y al final del día volvería y todo estaría como debía. Hoy día aún no he hecho noche, que es lo que más miedo me da, ya que duerme pegado a mamá y tiene barra libre de teta. Cuando tiene hambre busca y si no encuentra me da un par de cabezazos hasta que aparece la teta cerca de su cara. Igual eso es más complicado, pero confío y espero (aunque con nervios, la verdad) que tenga la misma capacidad de adaptación que durante el día, y aunque no dormirá del tirón como con mamá, que pasen la noche aceptable hasta que normalice estar sin mí. Ahora mismo solo he trabajado un ciclo y sin noche, pero cruzo los dedos para que lo siga llevando así de bien y siga queriendo pecho cuando mamá vuelve del trabajo, por-

que me parece algo muy bonito que tengo con mi hijo y encima tan beneficioso para ambos. Me encantaría poder darle pecho como mínimo hasta que cumpla el año y pueda tomar leche de vaca, pero sé que va a ser difícil, por lo que he decidido alargar todo lo que pueda la lactancia y considerar cada ciclo que pase con éxito una batalla ganada. Llegará el día en que pierda, porque no, los números uno no ganan todo siempre, pero hay que disfrutar de la victoria mientras dure».
Maribel B. G.

····································

«**Gaël llegó al mundo en verano,** yo estaba de baja desde hacía poco, quizá un par de semanas. Mi pareja y yo teletrabajábamos para la misma empresa y podíamos gozar de la baja de ma/paternidad de dieciséis semanas más dos de lactancia. Aún no sabíamos que con eso no teníamos ni para empezar. Comencé la maternidad con problemas varios en la lactancia. Yo tenía grietas y mucho dolor que no cesaba. Ansiaba el momento ese "mágico" del que tanto hablaban de conexión y disfrute durante el amamantamiento que yo no sentía por el dolor. Tras ver a varias IBCLC todo parecía estar bien, pero yo seguía con dolor en cada toma y me aconsejaron ver a una fisio pediátrica. Nos dijeron que el peque tenía alguna tensión y nos fue bien con los ejercicios que nos mandaron. Aun así, los primeros tres meses no fueron un camino de rosas. Me

empeñé mucho en conseguir mi lactancia materna exclusiva y no tiré la toalla. Así, tras unos meses de dolor, cuando empezaba a ver la luz y a disfrutar de mi lactancia, ya tocaba incorporarse al trabajo. Ni que decir tiene que no estaba lista para despegarme de mi cachorro. Empecé a sentir presión por tener que "producir" y "cumplir" con la empresa y a la vez con mi hijo. Me agobiaba pensar que esto no era compatible de ninguna de las maneras. La baja acababa y yo no estaba en mi cien por cien, ¿quién lo está después de dieciséis semanas posparto en que cambia toda tu vida? Por esto mi médico evaluó mi situación, y empático y con mucha delicadeza, me dijo: "No te preocupes, lo que sientes es normal. No se puede ser *superwoman*. Ahora, dedícate a tu hijo que te necesita y recupérate. Cuando estés lista para volver, hablamos". Todo el mundo me decía que tenía suerte por poder trabajar desde casa, que así era mucho más fácil ocuparse del bebé y la lactancia. Me incorporé al trabajo, tras la baja médica y con mucha presión de la empresa a los seis meses de Gaël. Yo estaba en mi habitación tratando de trabajar y Gaël por la casa con su papá, a quien le tocaba disfrutar su baja. Yo ya empezaba a sentir que no estaba para él como debía. Cuando a mi pareja le tocó volver a trabajar, no aguantamos ni una semana. Mandarlo a la guardería no era una opción, ya que implicaba separarme de él demasiadas horas. Implicaba el comienzo del destete. Yo quería mantener la lactancia y tenerlo cerca, así que decidimos que él dejaría el trabajo para ocuparse de Gaël, así yo podía seguir dándole pecho y tenerlo en casa. Parecía idílico en mi cabeza, pero no, no era tan fácil como pensé que sería. Sentía que no estaba ni trabajando ni con mi hijo como me gustaría. Por un lado, quería estar con él, ejercer de mamá y, por otro, quería volver a ser mi yo individual: Lourdes trabajadora, hablar de otras cosas y desconectar de la maternidad. Me sentía culpable por pensar así y cada vez que lo oía, tenía la necesidad de salir de la habitación a darle el pecho para que no se olvidara de que tenía una madre que lo quería... Tenía la sensación de estar fallándole por no ser yo la que dejó el trabajo. Creo que de los sentimientos negativos que acompañan el posparto el más recurrente es la culpa. Esa culpa que no nos deja tranquilas. Una vez me dijeron que cuando nace tu bebé, a casa te llevas tu bebé y tu culpa. A pesar de todo, puedo decir que soy muy afortunada de poder mantener esa lactancia a demanda sin separación ni turnos locos en el trabajo. Me alegro de haber insistido en los comienzos, de haberme informado y de no haber tirado la toalla, porque aún hoy disfruto cada minuto que amamanto a mi bebé. Disfruto de oírlo por casa mientras teletrabajo, llorar y reír y poder salir de la habitación a calmarlo o reír con él y con su papá». Lourdes Calvo

....

«Desde que soy mamá y una vez acabada la baja laboral de los cuatro meses, he estado en casa teletrabajando. Al principio con mi bebé a solas —misión imposible estar sentada cinco minutos sin que te reclame—. Después, tuve que buscar a una niñera que viniera unas horas a casa. Finalmente, ya con quince meses, está en la guardería, y he decidido ser donante de leche materna. Me hace muy feliz que mi banco de leche sea para donar. Siento que la lactancia puede arropar a muchas mamás desde la distancia». Paula Lahoz

....

«**A mí lo que me gustaría contar son las facilidades** que puso mi empresa. Imagino que tendrás relatos de mujeres que te cuentan que se han sacado la leche en cualquier sitio, pero yo solo puedo decirte que he tenido la suerte de trabajar en una empresa que cuando rediseñó su edificio, la arquitecta que lo hizo proyectó una sala de lactancia. Y fue raro, porque es una empresa en la que mayoritariamente trabajan hombres. Cuando volví tenía la sala para mí, era de ensueño: luz natural, un sofá, un balancín, podía echar la cortina y nadie me veía..., realmente tuve mucha suerte. Hice extracciones hasta el año y medio, cuando me cansé del sacaleches y el niño casi no quería la leche». R. A.

....

«**Soy Elisa, ginecóloga y madre de dos niños.** Con el primero estuve once meses con lactancia y con la segunda la mantengo y tiene doce meses. Me incorporé a pasar consulta desde las dieciséis semanas y hago guardias de veinticuatro horas desde los seis meses de vida de mis dos hijos. En ningún momento reduje tomas en casa ni les di biberones para adaptarlos a mi incorporación. Simplemente nos adaptamos. Si estoy en casa, mucha teta y, si no estoy, mi marido le da un biberón. El sacaleches Elvie me salva la vida, me lo pongo en el trabajo cuando necesito sacarme, ¡hasta he hecho cesáreas con él puesto! He llegado a volver a casa con un litro de leche materna porque tengo mucha producción, aunque con el tiempo va mejor y no tengo tanta necesidad de sacarme. Es cierto que mi marido es el que lo pasa, cuando estoy de guardia y quieren la teta por la noche, pero sobrevive y no se estresa. Creo que la clave es no estresarse, yo lo vivo con naturalidad, disfruto la lactancia y vivo el momento, según surgen las cosas nos adaptamos». Elisa Moreno

....

«**Mi vuelta al trabajo fue lo más difícil por lo que he tenido que pasar en mi vida.** La separación de mi bebé fue traumática, para mi bebé y para mí. El día número uno de mi vuelta, se rompieron las pocas rutinas que había, especialmente durante la noche. Volver a jornada completa, con unos horarios bastante complicados trabajando también los sábados, y en los que, extraerme leche era misión casi imposible (mi empresa no me negaba hacerlo, pero tampoco sentí empatía en ningún momento llegando a sentirme mal por hacerlo cuando mis pechos estaban a punto de explotar y porque no me quedaba más remedio...). Estuve unos meses extrayendo leche y todo fue complicado: extrae, guarda en nevera, transporta hasta casa en transporte público, congela..., pero todo por mi bebé. Pero llegó un día en que tuve que comenzar con lactancia mixta porque el banco de leche se acabó. ¿Y ahora qué? Pues muy culpable me sentía también por esto... ¡Me invadía la culpabilidad por todo! Yo llegué a entrar en depresión. Cada mañana me iba llorando, la tristeza me invadía por separarme de mi hija, pensé que sería algo "normal", pero seguía igual semana tras semana y nadie podía ayudarme. Mi pareja no podía hacer nada..., solo escucharme y animarme. Finalmente tuve que pedir una reducción de jornada para poder pasar más tiempo con mi hija. Actualmente seguimos con lactancia mixta, bibi con abuelos y teti a demanda cuando está conmigo. Mami feliz = bebé feliz. Muchas consultas os he hecho a través del canal de LactApp, hacéis una labor increíble y me habéis ayudado tanto... Para terminar, tengo la gran suerte de contar con mis padres para el cuidado de mi peque en ausencia de sus papis. ¡Benditos abuelos! ¿Qué haríamos sin ellos? Les agradezco desde aquí toda su ayuda». Tamara

....

«Me propuse dos cosas: no destetarlo antes de haber introducido otros alimentos y evitar el sacaleches porque nunca soporté esa máquina y la sensación que me provocaba al tirar del pezón, además, lo que conseguía sacar era mísero. Era el tercer hijo y no había tenido antes ningún problema dando el pecho, ni mastitis ni dolor ni sensación de esclavitud, nada. Cogí dos meses de baja para luego poder incorporarme a media jornada. De ese modo, podría alargar unos cuatro o cinco meses (entre las semanas que me quedaban y la compactación de la lactancia) trabajando cuatro horas diarias y el resto poder estar con mi bebé. Con suerte, solo me saltaría una toma y habíamos decidido que se la daríamos de leche de fórmula. El primer día, salgo para el trabajo, de nueve a una, era nada y en breve volvía. La persona que se quedaba a cargo del niño tranquila, con el biberón y el pote de leche preparado. Llamada a media mañana, que después de un buen rato para que aceptara y se cogiera a la tetina, lo ha echado todo. Corre, vuelve, suerte que para entonces trabajaba a cinco minutos de casa yendo en moto, dale el pecho, sácialo. Mañana probaremos otra leche a ver qué pasa. El mismo resultado. Visita al pediatra, que saca la leche en cuanto la traga y, si consigue no vomitarla, entonces luego se va en diarreas. "Pruebas", dijo la pediatra. Pasear a un bebé de dos meses, análisis de sangre, la jeringuilla era más grande que su pequeño brazo, sujétalo para que no se mueva. Y su padre: "Yo no voy que me mareo de ver sangre". El resultado de todas esas pruebas fue que no había alergia, menos mal, era lo más delicado, pero sí intolerancia. Intolerancia a la proteína de la leche. Probamos entonces un

par o tres de leches hidrolizadas que nos recetaron, pero el resultado siempre era el mismo: vómitos, diarreas, retortijones. Así que la conclusión fue esta: solo leche materna hasta los seis meses en que empezáramos a introducir otros alimentos. Mejor evitar cualquier lácteo hasta que dejáramos la lactancia. Y, de repente, empezar a revisar los etiquetados de los alimentos, la cantidad de productos que llevan derivados lácteos es inmensa, cambiar la leche por bebida de avena, abandonar el queso, muy a mi pesar, hasta nuevo aviso. Y lo que yo me había negado a hacer desde el principio, cada mañana, después de tirar durante la noche de un solo pecho para que el otro estuviera bien lleno, ordeñarme. Saqué leche durante cuatro meses de mis pechos, entonces sí, doloridos, para no faltar en el trabajo, para que el niño estuviera sano y creciera bien. En cuanto fue algo mayor, la cantidad que sacaba no era suficiente y nos permitieron complementarlo con leche de arroz. No era muy nutritiva, pero al menos se saciaba hasta que volvía yo de trabajar corriendo. Suerte que es el tercero, pensé, y lo llevé bien. Hoy, volvería a hacer lo mismo».
Sandra Freijomil

· ·

«**Trabajo como personal directivo en un organismo público.** Aunque maternidad, conciliación y empleo público suena como más fácil, lo cierto es que tengo un trabajo que me exige mucha dedicación y que tiene un plus de estrés añadido. Desde que me quedé embarazada tenía muy claro que quería dar el pecho, y también que quería que la lactancia con mi bebé durase todo el tiempo que a ambos nos apeteciera. Lo primero que hice cuando volví al trabajo fue poner límites para tener mi tiempo, pero haciéndolo de modo explícito y transparente. Pedí una adaptación del horario de trabajo, para poder entrar a las nueve de la mañana. Así puedo dar el pecho tranquilamente a primera hora, vestir al peque y dejarlo en su guardería. Luego reservé una hora durante la mañana para sacarme leche, e hice unos carteles para la puerta de mi despacho, como los de "No molestar" de los hoteles, donde pone "Madre lactante". Nadie entra ni toca la puerta cuando lo uso, claro... En esa hora, mando correos electrónicos, hago llamadas de teléfono... incluso he estado conectada en más de una ocasión en una videoconferencia con el sacaleches puesto. Enciendo micro, apago sacaleches. Y subo la cámara para que solo se me vea la cara. Así fueron los primeros meses, muy duros. Pero hice todo lo que pude para que se visibilizara que estoy dando el pecho, porque conciliar trabajo y lactancia, creo yo, empieza por no tener vergüenza. Luego mi cuerpo y mi bebé se han ido sincronizando. La alimentación complementaria supuso un antes y un

después. Ya no me sube tanto la leche y puedo prescindir de la hora del sacaleches si no voy a extender demasiado la jornada, porque el peque solo mama a la hora de dormir y cuando se despierta. Le ofrezco el pecho en otros momentos del día, y a veces lo toma y a veces no. Cuando tiene miedo, está estresado o muy cansado, sabe que estoy ahí para calmarlo y consolarlo. Manuel tiene catorce meses y, por ahora, estamos equilibrados, así que ni me he planteado destetar. La gente me pregunta hasta cuándo daré el pecho, me dicen que si es una esclavitud, que mira tú cómo aguanto sin café las jornadas de trabajo... Pero yo pienso en los beneficios que tiene la lactancia para el peque, físicos y emocionales, y todos los sacrificios me parecen poca cosa».
Yazmina León

«Tras el parto de mi primer y único hijo, empecé a darle vueltas al hecho de mi vuelta a la "normalidad" (la vuelta al trabajo). Con el permiso de maternidad actual de dieciséis semanas y la posibilidad de compactar la lactancia, se me presentaba la situación de tener que incorporarme de nuevo al trabajo con un niño de menos de cinco meses a quien no tenía (ni quería) con quién dejar para que lo cuidaran mientras yo estaba en el trabajo. Estuve días y noches dándole vueltas a la idea de cómo gestionar la futura situación personal/familiar y laboral. En mi mente no había cabida al hecho de dejar a mi hijo tan pequeño en una guardería (eso si tenía la suerte de poder dejarlo en alguna de ellas, ¡obviamente pagando!) mientras yo me iba al trabajo, y estar ocho o diez horas pensando en él y con la única idea en mi mente de que "alguien" (que no era yo) estaba cuidando de mi hijo. Tras toda una baraja de posibilidades que estuvimos mi pareja y yo meditando, mi jefe me hizo la propuesta de reincorporarme al trabajo antes de finalizar mi permiso de maternidad, a media jornada y modalidad telemática. ¡No me lo podía creer! Mi única preocupación en ese momento era cómo podría lidiar con la vida personal/familiar y profesional y se me presentó la gran oportunidad: poder realizarme a nivel profesional sin perder la posibilidad de dar los cuidados a mi hijo (poder estar con él y seguir con la lactancia materna exclusiva que le estaba dando y quería darle hasta lo más tarde posible). Así pues, mi reincorporación al mundo laboral ha sido de lo más agradable y llevadera. Tengo un jefe al que le estoy muy agradecida por brindarme esta oportunidad, ya que me he podido reincorporar de nuevo pudiéndome sentir de nuevo "una más" en la sociedad y el mundo laboral, a la vez que no he tenido que dejar a mi pequeño en manos de otros y he podido darle lo mejor de mí en cada una de las gotas de mi leche». Anónimo

«**Soy mamá de Lucas, que tiene seis años, y de Olivia, de ocho meses.** Las dos vueltas al trabajo fueron muy diferentes. Con Lucas trabajaba en un centro en el cual no teníamos ninguna sala ni posibilidad de poder sacarme leche durante la jornada laboral, así que mientras me duró el permiso de lactancia podía ir a casa de mis padres, que vivían a diez minutos, para sacarme leche. Pude mantener la lactancia materna hasta los nueve meses y después ya empezó a tener más interés por la alimentación complementaria y la entrada a la escuela infantil me hicieron dar el paso a la lactancia mixta. El destete se produjo a los once meses. Con Olivia ha sido totalmente diferente. Por conciliación familiar tuve que coger el permiso de lactancia compactado y me incorporé cuando ella tenía cinco meses. Esta vez tenía una sala en la cual podía usar el sacaleches y así pude mantener la lactancia materna en exclusividad casi hasta el día de hoy. Las sensaciones de sacaleches y nevera arriba y abajo han sido duras psicológicamente (empecé terapia incluso porque la culpa ya se hacía muy grande por volver a trabajar y por no usar leche de fórmula como TODOS sugieren, sin escuchar lo que realmente tú quieres). Ojalá ayude a muchas mamás». Antonia

«**Ahora con el tiempo parece hasta casi olvidado,** pero para mí fue un momento muy angustioso y duro. Soy Marta, de cuarenta años, trabajo en una conocida empresa de ropa española a nivel mundial. Doy a luz en noviembre de 2018 y, tras mi permiso de maternidad, lactancia, vacaciones y una primera excedencia, decido que no estoy preparada para incorporarme todavía. Quiero seguir disfrutando de tener a mi bebé en mis brazos y pasarme horas dándole el pecho mientras miro su linda carita. No había nada más sacrificado y a la vez más satisfactorio en esa etapa. Llega el momento en el que se acaba mi excedencia y veo que no estoy preparada para volver al trabajo y decido ampliarla unos meses más, hasta el 27 de febrero de 2019. Primero hablo con mi marido de la situación y me apoya y entiende que quiera estar con mi hijo más tiempo. Pasado el susto inicial de tener que incorporarme cuando todavía no me sentía preparada, vuelvo a respirar con calma. Los nervios de explicarle a mi marido que no quería volver a un trabajo del que nunca me he sentido orgullosa ni tampoco estoy satisfecha económicamente y que prefería quedarme cuidando de mi bebé me incomodaron. No quería dar explicaciones de por qué no quería volver, simplemente deseaba seguir ejerciendo de madre veinticuatro horas al día, siete días a la semana, porque era lo que más feliz me hacía en esos momentos. Lo más fácil fue decírselo a mi madre, siempre he tenido su apoyo en lo relacionado a la maternidad. Será porque ella sabe bien de lo que le hablo y es quien mejor me conoce. Pero la segunda excedencia iba acabándose, mi hijo tenía quince meses y yo por momentos sentía que necesitaba hacer otra cosa que no fueran pañales y comida de bebé. Ahora sí era el momento de retomar mi vida laboral. Pero en mi cabeza había una conversación que se repetía y repetía una y otra vez. Era el momento en el que me tendría que reunir con la jefa de Recursos Humanos de mi empresa y pedirle la reducción de jornada para poder conciliar maternidad y trabajo. En cada toma nocturna repasaba todo lo que le quería decir, que no deseaba tener una jornada laboral completa porque mi hijo seguía demandando mi pecho y mi atención, y yo quería estar con él para calmarlo. Que no podría tener el horario de antes porque cerrar un comercio a las diez de la noche no es compatible con acostar a un bebé que necesita de su mamá para bañarse, relajarse y dormir con su mayor figura de apego. Que no quería trabajar más domingos ni festivos, que tengo una familia de la que quiero disfrutar... Por lo que mi cabeza no paraba de darle vueltas al tema, en cada toma de pecho de madrugada (mi hijo se despertaba hasta siete veces en la noche) practicaba un discurso que casi memoricé. También ensayé mi actitud ante mi jefa dura e inamovible o dulce para que tuviera compasión de mí. Ella era madre de dos, tal vez me entendiera... Y llegó el día de reunirnos, estaba como un flan. Llevaba apuntadas mis dudas para que no se me olvidara nada y un pequeño esquema de mi discurso tantas y tantas veces ensayado. Había optado por ser firme y no perder en ningún momento los papeles con ella si no me daba lo que quería, porque estaba dispuesta a renunciar a mi trabajo por el niño si tenía que llegar a casa a altas horas de la noche. Y según entré al despacho empecé a tartamudear, la boca seca y me vine abajo en la segunda frase. Fui muy sincera con ella y le expliqué que sentía pánico hacia esa conversación porque decidiría mi futuro profesional y como madre. Las lágrimas asomaban a mis ojos, soy muy sensible y la maternidad me ha hecho descubrir otra cara más emocional aún en mí. Salí bastante satisfecha con el resultado, ya que conseguí un horario completamente compatible con lo que yo tenía planteado, pero muy decepcionada conmigo misma. Yo no quería dar esa imagen de madre "blandengue", me creía fuerte y capaz de hablar sin emocionarme y no fue así. Salió la auténtica Marta en uno de los momentos más incómodos de mi vida, ahora lo recuerdo como si no fuera para tanto, pero mi sensibilidad me desbordó. Ser madre me ha cambiado la manera de ver la vida y de saber cuáles son mis prioridades».

Marta

«**Con mi primera hija Carey, tenía ocho meses y volví al trabajo en plena pandemia.** Se quedaba con mi madre (su abuela) y todas estábamos tranquilas, la peque no notaba mucho mi ausencia ni tuvo crisis de separación. Yo me iba tranquila al trabajo, sabía que estaba bien; mi madre disfrutó mucho de ella, su primera nieta y estaba encantada. Nunca fue a la guardería, directamente empezó párvulos y le costó bastante adaptarse. En cambio, con mi segunda hija Carina, a los cinco meses la tuve que dejar con mis padres, que se iban alternando cada día uno porque mi madre trabajaba tres días a la semana, entonces tenía que despertar a mi padre porque él (abuelo) trabaja de noche. Sí, se acuesta a las cinco de la mañana y a las ocho tiene que despertarse para venir a cuidar de la pequeña. Con Carina el jueves que volvía al trabajo me fui llorando, me costó mucho dejarla porque era muy pequeña, ya sé que estaba en buenas manos, pero para mi padre es más complicado, enseguida se le hace un mundo todo y no está acostumbrado a cuidar un bebé y luego que tiene sus costumbres, método tradicional. Con él siempre he chocado mucho y desde que nacieron mis hijas nos distanciamos mucho más. Carina sí que notó mi ausencia, me buscaba cuando no estaba, y mis padres se hacían cargo por la mañana de la pequeña y después a las doce y media tenían que ir a buscar a la mayor de tres años y darle de comer a una y luego a la otra porque Carey a veces quiere que se le dé de comer. En este caso mis padres están más agobiados porque ya no es una, sino dos nietas que cuidar, cinco días a la semana y, a veces, se han juntado con la tercera nieta, hija de mi hermano, que tiene un año, así que dos bebés y una niña que necesita que estén por ella y no sentirse desplazada. Hoy en día para tener un hijo se necesita tiempo y, tal como están las cosas, dinero». Jenny

«**Me gustaría compartir con vosotras nuestras dos historias de lactancia, marcadas por los horarios tan injustos que tenemos las mujeres farmacéuticas y que nos dificultan mucho la conciliación familiar.** Me llamo Ester, tengo treinta y cinco años y vivo en Olot (Girona, la Garrotxa). El primer hijo llegó en septiembre de 2019, un parto de diez horas aproximadamente, fue muy intenso y emocionante, le tengo muy buen recuerdo y una estima especial. Al final fue un parto vaginal normal con epidural, la matrona encantadora y muy trabajadora. Un recuerdo que nunca olvidaremos. La lactancia materna empezaba muy bien. El niño se agarró sin dificultad él solito, sin grietas, sin mastitis, sin complicaciones, pero con MUCHAS dudas al

respecto. Dudaba de mí y de mi leche, ¿tendrá suficiente? Además, era un bebé "quejica" y eso me hacía pensar que se quedaba con hambre. Con la lactancia no nos sentimos muy respaldados, al contrario, ni la pediatra ni las enfermeras pediátricas nos informaban de ningún tema de lactancia. Al final gracias a mi tozudez y a mi formación en lactancia materna tuve las respuestas necesarias para seguir adelante con la lactancia. Llegó la terrible incorporación al trabajo. Para mí, la parte más dura de la maternidad, qué mal lo paso siempre. Tuve pocos meses de baja de maternidad (unos tres meses), la vuelta al trabajo fue especialmente dura, me costaba concentrarme y echaba mucho de menos al peque. ¿Los horarios? No se adaptan para nada a nuestras necesidades. De nueve a una y de cuatro a ocho, traba- jando los sábados y algunos domingos de guardia... Llegaba a casa supertarde y me estaba una hora "enchufada" al sacaleches de Medela sin poder moverme. Horrible. Lo recuerdo con mucha frustración. Además, llegaba y el bebé ya dormía, claro, y yo sin verlo. Me ponía triste. Con mucha lucha y mucho esfuerzo hicimos dos años de lactancia materna. Se terminó por su parte al yo quedarme otra vez embarazada. El segundo hijo llegó en mayo de 2022. Un parto de justo tres horas. Fue como un relámpago, salió muy deprisa, sin ayuda y sin epidural. Fue una experiencia increíble, no tengo palabras para describir lo que sentí, ¡¡¡fue maravilloso!!! Animo a todas las mujeres a que, si la vida les ofrece la oportunidad de tener un parto vaginal sin epidural, lo experimenten. Es fascinante».
Ester

....

«Yo soy autónoma, tengo un salón de belleza y trabajé hasta último momento (cosa que si tengo un segundo no volvería hacer). Cuando nació Enzo todo fue superbién, una lactancia un poco difícil, pero cuando conseguimos llevarlo bien él tenía veinte días, en una de las revisiones nos dicen que nos vayamos de urgencias a Sant Joan de Déu, que el niño tiene hidrocefalia y hay que operar de urgencias; al llegar lo entuban para operarlo al día siguiente, el peque ya no puede comer más y a mí me dejan un sacaleches enorme del hospital. Todo sale bien, y aunque estamos cinco días ingresados, Enzo al estar con suero tiene poca hambre y yo después de cada toma me saco algo de leche porque me siento muy llena, nos dan el alta, nada más llegar a casa me llama la chica que he contratado para que me cubra mi baja maternal para decirme que está enferma: la agenda de clientes está llena y no me queda otra que volver a trabajar... La vuelta fue horrorosa, me sentía mal por dejar a mi hijo recién operado, los tres primeros días hacía que él y su padre se vinieran conmigo al salón para poderle dar el pecho, pero, claro, el peque solo quería contacto conmigo y a mí cada vez que lo escuchaba llorar me daban pinchazos en los pechos y sufría. Al final decidimos que se quedaban en casa y les dejaba leche, pero el peque las cuatro horas que yo estaba fuera no quería comer, mis pechos tampoco aguantaban ni dos horas sin sacar leche, por culpa del sacaleches del hospital tuve una sobreproducción y me tenía que sacar la leche después de cada toma, recuerdo estar trabajando y mirarme en el espejo y caer las gotas de leche a través de la ropa, o llegar a casa y no poder quitarme el jersey del dolor de brazos por los pechos... Fue una odisea, dos meses llenos de nerviosismo, de viajes a casa entre cliente y cliente (trabajo a diez minutos de casa), pero bueno, Enzo tiene veintitrés meses, seguimos con lactancia materna, y eso lo recordaremos siempre». Ma. Bo.

....

«Mi familia de cuatro y yo vivimos en Estados Unidos. Los dos somos profesores y tenemos dos niños. La historia de esta lactancia es la de nuestro segundo hijo, se titula *Boobber*, una mezcla de *boob* (teta) y Uber. El bebé tenía cinco meses en agosto cuando yo empezaba un nuevo curso y tenía que volver al trabajo. Mi marido y yo estábamos tramitando un cambio de visado y él estaba a la espera de los papeles para poder empezar a trabajar. Nuestro antiguo casero había decidido vender la casa que alquilábamos ese verano y nos habíamos mudado a unos veinticinco minutos de mi trabajo. Mi marido se iba a quedar en casa cuidando del bebé mientras yo trabajaba, desde las siete y media hasta las cuatro y media que yo volvía a casa. El plan era sacarme leche en el trabajo y que mi marido le diese los biberones en casa. Pero, claro, el bebé no probó ni una sola gota de leche el primer día y yo no pude sacarme ni una sola gota de leche con las prisas de mi cole. Creo que ya ese primer día mi marido me trajo al niño derrapando a mi colegio entre llantos. Y ese fue el plan de cada día. Mi marido me trajo al bebé dos veces al día durante casi dos meses y una vez al día hasta que llegó finales de diciembre. Yo pedí añadir unos minutos extras a los escasos trece minutos de recreo que tenía dos veces al día. Salía corriendo al aparcamiento, daba de comer al bebé y animaba al padre y volvía a clase como si nada. En noviembre, después de muchos kilómetros y dólares gastados en gasolina, decidimos probar a hacer solo un viaje porque el bebé ya comía bastante comida y funcionó. Y ya después de las vacaciones de Navidad, el papá empezó a trabajar y pasábamos toda la mañana sin vernos y el bebé aguantaba bastante bien. Ahora el niño tiene dos años y medio y seguimos con la lactancia. Fue un gran esfuerzo familiar, pero estoy muy orgullosa del trabajo que hicimos en equipo para mantener la lactancia con nuestro hijo». Sonia

«Me llamo Elena, y hace tres semanas que volví a trabajar. Y me siento una privilegiada. Yo soy autónoma, pero mi principal cliente es una pequeña empresa inglesa que me ha puesto las cosas muy fáciles. Trabajé hasta el último día del embarazo, eso sí, rompí aguas frente a la pantalla del ordenador. Pero he podido disfrutar de seis meses de baja. Una vez cumplidas las dieciséis semanas de la seguridad social, hablé con mis jefes, y ellos me sugirieron que extendiera la baja a los seis meses. Uno de ellos tiene hijos y era consciente de que a partir de ese momento podríamos empezar la alimentación complementaria y que eso quizá nos pondría las cosas más fáciles. Y aunque soy autónoma y normalmente facturo por las horas de trabajo, me han dado apoyo económico durante el tiempo de la baja para facilitarme las cosas. Ahora estoy trabajando de nueve a dos, Alexandre tiene casi siete meses y pasa las mañanas con su padre. Como trabajo desde casa, hacemos una pausa de teta a media mañana. Es maravilloso salir del despacho y pasar un rato con mi bebé, al que siempre se le ilumina la cara cuando llego. Es verdad que a veces me alargo más de lo que debería y que la pausa me rompe la mañana y me impide concentrarme tanto como quisiera en el trabajo. Pero ¡en unos meses, cuando la baja de papá se termine, Alexandre empezará en la escuela infantil y se terminarán también las pausas de teta, así que tenemos que aprovechar! Si puedo, me saco leche en algún momento de la mañana, aunque no cada día. Así tienen algo de leche por si les hace falta, que se bebe en un vasito, nunca le ha interesado el biberón. Si no, la usamos para hacer helados de leche materna con un poquito de fruta. ¡Le encantan! Y, ¡por la tarde y por la noche, teta a demanda, como siempre! Trabajar desde casa tiene sus problemas, está claro. Es muy duro escucharlo llorar y no poder atenderlo. Y poder hacer pausas es maravilloso, pero cuando tengo mucho trabajo, también son una fuente de mucho estrés. Aun así, no lo cambio por nada. Ojalá todas las mamás tuvieran la suerte que tengo yo». Elena

«Deseaba ser madre, pero al mismo tiempo temía poder combinar la maternidad con mi vida laboral porque era autónoma y me encantaba dedicarle muchas horas al día a mi trabajo. Planifiqué destinar dos o tres semanas al posparto y luego trabajar en remoto con el bebé a la teta. Pero llegó mi bebé y puso mi mundo patas arriba..., tanto que incluso no quise volver a trabajar. El posparto resultó ser mucho más complicado de lo que había previsto. La lactancia, mi cuerpo, las emociones..., me sentí superada por la situación y al mismo tiempo, me sentía feliz, conectada con ese momento vital. No solo me tomé toda la baja por maternidad, sino que, además, reestructuré mi negocio para que me sustituyera mi pareja y pude disfrutar de mi bebé un año entero. Fui muy afortunada. También es cierto que cuando llegó el momento, la reincorporación fue difícil porque me sentí desactualizada, desentrenada y mucho menos interesada en mantener horarios maratonianos. Supongo que gané en eficiencia…, pero ya te digo que no fue sencillo adaptarme al cambio que yo misma había iniciado». María Berruezo

---

«Mi pequeña nació el 28 de marzo y el 3 de julio volví a trabajar, antes de acabar el permiso de las dieciséis semanas y de disfrutar la lactancia. El padre también trabajó durante el mes de junio, y cuando yo me reincorporé al trabajo, él continuó su permiso de paternidad. Lo hemos tenido que hacer así, porque si no, teníamos varias semanas en las que no sabíamos adónde llevar al bebé, ya que la escuela infantil empieza el 7 de septiembre con la adaptación. Somos lactancia materna exclusiva y hasta mi incorporación había rechazado siempre el biberón (aun siendo con leche recién extraída), pero por suerte tomó el biberón durante el mes que estuve trabajando sin problema. También tengo que decir que desde mi empresa me facilitaron que trajeran a la peque en una de las tomas, y así reducir el tiempo sin su teta. Ahora estoy disfrutando de lo que me queda de permiso y lactancia y conseguimos mantener la lactancia materna exclusiva». Nerea

---

«Soy autónoma, aquí podría acabar el relato, pero no, voy a contar un poco más. Soy profesora de extraescolares y mi pequeña nació a finales de marzo, por lo que en un principio era genial porque claro, hasta octubre no vuelven a comenzar las actividades extraescolares, pero… Para poder contratar a una persona que me sustituyese en las clases durante marzo, abril y mayo, y vamos a decirlo claro, beneficiarme de las ayudas del pago a la Seguridad Social, tuve que cogerme mi baja por maternidad ya en la semana treinta y seis de mi gestación, y con tan mala suerte que mi niña nació en la semana 41 + 6, con lo cual, mi retribución se acortó en el tiempo. Tuve que volver a trabajar, porque era una gran fuente de ingresos en el verano, en unas colonias urbanas, el día antes de que mi hija tuviera tres meses. Gracias a Dios, en el trabajo me dejaron que a la hora del recreo viniesen las "santas" de mi madre y mi suegra a traerme a la niña para que le diese el pecho, y aparte, dos veces por la mañana me extraía leche para dejarle un par de biberones para que pasase el resto de la mañana sin mamá. Fue muy duro separarme de ella tan pronto, pero dentro de lo malo, se me pasaban muy rápido las mañanas, y disfrutaba mucho mucho mucho de las tardes en familia». Raquel García

EXPERIENCIAS DE MADRES SEGÚN LA EDAD DEL BEBÉ

«**Soy Argentina y vivo en Alemania,** donde se puede tomar un año de licencia becada por el Estado adicional a los dos meses de licencia por maternidad. Con mi marido decidimos dividirnos ese año. Es decir, que yo tuve el privilegio de estar todos los días con mi bebé hasta los ocho meses de edad. Nunca pensé que la lactancia fuese lo mío. Me había informado durante el embarazo y la verdad es que Luciano se prendió en el piel a piel después del parto y pudimos mantener una lactancia materna exclusiva durante los primeros seis meses. Fueron meses hermosos pero duros porque él es un bebé grande y muy demandante. Tanto que a los cinco meses me bajaba la presión después de amamantarlo porque ya no me quedaba energía y yo había perdido mucho peso durante el posparto. A los dos meses de posparto me fui sacando entre cincuenta y cien mililitros de leche por semana hasta obtener un stock de diez contenedores. Varios los usó mi madre cuando fui a un *workshop* a los cuatro meses de

Luciano y luego volví a llenar el stock. Alrededor de los cuatro meses empecé a informarme acerca de la alimentación complementaria. Mi plan era empezar a trabajar con un destete parcial diurno. A su vez comencé a anotar las tomas de Luciano para tener una idea de cómo se repartían. Me di cuenta de que él tomaba cada dos o tres horas fuera de día o de noche. Luciano seguía durmiendo después de la toma nocturna, pero yo me desvelaba mucho cuando lo tenía que sacar y volver a poner en la cuna y, además, estaba sufriendo ataques de ansiedad. Fue así como a los cinco meses de Luciano decidimos colechar con mi marido (fue la mejor decisión que tomamos).

Una buena amiga me recomendó un curso sobre BWL y a los cinco meses y tres semanas de Luciano le ofrecí por primera vez un pedazo de carne y puré de papas. Ese primer mes fue duro porque tenía que cocinar, darle teta, ofrecerle comida, ver cómo se caía la comida al piso, limpiar, teta y siesta y el ciclo se volvía a repetir. Pero Luciano fue avanzando rápido. Al mes le saqué la toma de la mañana y luego a sus siete meses le saqué la del mediodía. Yo me quedaba tranquila porque durante la noche Luciano seguía y sigue tomando a libre demanda. A los ocho meses de Luciano empecé a trabajar con dos tomas diarias (media mañana y media tarde) y lactancia nocturna. Gracias al teletrabajo me sacaba leche al mediodía y le daba el pecho a la tarde entre reuniones. Mi marido, que estaba de licencia por paternidad, a media mañana le daba la leche que me había sacado el día anterior. Al mes (nueve meses de Luciano) ya no necesitaba la leche de la media mañana y a los diez meses de Luciano completé el destete diurno. Debo decir que Luciano come mucho y muy bien y que tiene una relación muy apegada al papá, que lo alza y mima mucho. Pero cuando me quedaba solo la teta de la media tarde me daba tristeza porque era la que realmente disfrutaba. A la noche estoy muy cansada, pero le sigo dando para que pueda recibir todos los nutrientes hasta el año. La verdad es que estoy muy contenta de haber podido empezar a trabajar y combinarlo con un destete progresivo. Personalmente me hacía falta conectar con esa parte de mi vida. También ayudó mucho el teletrabajo, colechar, que mi marido se tome la licencia por paternidad, y la comprensión y empatía de mi jefe y mi grupo de trabajo para poder seguir sacándome leche esos dos primeros meses». Astrid

«Trabajo de maestra de educación infantil en una escuela rural. Me incorporé a trabajar en febrero, cuando mi bebé tenía cinco meses y veinte días. Mi horario varía un poco dependiendo de los días, pero al principio tenía que sacarme leche todas las mañanas. Fue muy agobiante, ya que me incorporaba a un cole nuevo en el que no conocía a los compañeros y también tenía una chica de prácticas. Tenía que extraerme la leche en los treinta minutos que los niños tienen de recreo, así que me compré un sacaleches manos libres y me lo iba poniendo en ambas tetas mientras almorzaba y vigilaba a los niños (a veces hasta por la ventana). Después lo guardaba en una nevera portátil que cargaba todos los días. Muchos días, de los mismos nervios por querer hacerlo rápido, tiraba casi toda la leche al sacarla del sacaleches. Fue una liberación cuando se me "reguló" la producción y empecé a aguantar la mañana sin necesidad de sacar leche. He de decir que mis compañeros me ofrecieron en muchas ocasiones ir a sacar la leche y vigilar ellos el patio, pero al fin y al cabo es trabajo mío y como no nos conocíamos... Separarse por primera vez de tu bebé que solo mama teta, preparar toda la logística (batería, sacaleches cargado, recipiente esterilizado, nevera portátil...) ha sido muy duro». Ana

«**Mi vuelta al trabajo me provocaba pesadillas,** me agobiaba mucho que acabase con la lactancia, por lo que leí mucho y me organicé con tiempo. Compré un sacaleches supersilencioso y cómodo, tarritos reutilizables y vacié un cajón en el congelador. Teniendo en cuenta que a los tres meses mi producción de leche iba a cambiar con la famosa crisis y que podía ser más difícil, me fui sacando leche antes para hacer un banco en el congelador de cara a emergencias y tuve unos nueve o diez tarritos. Llegó la semana de incorporarme, mi hija tenía casi cuatro meses y, cuando fui a sacarme leche los días antes para dejarle en la nevera para ese primer día, no salía. Me agobió mucho ya no ser capaz de sacarme leche una vez pasados los tres meses. Cambié el horario y a primera hora de la mañana sí fui capaz. En el trabajo acordé con mi jefe que trabajaría de ocho a doce y media presencialmente, luego cogería la hora de lactancia y después teletrabajaría. Los primeros días en la oficina estaba de los nervios, no me organizaba con el sacaleches y me preocupaba que pasasen más de dos horas sin sacarme leche y me bajase la producción. Conseguía sacarme bastante cantidad porque era muy temprano, pero mi hija hizo huelga de hambre los primeros diez días, hasta que yo no llegaba a casa no comía y solo de la teta, ni biberón-cuchara, ni vasito, ni biberón, solo quería teta. Mi pareja estaba desesperada. La leche que yo me iba sacando y no se bebía la congelábamos, así que en unos días tuvimos que ir tirando los botes antiguos porque no me cabían más en el congelador. ¡Qué angustia tener que tirar la leche! ¡Y qué subidón el primer día que bebió un poco del biberón! Ahora ya ha pasado casi un mes y gracias a ponerme alarmas en el móvil he conseguido sacarme leche sin que se me olvide la hora y mi hija casi todos los días toma algo de leche mientras no estoy. Sin embargo, esa hora de lactancia es mi momento favorito del día, cuando volvemos a juntarnos y podemos disfrutar ambas de una toma sin prisas». Irene

«**A los tres meses de Guillem empecé a ser donante de leche materna y me fui familiarizando con el sacaleches.** Al mes siguiente, hice un taller de "Banco de leche y vuelta al trabajo" para solventar las dudas que tenía, y me ayudó mucho a estar tranquila. Empecé entonces a hacer un banco de leche para Guillem y para donar. Una semana antes de incorporarme al trabajo (cinco meses y medio de Guillem), tenía unas diez bolsas de leche materna de unos setenta mililitros en el congelador y Guillem empezaba la adaptación a la escuelita (iba a ir tres horas y media y después un rato con mi madre). Le costó más adaptarse al biberón que a esas horas sin mí. Al inicio se tomaba unos quince mililitros de leche y yo sufría por si lo estaba haciendo bien, por si era pronto, por si pasaría hambre. A la semana de empezar la escuelita, yo empezaba a trabajar a media jornada, con teletrabajo algunos días y horario flexible. Empecé a hacer acrobacias: me llevaba el sacaleches a la oficina y volvía pronto para no dejarle mucho tiempo sin teta y empezar con el BLW (ya que mi madre no se atrevía). Quisiera remarcar que tuve la suerte de que mi jefe entendió desde el primer momento que me iba a ausentar un rato cada día para sacarme leche; nunca me puso pegas y siempre me facilitó lo máximo posible. Además, nunca me puso problemas para hacer el horario a mi manera para conciliar lo más fácil posible. Me sacaba unos ciento veinte mililitros diarios y Guillem consumía treinta como máximo, de manera que iba dividiendo la leche que me sacaba: guardaba cuarenta para el día siguiente y los ochenta mililitros restantes los alternaba entre banco de leche y donación. Al mes y medio de empezar la escuelita, Guillem empezó a comer un poco más, así que la leche la almacenaba de forma contraria. Coincidió con que yo aumenté a jornada completa, así que, aun estando más horas fuera, estaba algo más tranquila porque él ya comía más. Sobre los ocho meses dejé de ser donante de leche porque Guillem ya comía más y preferí guardar toda la leche para él (y menos mal). Al volver de las fiestas de Navidad, Guillem (nueve meses y medio) ya

dominaba el biberón y solía tomárselo de ciento ochenta mililitros. Allí empezó mi miedo a quedarme sin banco de leche y empecé a sacarme leche también el fin de semana: durante la segunda mitad de la noche solo le daba un pecho, para sacarme leche del otro por la mañana. Con las semanas, sufría por si mi leche no llegaba y tenía que darle fórmula, pero no por demonizar la fórmula, sino por si no la toleraba o no le gustaba. Abrí mi congelador y el de mi madre: un total de veinte bolsas, de unos cien mililitros cada una. Respiré algo más tranquila. Además, por ese tiempo empezó a interesarse mucho más por la comida y empezó a comer y merendar decentemente la mayoría de los días. Mi madre por esa época también empezó a atreverse a darle algunas cosas (guisantes, arándanos por la mitad, plátano...), de manera que mis acrobacias laborales no me suponían tanto estrés. En ese punto, con lo que yo me sacaba de dos días, él comía un biberón. Iba a contracorriente, pero tenía un banco suficientemente bonito como para estar más o menos tranquila (a días). Cada día que pasaba el sacaleches me agobiaba más, el hecho de ir a contracorriente me generaba más estrés que otra historia y sobre los once meses decidí que —para lo que me quedaba— aguantaría hasta el año y se acabó. Y así pasó. Apurando todas las gotas del sacaleches, con algunas lágrimas derramadas porque ya algunos días apenas lograba sacarme veinte mililitros, sufriendo "por si no me llegaba la leche". Algunos días realmente llegó a tomar menos de lo que se habría tomado, pero ya no me llegaba la leche para todo. Esos días, comía más sólidos con mi madre. Con miedo, sudor, acrobacias laborales, algunos miedos y otras alegrías dejé el sacaleches. No fue del tirón, me fui sacando cada día menos. Y algún día tuve que ir al baño a vaciarme un poco, pero sin sacaleches. A la semana ya lo tenía regularizado. Guillem a los doce meses y medio empezó a comer en la escuelita sólidos y a tomar leche cuando yo estaba, en su envase cien por cien original. Y así llevamos catorce meses de lactancia materna LM... ¡Y los que quedan!». Jessica

....

«Mis dos hijos han tenido APLV (alergia a la proteína de la leche de vaca). Sus historias al respecto son bastante diferentes. Con mi primer hijo la vuelta al trabajo remunerado ocurrió cuando él tenía cuatro meses. Su destete había llegado cuando tenía menos de dos meses. Teníamos una lactancia mixta. Habíamos tenido problemas ambos. Él me esperó. Yo lo esperé. Y, a pesar de mis miedos, nunca perdió el interés por la teta mientras tuvo que tomar también fórmula. Un día tuve que volver al teatro. Trabajaba de noche. Le dejaba para ese rato la leche de fórmula hidrolizada. A la madrugada volvía yo y volvía la teta para el resto de la noche. Con mi hijo menor, la vuelta al trabajo remunerado ocurrió cuando él tenía casi siete meses y prácticamente coincidió con su diagnóstico de alergia a la proteína de leche de vaca (APLV). Teníamos una lactancia materna exclusiva. Esa separación fue más difícil. Su fanatismo por la teta era total. Cuando digo total me refiero a que era TOTAL, absoluto, intenso, hermoso y agotador. Mamaba muchísimo. Yo había empezado a extraerme leche unas semanas antes. No había forma de que aceptara la leche en otro envase que no fuese la teta. Probamos varias alternativas diferentes. Y cuando llegó el día, aceptó una de ellas. Su APLV era mucho más moderada que la de su hermano. Al poco tiempo también le empecé a dejar algún alimento para que pudiera esperar a que yo llegara a casa. Para mí, lo más difícil de la vuelta al trabajo remunerado fue la vuelta al trabajo remunerado. Las alergias, el sacaleches, los recipientes, fue duro, muy difícil. Pero irme, de noche, con la dualidad de amar mi trabajo y amar estar con mis hijos, fue un vaivén que me sacudió. Sentía que la alergia hacía que todo lo referido a la teta fuera bastante intenso. Tuve varias veces pesadillas en las que soñaba que yo comía un alimento no apto y en el mismo sueño me daba cuenta de lo sucedido y me despertaba con mucha angustia y una culpa que me duraba días. En ese tiempo me alejé de la cocina un poco. Yo me ocupaba de hacer la dieta de exclusión y de dar la teta. Debíamos cuidar las trazas también y el hecho de cocinar me estresaba sobremanera. El diagnóstico de alergia fue una alegría. Parece una paradoja que solo dos letras, en diferentes lugares, produzcan sensaciones tan diferentes y a la vez estén tan cerca. El diagnóstico significaba tener una explicación, una solución al dolor y poder poner palabras a las dificultades. Las palabras iluminan el camino que seguir, con opciones claras y entonces podemos elegir. Volver al trabajo y esa separación por un rato implicaba tener que perder un poco el control sobre todos los cuidados en torno a la alergia. Pero la alegría del reencuentro era casi tanto o más grande». Silvia Aguado

«Me incorporé al trabajo a las dieciséis semanas, justo al acabar el permiso de maternidad. Decidí usar el permiso de lactancia y las vacaciones del año en cuestión para reducir la jornada dos horas durante los seis siguientes meses. No tenía posibilidad de teletrabajar y veía inviable empezar a trabajar en jornada completa, pues implicaba ocho horas y media de jornada más el desplazamiento de ida y vuelta de una hora en total. Al principio, fue una incertidumbre muy grande. Mi bebé nació con dos kilos y medio (debido a una preeclampsia y CIR) y era muy demandante, por lo que necesitaba sacarme (mucha) leche para satisfacer su crecimiento y demanda. Yo la verdad que estaba muy asustada y frustrada, pues me daba mucha rabia pensar que, por el hecho de empezar a trabajar, podría terminarse nuestra lactancia materna exclusiva. Decidí invertir en el famoso manos libres del momento, con el que tengo una relación de amor/odio importante; amor por ayudarme a mantener la lactancia materna exclusiva, y odio por todas las horas que debía estar conectada a él, llegando a incluso hacerme alguna que otra herida debido a su fuerte succión. Cuando empecé a trabajar tenía alrededor de dos litros de banco de leche, pero cada día debía extraerme para que no se agotara en la primera semana. Después de tres meses de sacarme entre trescientos cincuenta y cuatrocientos mililitros de leche al día, con el poco descanso nocturno que teníamos y coincidiendo con la introducción de la alimentación complementaria decidí empezar una lactancia mixta. De esta manera, se redujo la cantidad a extraerme diariamente en el trabajo, y me sentí un poco más liberada. Ahora mi bebé tiene nueve meses; he dejado de extraerme leche en el trabajo, hace un par de biberones de fórmula mientras yo estoy en el trabajo, y por la tarde y durante la noche seguimos con lactancia materna. Durante todo este tiempo he tenido que escuchar muchos comentarios como "A este bebé ya le deberías dar fórmula", "¿Quieres decir que tienes que sacarte leche? Ya podría empezar a comer" (sin ni siquiera tener seis meses), "A esta edad la leche materna ya no alimenta", "Cuando vuelvas al trabajo la leche se te irá retirando", "El bebé no va a querer el pecho cuando empieces a trabajar"... y muchos más por el estilo, pero al final yo tenía clara mi decisión y solo le daría fórmula cuando así lo sintiera y decidiera. Todo el proceso para mí ha sido agotador (pero en realidad, ¿qué es lo que no es agotador en la maternidad?), pero lo repetiría sin dudarlo. Ver a mi bebé en el pecho al volver de trabajar es una de las sensaciones más reconfortantes que tengo cada día, y lo que yo siento en este momento es inexplicable». Laura Carrera

«Empecé a planificar mi vuelta al trabajo el día que mi hijo entró por la puerta de nuestra casa, y es que mi jornada partida me hace ausentarme de casa toda la mañana y toda la tarde, por lo que me impide darle dos o tres tomas diarias a mi hijo. Tanto es así que dicho día empecé a crear mi propio banco de leche, en el que, durante dieciocho semanas que estuve en casa, conseguí acumular setenta y seis bolsitas congeladas, que le han durado a mi bebé desde los cuatro meses y medio hasta los siete meses y medio que actualmente tiene, y me han permitido mantener una lactancia materna exclusiva hasta los seis meses, que era mi objetivo. Es en este momento, con siete meses y medio, cuando hemos comenzado la lactancia mixta que, junto con la alimentación complementaria, me ha servido de alivio, sí, alivio... Y seguro que muchas madres me entenderán, me explico: me pasaba los días contando cuánto quedaba para volver al trabajo, calculando los mililitros necesarios al día para que mi hijo tuviera suficiente leche en mi ausencia, sentada dándole el pecho a él y después con el sacaleches, horas y horas muertas que se me hacían cada día más duras... Fue realmente un alivio en ese sentido el día que volví a trabajar y di por concluido el banco de leche, me planté y dije: "Hasta aquí he llegado, cuando se termine, fórmula". Lo cierto es que hoy en día mi hijo prefiere cada vez más el biberón que la teta, excepto por la noche, lo que me ha llevado a encontrarme con sentimientos contrarios. Por un lado, me alivia de nuevo esta situación, ya que no tengo que estar pensando en llevar sujetadores de lactancia, camisetas de fácil abertura para darle de comer, horarios y prisas... pero, por otro lado, me da muchísima pena que esta etapa acabe, han sido unos meses maravillosos (aunque a veces desespere), en los que no me puedo sentir más orgullosa de mí misma por haber conseguido alimentar a mi bebé. ¿Qué haré ahora? Seguir la lactancia mixta hasta que vea que mi pequeño ya no quiere teta y prefiere el biberón. Pero mientras él quiera, aquí estaré para darle todo, como siempre». María Cañete Usón

«Como sabemos todos, hay tantos tipos de personas como personas hay en el mundo. Yo soy del tipo de persona que le gusta trabajar fuera de casa y, además, tengo la suerte de que me gusta mucho mi trabajo. Por eso decidí empezar a trabajar cuando mi hijo, Bruno, cumplió dos meses. La verdad es que también sentía ya un poco de agobio y pensé que trabajar me ayudaría a tener la mente ocupada en otra cosa que no solo fuera mi hijo. Eso sí, con un poco de "trampa", empecé a media jornada y sin tener que ir presencialmente a la oficina. Esto hacía que pudiera seguir dándole el pecho al pequeño tantas veces como fuera necesario (hacíamos lactancia materna exclusiva) que, por cierto, ¡le encantaba! No quiso nunca biberones, aunque fueran con mi leche, y ni tan siquiera el chupete. Cuando Bruno cumplió cuatro meses, y el padre tuvo que volver al trabajo, empezó la guardería. Hasta los seis meses hizo de ocho a doce horas. Lo que hacíamos era que le daba el pecho justo antes de llevarlo a la guardería y allí les llevaba una bolsita con mi leche de tan solo veinte mililitros, que era lo justo que se bebía el pequeño (como ya he comentado antes, no le gustaba nada el biberón). Obviamente, al principio le traía bolsas de más cantidad, pero él solo bebía lo mínimo para no "morir de hambre", y para que la leche no se estropeara decidí hacer las bolsitas de veinte mililitros. A partir de los seis o siete meses, ya se empezó a quedar en la guardería todo el día, por suerte coincidiendo con el inicio de la alimentación complementaria. Aun pasando grandes jornadas sin darle el pecho, he tenido la suerte de que no se me ha ido la leche, y hoy en día, Bruno, que ya tiene dos añitos, sigue mamando, eso sí, ahora ya solo por el día y cuando me dice "Mamá, tetita"».

Judith Lloberat

«Volví al trabajo cuando mi bebé tenía seis meses y catorce días. Habíamos hecho lactancia materna exclusiva y no habíamos empezado la alimentación complementaria porque él no mostraba interés alguno y yo no quería forzarlo; y, de hecho, no la empezamos de verdad hasta casi los nueve meses. Comenzaba en un trabajo nuevo en la Administración pública, con jornada completa y mi bebé solo quería teta para comer. El primer día su padre intentó de todo para que comiera. Yo había hecho un banco de leche que ahora veo que era muy grande, pero en ese momento me parecía pequeño. Llevaba dos o tres meses antes haciéndolo. Le preparó la leche, intentó biberón, cuchara, vaso, y no había manera, de ninguna postura, en ningún lugar. Mi bebé había tomado algunas veces biberón de leche materna cuando se quedaba en casa de sus abuelos a los tres meses, pero era muy puntual y ahora ya no quería saber nada del biberón. En casa me saqué leche y se la dimos en biberón para ver si el problema era el sabor de la leche descongelada, pero tampoco la quiso, así que entendimos que el problema era el envase. Al día siguiente probó otra vez, lo llevó con mis padres (viven a cinco minutos a pie), con ellos tampoco había manera, así que la solución que encontramos fue que me lo llevaran. Me lo llevaban al trabajo, me avisaban que estaban ahí y yo hacía mi descanso del desayuno de veinticinco minutos, nos sentábamos en el parque de al lado y ahí le daba toda la teta que él quería. A las tres semanas pude empezar jornada reducida (4 horas 41 minutos al día) y eso facilitó aún más el tema. La rutina final quedó en que mi padre y mi abuela me lo llevaban, sentado en las piernas de mi abuela que va en silla de ruedas porque en ese entonces no quería cochecito, yo salía, le daba pecho los veinticinco minutos, se lo llevaban y yo volvía a entrar. De esa manera, además, no tenía que hacer extracciones en el trabajo, lo cual supuso un alivio para mí, ya que la verdad es que me daba bastante vergüenza, además de que había compactado la hora de lactancia y no quería que me reclamaran nada. Nunca me hice ninguna extracción en el trabajo, ni tan siquiera al principio. Tampoco nadie me preguntó si lo necesitaba ni había un espacio preparado. La verdad es que este sistema me gustaba mucho. Me hacía sentir que estaba el tiempo mínimo alejada de mi bebé y que, de alguna manera, "cumplía" como madre, porque él tomaba su alimento desde el pecho directamente y lo único que sentía, y de forma muy breve, era mi ausencia, pero que al menos cumplía con la leche materna (y casi a demanda). Me hacía sentir muy feliz cada vez que llegaban, yo salía del edificio y veía su rostro, cómo se le iluminaba su carita en el momento de verme. Estuve en ese lugar casi cuatro meses, hasta que el bebé cumplió los diez meses. En esos cuatro meses, hubo una evolución. Mi padre cada vez me lo llevaba más tarde porque el niño ya no llegaba hambriento como al principio, y hacia el final sucedía que, si llegaba dormido, a veces ni le daba de comer y lo dejaba durmiendo, eso pasó varias veces. Cada vez venía más tarde para hacer coincidir el descanso al final de mi jornada y así fichaba el final del descanso, recogía mis cosas y fichaba la salida. Cuando él cumplió once meses empecé en la misma administración, pero en otro departamento que estaba en otra ubicación y ya no era tan conveniente para mi padre llevármelo, así que este sistema terminó, ya que habíamos comprobado que él aguantaba de sobras toda la mañana sin que yo le diera pecho (ni comiera alimentación complementaria). Y así seguimos hasta el día de hoy que tiene quince meses, solo que ahora sus abuelos le dan comida para que no pase tantas horas sin comer y luego cuando llego... teeetaaa». Anna J. B.

«Me reincorporé al trabajo remunerado cuando mi hija tenía ocho meses recién cumplidos, después de agotar todos los permisos, vacaciones y algunos meses de excedencia (con lo que esto supone). Al mismo tiempo, ella empezaba la escuela infantil, y tantos cambios a la vista me llenaban de inseguridad. Soy enfermera y trabajo en turno de noche en la planta de pediatría. En septiembre de 2021 el hospital estaba volviendo poco a poco a la nueva normalidad después de la pandemia. Aunque me había preparado para la vuelta al trabajo creando un banco de leche casero, no imaginaba cómo iba a encontrar tiempo para sacarme leche durante el turno ni cómo lo haría con la incomodidad de los EPI como uniforme. Además, aunque todo esto funcionara, no podía parar de pensar en lo injusto que era tener que pasar mis noches cuidando de otras madres y sus bebés, cuando mi corazón quería estar en casa cuidando de mi hija. Conseguí pactar media jornada durante un tiempo, pero aún me asaltaban mil dudas. ¿Cómo iba a dormirse mi pequeña, que solo se dormía con la teta? Y si mi pareja conseguía dormirla, ¿cómo lo haría cuando en sus (muchos) despertares, le pidiera pecho? Las primeras noches fueron intensas. Cuando ella se despertaba, mi pareja intentaba darle mi leche en un vasito, con cuchara, en un biberón... ¡incluso con una jeringa!, aunque nada de esto funcionó. Pero para mi sorpresa, pronto empezó a dormir más horas del tirón, hasta que yo llegaba a casa de madrugada, y luego hacía una maratón de teta hasta la mañana. Así que mis noches de sacaleches entre timbre y timbre, de uniformes manchados de leche y de mucho tiempo destinado a limpiar todos los utensilios, conservar la leche, etcétera, ¡acabaron antes de lo que pensaba! Todo tomó un nuevo rumbo de manera natural, y yo pronto volví a disfrutar de mi trabajo, que tanto me apasiona, encontrando un equilibrio entre la maternidad y mis otras facetas que también me encantan. Con esta experiencia, Gal·la me enseñó a confiar en la capacidad de adaptarse de los bebés, a confiar en ella y en que todo va a salir bien. Al final, tengo que decir que cogí el truquillo con el sacaleches y ¡me hice donante de leche durante un tiempo!». Judit Vilar Falomí

«Desde hace un par de años, trabajo en la empresa de mi padre. Esto tiene sus ventajas y sus inconvenientes, pues me da cierta flexibilidad, pero también intento generar el menor coste para la empresa (el permiso de lactancia corre cien por cien a cargo de la empresa, así que decidí prescindir de él) por lo que, a las dieciséis semanas y un día tras el nacimiento de mi hijo, me incorporé al trabajo, en concreto el 28 de diciembre. Se me juntó todo, la vuelta al trabajo, las fiestas de fin de año y el bautizo del niño. Durante dos semanas y a pesar de mis enfados, el niño estuvo pasando de brazo en brazo y estaba desquiciado, y empezamos a notar que al final del día rechazaba el pecho, por lo que antes de dormir le dábamos un biberón sin más importancia (el peque prácticamente desde el nacimiento hacía algunas tomas de leche materna en biberón, y a partir de los tres meses alguna otra de leche de fórmula). El día X me levanto a las seis, le doy el pecho al niño, preparo mi sacaleches y me voy. Durante la mañana, me puse a usarlo un par de veces en el baño, pero al ser la única mujer en una plantilla de ocho personas, me sentía muy incómoda por si alguien me oía o llamaba a la puerta, así que ese fue el único día que me llevé el sacaleches al trabajo. A partir de entonces, con los pechos a reventar hasta la vuelta a casa. Cuando llegué a casa el primer día, cogí al peque para darle de mamar, pero al acercarlo al pecho, empezaba a llorar. Como no se calmaba, me saqué leche y se la di. La siguiente toma fue igual, por la noche también. Las únicas tomas buenas que hizo fueron de madrugada porque estaba adormilado. Al día siguiente al levantarme, igual. Así seguimos durante varios días, dándole pecho únicamente de madrugada y el resto, leche extraída. Por más que probaba, el niño no quería pecho. Después de una semana y algo en la que terminé agotada de tanto sacaleches, decidimos ponernos

en contacto con una asesora de lactancia del pueblo, una mujer maravillosa que vino a mi casa y tras una tarde juntas (en la que el bebé mamó estupendamente, quizá al estar yo más relajada por la presencia de la asesora) me dijo que la técnica y el agarre eran buenos, que posiblemente al bebé se le había juntado la crisis de los tres meses con el estrés de las fiestas y mi vuelta al trabajo. Me dijo que siguiera insistiendo, y que probablemente pasaría en unos días, pero que, si no, si el bebé había tomado la decisión de destetarse, no debía sentirme mal porque lo había hecho muy bien hasta el momento. Además, me reconfortó ver que coincidíamos en muchos aspectos de la crianza que a mí me parecían normales, pero que mi familia me criticaba constantemente (meter al bebé en la cama, el estrés de las visitas posparto o mi negativa a dejarlo con otras personas). La crisis de lactancia no mejoró con los días, yo pasé unas semanas terribles en las que no podía parar de llorar, y en las que el bebé mamaba muy tranquilo de madrugada y cuando se encontraba adormilado, pero cuando se espabilaba y era consciente de dónde estaba, empezaba a llorar como un loco. Así que mi marido y yo tomamos la costumbre de dormirlo antes de cada toma, cuando llegaba a casa del trabajo, mi marido lo había dormido, y yo le daba de mamar tan a gusto. Esta técnica a veces funcionaba y a veces no. Sobre todo, no funcionaba cuando había más gente en la casa y el niño se distraía. Mi madre me decía constantemente que dejara de torturarlo y le diera un biberón. Esta situación duró aproximadamente un mes y medio, hasta mediados de febrero, en la que la historia dio un giro de guion espectacular. Una tarde llego de trabajar y el niño se tira como loco a la teta, la siguiente toma igual, y así con todas. De repente, y sin que nada hubiera cambiado, empezó a mamar con normalidad y tan tranquilo, y así seguimos hasta ahora, con siete meses y medio que tiene. Ya no quiere el biberón y solo hace una toma de leche de fórmula al día en forma de papilla de cereales, que le encanta. Empezamos hace mes y medio con la alimentación complementaria, que seguimos combinando con lactancia materna exclusiva, y de momento estamos de maravilla y con intención de seguir hasta que el niño quiera. Eso sí, mi marido y yo tenemos claro que, si vuelve a haber otra crisis de lactancia, iniciaremos el destete». María Jesús

«Me reincorporé al trabajo el 4 de julio de 2022 y mi pequeña aún era lactante exclusiva, ya que no llegaba a los cinco meses. Antes estaba teletrabajando, pero tras la baja de maternidad mi empresa me "premió" con el regreso al trabajo presencial, estando mi departamento al completo trabajando desde casa. Mi horario era de seis de la tarde a diez de la noche, y realmente pensé que, como era poquito tiempo, no íbamos a llevarlo mal... Qué equivocada estaba. A mi hija no le han gustado nunca ni los chupes ni los biberones, y decidió que conforme yo salía por la puerta, ella cerraba el pico. Así que durante unas cinco horas en pleno mes de julio y en Sevilla, no ingería nada excepto algo de agua y cuando ya no podía más... Probamos con cuchara, jeringa, el dedo y no había manera de que comiera. Así que me puse en contacto con el departamento laboral, solicitando el teletrabajo hasta que mi departamento volviera a la oficina. En resumidas cuentas, me dijeron que eso era lo que había y que podía usar la sala de lactancia (una habitación pequeñita con una silla y algo de mobiliario) cuando lo necesitara para extraerme leche, cuando ya les había explicado todos los intentos por alimentar a mi hija sin el pecho que había realizado de forma fallida. A las dos semanas de reincorporarme me iba llorando al trabajo, lloraba en la oficina y al volver a casa, porque me sentía como una mierda (perdón) por separarme de mi enana. En ese momento mi hija presentó cristales de urato en el pañal, una leve deshidratación e infección de orina, y ahí exploté. Lumbalgia por el estrés, ataque de ansiedad y la consecuente baja. Lo mejor, el médico de la empresa, yo llorando en su consulta, explicándole toda la situación y solo me pregunta que quién me ha dicho a mí que le dé el pecho de forma exclusiva a mi hija, que todo lo sucedido es por este tipo de decisiones y porque tengo muchos miedos al ser madre primeriza. Doy gracias a que mi doctora de cabecera sí supo entenderme y me dio toda la comprensión y ayuda que mi empresa me negó. He necesitado medicación para superar toda esta situación y no he podido reincorporarme al trabajo hasta febrero de este año, porque me daba pánico separarme de mi hija y que volviera a encontrarse mal. Por suerte ella está bien y llevamos casi quince meses de lactancia materna.

P. D.: Mi empresa me ha cambiado ya dos veces de departamento desde que me he reincorporado como recompensa por mi baja de larga duración, la cual no se habría producido si me hubieran dejado un ordenador para trabajar desde casa». Julia

....

«Yo me pillé la baja maternal (16 semanas) + 3 semanas de lactancia y 2 semanas de vacaciones. Cuando volví al trabajo, Valentina tenía cinco meses y medio. Ella empezó la guardería en ese momento. Yo cada día me sacaba leche durante las horas que estaba en la guardería y al día siguiente la llevaba en la hielera para que se la dieran allí. Por la tarde y noche seguía tomando pecho a demanda. Y los fines de semana también a demanda. Así estuvo hasta los nueve meses, cuando empezó a no querer tomar leche en la guardería y ya solo toma en casa. Yo fui reduciendo mis extracciones hasta equilibrar la producción. Ahora tiene once meses y seguimos así. No ha sido un proceso supercomplicado, pero es muy cansado y duro. Equilibrar trabajo y maternidad, conciliar, encontrar el momento y lugar para sacarse la leche en horario laboral, dormir mal por las noches porque estás amamantando, tener que rendir en el trabajo al día siguiente... Pero se va llevando día a día y con un poco de organización y flexibilidad laboral se puede. Yo personalmente animo a que todas intentemos buscar la manera de seguir con la lactancia al incorporarnos a trabajar, siempre y cuando no nos suponga un esfuerzo sobrehumano, merece la pena». Cristina

....

«Me tocaba reincorporarme al trabajo cuando mi niña, Roma, tenía siete meses y medio. Desde el minuto cero estábamos con lactancia materna exclusiva, hasta los seis meses que empezamos con alimentación complementaria y para mí fue todo un reto conseguirlo (que, por cierto, gran parte del éxito de nuestra lactancia es gracias a ti, Alba). Trabajo de enfermera en el servicio de urgencias, con turnos de doce horas, y yo me había pedido turnos de noche por conciliación familiar. Estaba hecha un mar de dudas; ¿cada cuánto tendré que vaciar el pecho? ¿Voy a poder vaciarme siempre que lo necesite trabajando en urgencias? Y, ¿si hago mastitis? ¿Va a tener suficiente leche Roma? ¿Va a saber coger el biberón? ¿Mi marido va a saber cuándo tiene hambre? (Porque yo hay veces que todavía no lo sé, yo sé que quiere teta, y a veces, mucha teta, y no siempre para comer, con lo que yo lo tengo más fácil). ¿Cómo se va a dormir si se duerme siempre con la teta? Y, ¿si se desteta? Este era mi gran miedo..., que cogiese el biberón y se destetara..., no estaba preparada para ello. Mi sorpresa fue que no cogió el biberón (¡¡¡bien!!!, pensé por dentro), pero las primeras dos noches ni el biberón ni la cuchara ni el vaso ni nada. No quería mi leche sin el envase original. Y yo trabajando, mientras mi marido me decía que la niña no comía, y no comió durante mi ausencia los primeros dos días (unas catorce horas, entre el turno, el ir y el volver). Yo desquiciada pensando que le iba a dar una hipoglucemia por no comer durante tantas horas. Finalmente nos adaptamos, yo me familiaricé con el sacaleches y ella aceptó mi leche en vaso, aunque la justa para sobrevivir, que digo yo. Y claro, como era de esperar, cuando yo llegaba a casa y tenía que dormir supuestamente, ella quería toda la teta que no había hecho durante la noche. Así que mi marido me iba acercando a la niña cada vez que lo pedía mientras yo intentaba dormir unas tres o cuatro horitas. Y las guardias..., pendiente del teléfono (¡¡¡y del sacaleches!!!) por si tocaba traslado y me tenía que ir pitando al hospital. Dejando leche siempre preparada por si acaso... Creo que ahora mismo estoy más pendiente de tener batería en el sacaleches que en el propio móvil. Aún recuerdo el primer día que me separé de ella para irme a trabajar..., no quería... y lo único que rondaba y sigue rondando por mi cabeza es que, si tengo más hijos, me voy a plantear alargar la baja con un permiso sin sueldo hasta el año del niño/a. Ahora, después de dos meses de mi reincorporación al trabajo remunerado, puedo decir que mis miedos empiezan a desaparecer, aunque todavía ronda por mi cabeza la posibilidad de que se destete demasiado pronto porque ahora mismo yo no estoy preparada. También he de decir que ahora aprovecho mucho más que antes nuestros momentos, cuando está en la teta, me mira, me acaricia... para compensar todas esas noches que no estoy». Jessica

....

«Me reincorporé al trabajo cuando mi bebé tenía cinco meses y una semana. Actualmente tiene siete meses y diez días. Dos meses antes de volver, empecé a hacer mi banco de leche, con la dificultad que supone cuidar todo el día sola de un bebé y extraerte leche de manera exitosa (la mayoría de los días, sobre todo al principio, la cantidad que sacaba era muy poca, cosa que me frustraba y me hacía pensar que no sería capaz y que tendría que acabar con una lactancia mixta al volver al trabajo). Las dos semanas previas a la reincorporación fueron horribles, no podía hablar del tema sin echarme a llorar. No concebía la idea de separarme de mi bebé cuando solo me había separado de él en una ocasión durante una hora y media, y me aterraba la idea de perder la lactancia y no poder extraer la suficiente leche para que papá alimentara al bebé. El primer día de trabajo iba equipada con todo: sacaleches, bolsas y mi neverita portátil con placas de hielo (ansiedad, miedo y tristeza también me acompañaron aquel día a la oficina). Al llegar, mi jefe me hizo un comentario respecto a la neverita, ya que le "chocó" que habiéndome reducido el horario llevase táper, le indiqué que no era un táper, sino una nevera portátil para extraerme leche y poder conservarla y seguir alimentando a mi bebé con lactancia materna exclusiva. Me preguntó cómo lo haría, y le dije que en mi mesa de trabajo, ya que el sacaleches era inalámbrico y apenas hacía ruido. Fui tan firme con mi respuesta y la decisión que había tomado que no di lugar a debate y nunca me pusieron ningún problema. Ciertamente al ser algo nuevo en la oficina despertó cierta curiosidad entre mis compañeras y compañeros (todos somos bastante jóvenes, entre veinte y treinta años), pero hoy día todos lo tienen supernormalizado e incluso hacen bromas sobre la cantidad de leche que tomará cada día mi bebé. También ha sido una manera de que muchos/as estén por primera vez en contacto con la lactancia, me preguntan, se interesan y han aprendido sobre ello. Al estar cada día con múltiples extracciones, el fin de semana me chorreaban los pechos cada vez que mi bebé mamaba y ciertamente no necesitaba sacarme más leche para él, porque tenemos reservas en el congelador y con las extracciones diarias llegamos a la cantidad que él toma día a día, así que decidí hacerme donante de leche y dar esa leche de más que mi cuerpo producía a bebés que realmente la necesitan y poder ayudar. Aunque hay días que se me hace pesado tener que estar extrayendo leche en el trabajo y se me hace duro pensar que continuaré así por lo menos cinco meses más, me siento orgullosa de haberme esforzado cada día y seguir haciéndolo por mantener la lactancia materna exclusiva de mi bebé y de que juntos ayudemos a otros bebés que lo necesitan tanto». Paula

....

«Contra todo pronóstico, la vuelta al trabajo fue muy llevadera. Mi bebé cumplía seis meses el día que me reincorporé. Tengo reducción de jornada, así que supone menos días seguidos de trabajo, pero son siete horas. Soy enfermera en una UCI. Tenía miedo de no poder sacarme la leche, pero tengo unos compañeros maravillosos. Dado que no podía alejarme de la unidad, me sacaba la leche en la salita común al desayunar. Eso generó muchísimas preguntas desde el respeto y me di cuenta de lo poco que dominamos del tema. Me volví la divulgadora de la leche materna en la unidad y creo que ayudó a normalizarlo. Muchas de mis compañeras no habían visto nunca dar el pecho. Ahora saben los mecanismos fisiológicos que lo permiten y cómo conservar la leche. Estaré eternamente agradecida de que fueran ellas las que me recordaran que debía llevarme las bolsitas de la nevera, ya que mi memoria posparto era horrible. Dos años después seguimos con la lactancia, pero ya no necesito realizar extracciones». Sara

«Mi vuelta al trabajo empezó con un poco de miedo, ya que mis gemelos tenían cinco meses y medio y hacía poco parte del banco de leche se había echado a perder. No sabemos bien si la puerta quedó abierta o hubo un corte de luz, pero algunas bolsas tocó tirarlas con todo el dolor (llevaba acumulado casi dos litros), y tenía poco tiempo para volver a la misma cantidad, yo iba supertranquila con lo que llevaba acumulado, sobre todo al ser dos bebés. Cuando empecé a trabajar los primeros días apenas me salía leche en el trabajo, pero de momento, el padre no necesitaba más que dos tomas por cada niño, ya que a mediodía podía ir a casa a comer —vivimos muy cerca de mi trabajo— y podían mamar directamente. Iban pasando los días y el banco iba bajando porque durante el día no conseguía sacar lo suficiente para cubrir el día siguiente sin necesidad de tirar del banco y, además, casi cada día mi pareja me preguntaba cuánta cantidad había sacado y me agobiaba cuando algún día no conseguía sacar casi para una toma de uno. Pero a la semana y media de reincorporarme me contagié de COVID y, al trabajar en el hospital, me tenían que dar la baja, por lo que ese tiempo que estuve de baja pude volver a aumentar un poquito el banco al no encontrarme muy mal (tan solo el dolor de garganta). Llegaron los seis meses y la introducción de la alimentación complementaria, así que cuando volví a incorporarme ya alguna toma de leche se pudo cambiar por alimentación sólida (aunque por mí sabía que la leche siempre iba primero, pero era también una forma de no gastar toda la leche y tener que recurrir a la de fórmula, algo que me aterraba, ya que los inicios fueron muy complicados y me tocó iniciar lactancia mixta a pesar de no ser mi deseo). Por suerte, poco a poco en el trabajo conseguía ir sacando más leche y estaba cerca de las vacaciones de verano para poder ir metiendo más alimentos; así, a la vuelta, la sobrellevé mejor, ya que no tenía que ir sacando a duras penas leche y agobiarme por un día no sacar mucha cantidad». Cristina

«Mi bebé tiene cuatro meses y medio. Soy profe en la universidad y me he reincorporado al trabajo hace dos semanas. Aunque es un buen momento para reincorporarse (ya no hay clases, puedo teletrabajar algunos días a la semana, en agosto tengo vacaciones), somos extranjeros y no tenemos familia en España. Por ello, nuestro peque comenzó la escuela infantil por la mañana. Le doy el pecho sobre las siete o siete y media y en la escuela infantil hace dos tomas (un bibe de ciento cincuenta o ciento ochenta mililitros con mi leche y otro de leche artificial porque no llego a sacarme más). Al princi-pio tuve miedo de que rechazara el pecho cuando nos reencontráramos, pero nada de eso está pasando. De momento, sigue queriendo mamar cada dos horas (sí, por la noche también :S). En el trabajo utilizo el sacaleches en el baño porque el despacho es compartido y no me atrevo a hacerlo frente a otros profesores. Pero en los aseos no hay aire acondicionado y, como estamos en julio, termino supersudada luego de la extracción. Mi mayor temor es cómo vamos a gestionarlo a partir de septiembre, que tendré mucha más carga de trabajo presencial». Pamela

«Juntando todo el permiso de maternidad con los quince días que tenía de permiso de lactancia, me planto a principios de julio, cuando mi hijo tiene poco más de cuatro meses, ¡qué duro! ¿Cómo ha volado así el tiempo? Por suerte, teletrabajo en casa y puedo seguir dándole de mamar cuando demande y, en el caso de que alguna reunión se me alargue o tenga algo planeado demasiado largo, tenemos un banco de leche en el congelador del que poder tirar. Aunque vivo con miedo a que se haya activado la lipasa y no la quiera, cuando realmente lo que no quiera, probablemente, sea el biberón. Hasta ahora, ha aguantado perfectamente todas las reuniones que se me han alargado. ¿Lo más duro en mi caso? El dormir poco y el estar cerca sin poder atenderlo. Ese sentimiento de desasosiego de escucharlo llorar o que necesita algo y no poder levantarme a acompañarlo lo he superado. Está muy bien cuidado. El tener que madrugar y concentrarme lo llevo peor. Trabajo como programadora informática y necesito analizar y pensar muy bien las cosas, así que el tener sueño no es buen compañero. Mi hijo está despertando/comiendo cada dos horas por la noche y ahora media hora antes de levantarme se despierta, aunque no sea su momento de comer, ¿huele que me voy a levantar? Me he peleado un par de días con el sacaleches, pero sigo siendo más experta en extracción manual, lo hice para intentar darle alguna toma con biberón y descansar yo por las noches, pero hemos fracasado en el intento de biberón. Y también con el sacaleches, me generé algo de obstrucción, incluso. Tengo un poco sentimiento de rechazo hacia él. La verdad que el no tener que volver a la oficina y seguir pudiendo dar de mamar en casa es un alivio, me imagino a tantas madres con ese agobio y presión... que estoy agradecida con mi situación. En unos meses, cuando mi pareja ya no tenga permiso de paternidad y no pueda echar mano de familiares, empezará la guardería y comenzaremos una nueva etapa, la que imagino más dura para mí que para él. Ahí sí que sí, tendré que hacerme amiga del sacaleches y pasar horas juntos. Otra ventaja del teletrabajo es poder tener el sacaleches colgando ¡sin que nadie te mire cuestionándote!». Marta

. . . .

«**Soy ingeniera informática,** actualmente trabajo en una empresa americana y me dedico a vender software a otras empresas. Estoy en un equipo europeo, con lo cual todos mis compañeros son de fuera. Me encanta mi trabajo. ¡Siempre he tenido que viajar mucho por Europa y lo he disfrutado muchísimo! Martín nació en diciembre de 2020 y, además de toda mi baja, tuve la suerte de poder cogerme una excedencia hasta que cumplió un año. Con Martín estuve dando lactancia materna exclusiva hasta hace unos meses que se destetó solo, ya que estoy embarazada de nuevo. Cuando me incorporé a trabajar tras un año con Martín tenía mucho miedo de empezar a viajar de nuevo..., le daba muy frecuentemente y nunca nos habíamos separado. ¡Recuerdo que sentía terror de volver a incorporarme y eso que mi trabajo me encantaba! Por fortuna al incorporarme, especialmente por el tema del COVID, se habían restringido muchísimo los viajes. Yo ya teletrabajaba de vez en cuando previo al COVID. Con lo cual seguí teletrabajando cuando me incorporé. Considero que al final mi experiencia ha sido muy muy positiva. Además de las restricciones por tema COVID, me han respetado mucho mis necesidades con Martín, y estar en casa teletrabajando me ha permitido continuar con la lactancia materna hasta que ha tenido dos años y medio y se ha destetado. He disfrutado muchísimo la lactancia. Jamás me imaginé disfrutarla tanto y durante tanto tiempo. Estar en casa ha significado estar cerca de Martín sin tener que estar sacándome leche. He conseguido disfrutar de mi trabajo a la vez que disfruto de Martín y de la lactancia en casa. Así que gracias a todas esas empresas como la mía que nos ayudan a conciliar y nos lo ponen fácil. Gracias por dejarme estar cerca de Martín siempre. Ojalá con esta niña que viene en camino todo siga siendo tan bonito y especial». Laura

. . . .

«Soy logopeda, mamá de una niña de once meses y autónoma con negocio propio (para lo bueno y para lo malo). Aunque en ningún momento he desconectado del todo durante mi permiso, tener mi negocio me ha permitido estar con mi hija hasta sus siete meses (haciendo algo de teletrabajo). Tenía claro que no iría presencialmente al trabajo hasta mínimo los seis meses, y al final lo alargué un poco, ni ella ni yo estábamos preparadas para separarnos antes. También me pude permitir empezar poco a poco; empecé yendo tres días durante unas cinco horas, y la niña se quedaba con su padre. Ahora, después de vacaciones, me reincorporaré ya más horas, y será otro proceso ver cómo nos adaptamos. En contra de mis expectativas fue muy buena su adaptación y la mía. Veníamos de una lactancia dura y costosa (meses con dolor, suplementos, frenotomía, visitas de IBCLC, fisios, osteo, obstrucciones, mastitis, pezoneras, APLV...) y tenía muchas dudas sobre cómo lo gestionaríamos (entre otras cosas, en aquel momento empezaba a estar en paz con la lactancia mixta que teníamos y me daba mucho miedo estropearlo, después de todo el esfuerzo de meses). Unos meses antes no imaginaba tener que alimentar a mi hija con biberón. Ella, Lía, casi siempre ha necesitado suplementos. Estuvimos los primeros seis meses con dedo-jeringa. Me frustró mucho aceptar que necesitaba darle el bibe a partir de entonces (yo quería evitar las tetinas), pero necesi-

taba más cantidad y el dedo-jeringa era ya insostenible. Después de mucha reflexión (y culpa), vi que era la mejor opción y pasé un proceso de duelo de semanas (ajustar expectativas con el agravante de que me rechazó un poco el pecho y bajó el número de tomas). Pero iniciar el bibe implicó también cosas buenas que, con el tiempo, he podido reconocer: por fin se reguló su aumento de peso, menos presión para mí para hacer banco de leche y pude empezar a trabajar mucho más tranquila, sabiendo que el padre podía darle leche. Ya cuando empecé a trabajar, me reconcilié con el sacaleches. En los principios de mi lactancia probé el Medela eléctrico, pero no me adapté, así que suplementé con leche artificial. A los seis meses conseguí un Elvie y fue un descubrimiento buenísimo. Desde que he empezado a trabajar, hago al menos una extracción en el trabajo, que me permite bajar la congestión de los pechos y no tanto la producción de leche (sé que se regula, pero era uno de mis miedos al introducir el bibe y hacer menos tomas al pecho) y poder darle un poco de mi leche a mi hija, hecho que hace que me sienta un poco más en paz (nunca me ha gustado darle fórmula, aunque la ha ayudado y ha sido necesaria). Además, me ha ayudado a seguir conectada con mi lactancia, sentirme capaz y animada a seguir. Por otro lado, al empezar a trabajar, me ha ayudado ver que Lía se queda muy bien con el padre. He necesitado confiar y me ha dado una lección, confianza en mi pareja y en la capacidad de adaptación de mi hija, no todo tiene que hacerse a mi manera y es superválido, y ella ha estado genial. Mi hija ha aprendido a dormir siestas y a calmarse de otra manera. Ha comido genial con el padre (tanto el bibe como la alimentación complementaria). Ver esto me ha descargado de presión y he podido tener otra perspectiva. Y, por último, estoy muy sorprendida conmigo misma y con la vivencia que he tenido. Anticipaba que me costaría separarme de mi hija, ha sido un primer medio año muy duro e intenso. Y me cuesta decirlo, pero no ha sido así. En el trabajo he podido desconectar y sentirme a gusto y realizada, he recuperado otra parcela importante para mí, desde el primer día. Estoy segura de que ha influido la edad de la niña y ver que se quedaba tan bien con su padre (y el bibe, aunque me cueste reconocerlo). También he sentido culpa en algún momento por sentirme tan bien, pero se ha ido pronto, estoy feliz de que finalmente haya fluido así de bien por ambas partes. En verano y vacaciones hemos recuperado muchas tomas de teta y, aunque seguimos con mixta, he recuperado el gusto por la lactancia materna, con calma y disfrute. En quince días empezará la escuelita, y yo mi jornada laboral ya extendida (ella estará allí de nueve a cinco y yo hay algunos días que llegaré a casa a las ocho). Tendrá casi el año y por tanto la lactancia pasará a un segundo plano, y mi intención es seguir haciendo algunas extracciones porque, aunque mis pechos quizá no lo necesiten, yo sí, y me hace sentir bien poder darle un poco de mi leche después de tantas horas separadas. Pero en todo caso, prefiero no preocuparme ni anticipar, estoy casi convencida de que irá bien y de que las dos estaremos bien y podremos recuperar el tiempo perdido cuando nos veamos en casa. Este también ha sido mi aprendizaje. Confiar y ser persistente, y a veces desmontar algunas ideas preconcebidas y aceptar que otras realidades también están bien». Judit

EXPERIENCIAS Y REFLEXIONES MÁS ALLÁ

«Pasaron las primeras seis semanas y nos dimos cuenta de que los planes de reincorporarme al trabajo eran de locos, así que decidí ir posponiendo, hasta que a las diez semanas conseguimos que durmiera las tres primeras horas de la noche en la cuna y después encima de mí, en la cama, el resto de la noche, y fue mejorando hasta llegar a dormir tres tirones de tres horas en cuna. Un gran avance para nosotros, así que decidí empezar a trabajar en la semana once. Desde la semana ocho yo empecé a hacer banco de leche, apenas lograba sacarme treinta o cuarenta mililitros cada vez. Comencé a trabajar cuatro horas diarias, y empezó nuestra odisea particular. Al despertar, me enchufaba el sacaleches en un pecho y al niño en el otro, mientras intentaba pegar algún sorbo al café que casi el cien por cien de las veces acababa bebiendo de camino al trabajo. Un auténtico cuadro que rondaba entre el equilibrismo de no desperdiciar ni una gota, cables del sacaleches que no dejaban margen de maniobra, tetas fuera

y ojos de oso panda que ni el maquillaje lograba disimular. Cada mañana salía corriendo, cerrando la puerta de casa con el corazón encogido por dejar a los dos hombres de la casa solos ante el peligro. Mi marido se quedaba con el peque en mi ausencia y debía darle un biberón a media mañana o los que quisiera. No había forma de que comiera con biberón, probamos varias tetinas, y nada, todo eran llantos desconsolados que empezaban al yo salir de casa y tardaba en calmarse. Toda la mañana en brazos de mi marido, saltando en la pelota de pilates, paseando por el piso..., prohibido pararse, el bebé venía con un sensor de movimiento integrado. Si se paraba, lloraba; si se movía, dormía. Así pasaban las horas hasta que despertaba de hambre, y otro intento fallido de darle el biberón. Nuestro banco de leche se iba ampliando sin utilizarlo jamás. Por suerte, tengo la oficina a quinientos metros de casa, y las primeras semanas después de cada fracaso "biberil", me lo acercaba al trabajo para que le diera teta. Cuando se acercaba la hora, cada día empezaba a escuchar a lo lejos el llanto desconsolado de un bebé, evidentemente era el mío, todos los vecinos de la zona ya lo conocían, miradas que juzgaban y otras que apoyaban. Le he dado teta en medio de reuniones por videoconferencia con grandes clientes internacionales, y muchas otras videoconferencias con compañeros de otras oficinas. Mi bebé ha sido el protagonista momentáneo en multitud de reuniones, y en otras prácticamente nadie se ha dado de cuenta que lo tenía en mi regazo. He tenido suerte, no he visto miradas de rechazo, y a mis palabras de disculpa a los asistentes cuando el bebé llegaba llorando y paralizaba la reunión he recibido respuestas serenas, un "Tómate el tiempo que necesites", "Qué valentía trabajar con un bebé tan pequeño" y un "Gracias por dedicarnos tu tiempo". También he sentido muchas veces agobio y culpabilidad, de hecho, cada día. Agobio por sacar poca leche, agobio por tenerlo aún enganchado al pecho siendo hora de irme al trabajo, agobio por no poder quedarme a terminar proyectos, agobio por llegar más tarde de lo habitual y que el peque esté esperando mi teta, agobio por el qué dirán, culpa por no estar, culpa por esos llantos de hambre, culpa por el cambio en su patrón de sueño, desde que empecé a trabajar sus despertares aumentaron a un máximo casi desesperante, culpa por el día en que tuve que ir a ver a un cliente y no podía estar en la oficina a

media mañana para darle el pecho... Así podríamos seguir sin parar. Por suerte, cada día que pasa hay avances. Primero conseguimos que comiera mi leche con la técnica dedo-jeringa, y meses después con un vaso de aprendizaje. Eso facilitó muchísimo las mañanas y nos dio mucha tranquilidad. Pasaron las semanas y quisimos inscribirlo en la guardería. Nuestro peque nació a principios de año, y en la guardería nos comunicaron que no lo aceptaban hasta el inicio del próximo curso en septiembre, que acabará siendo enero por no haber suficientes solicitudes para abrir aula, así que quedaban ocho meses por delante desde que se nos acababa la baja y en los que no podíamos tirar de abuelos. Otro batacazo a nuestros planes. ¿Cómo conciliar ahora? Sacamos la calculadora y los números hablaban por sí solos, coger una canguro era un dineral y si le sumabas la gasolina y el tiempo para llegar al trabajo, salía mejor quedarse uno en casa. Mi sueldo era mayor e iba andando al trabajo; mi marido tenía una hora diaria de trayecto y trabajaba muchos fines de semana, por lo que, con los números en la mano, mi marido decidió cogerse él la excedencia para cuidar de nuestro hijo. Suerte. Por sorpresa de muchos, mi marido se ha convertido en un padre que es la envidia de muchas. Un padre que ejerce como tal, entregado al cien por cien en la crianza de nuestro hijo, una pareja con la que hacer equipo, un padre que ha antepuesto su trabajo para poder crear un fuerte vínculo con su hijo y no perderse los primeros años de vida. ¡Y vaya si lo ha logrado! Aunque los primeros meses fueron muy duros y muy absorbentes, ha sacado una paciencia que tiene el cielo ganado. Padre e hijo tienen una relación envidiable, se entienden a la perfección, se me cae la baba viendo cómo le habla, cómo juegan... En fin, un padre que hace de padre. Volviendo a mí, me incorporé pronto al trabajo, tal vez demasiado, pero son decisiones que tomamos y no hay más que mirar para adelante y hacerlo lo mejor que uno puede. Actualmente trabajo siete horas diarias, me he cogido la hora de lactancia que se me termina en un par de meses, hago seis horas del tirón y las cinco restantes las trabajo en un par de tardes a la semana. Siete meses ya y seguimos con la lactancia materna exclusiva; hemos empezado con la alimentación complementaria y eso hace que durante mi ausencia ya no haga falta tanta leche, lo combina con agua, frutas, verduras y cereales... Las noches no han mejorado, casi que han empeorado. Creo que intenta recuperar por las noches el tiempo que no hemos estado juntos durante el día. Tenemos cuna colecho y pasa gran parte de la noche enganchado a la teta derecha, la izquierda la reservo hasta casi explotar para llenar el sacaleches de la mañana. Acabé comprando un sacaleches inalámbrico, una inversión en comodidad y libertad. Desde que empezamos con la alimentación complementaria, con una única extracción por la mañana ya tenemos suficiente. A mi llegada a casa, se para el mundo y cual lapa queda enganchado el niño a mí gran parte de la tarde y la noche. ¿Pensará que si me tiene cogida no me iré sin él? Puede ser. Soy madre trabajadora, el de madre, un trabajo de veinticuatro horas siete días a la semana, el más intenso que jamás hubiera imaginado. Planes que saltan por los aires en un plis plas, horas perdidas o ganadas según se mire con el niño durmiendo en brazos sin poder hacer nada más que mirar el móvil. Casa sin recoger, montones de ropa que se acumulan... Imposible hacer nada cuando estás con él, nos absorbe. Con dientes y gateando, así estamos ahora mismo con siete meses. Un bebé de alta demanda. No había escuchado nunca ese término, y odio las etiquetas, pero su intensidad, hiperactividad, necesidad de contacto permanente nos hizo empezar a pensar si era normal su comportamiento, hasta que dimos con la descripción de bebés de alta demanda. Cumple absolutamente todas y cada una de las características. No tenemos soluciones, pero nos ha ayudado a comprenderlo, así que lo aceptamos y acompañamos en sus necesidades lo mejor que podemos. Rendir en el trabajo sin haber dormido más de una hora seguida me parecía imposible, pero el cuerpo se acostumbra a todo. Y siendo sincera creo que el cuerpo y mente "descansan" más saliendo a trabajar fuera de casa que quedándose todo el día con el niño. Ahora admiro a esas madres/padres que su trabajo es cuidar a los suyos. Antes pensaba que eran unos privilegiados y unos quejicas, que no sería para tanto, pero ahora que lo estoy viviendo en nuestras propias carnes, me he dado cuenta de lo duro que es, no hay descanso. Admiro y estoy eternamente agradecida a mi marido por haber escogido estar. Mi entorno lo ve como un héroe, pero yo pienso: si hubiera sido yo la que se hubiera cogido excedencia, ¿también sería una heroína? La respuesta es no. Sería simplemente una madre. Mi marido es un padrazo porque se desvive por él y todo el mundo se lo dice. Pero yo también me desvivo por mi hijo, y nunca me han dicho que soy una madraza. Del aire no se vive, necesitamos ingresos, y cada familia se organiza como mejor le venga, y en nuestra familia mi sueldo es necesario. Mis esfuerzos por seguir con la lactancia materna exclusiva son invisibles pero monumentales. Mis tardes y noches enteras dedicadas exclusivamente al niño son incalculables. Sí, salgo de casa para trabajar, pero cuando no trabajo estoy todo el tiempo con mi hijo, he renunciado momentáneamente a mis aficiones y mis ratos libres por él, no tengo tiempo para depilarme, hacerme las cejas o salir a tomar un café; si voy es con mi hijo. No me quejo, tener un hijo fue una decisión muy meditada, y ahora tenemos la madurez para afrontar este cansancio e intensidad emocional, desde el cariño, el respeto y la solidaridad con la pareja. Es la mayor aventura en la que nos embarcaremos nunca. Vamos a toda vela, pasaremos temporales y trabajando en equipo seguro llegaremos a buen puerto. Por suerte tengo un hijo sanísimo, y la lactancia materna siempre ha ido genial, sin cólicos ni regurgitaciones, y sin grietas o mastitis, pero durante el camino me han sorprendido negativamente los consejos de la enfermera infantil. Al decirle que empezaría a trabajar pronto, me sugirió hacer lactancia mixta y así no tener que sacarme leche. A los cuatro meses que, para reducir los despertares nocturnos, probara a darle un biberón de cereales antes de acostarlo, que a lo mejor no llevaba suficiente leche y que podía tener hambre. También que si queríamos empezar ya con la fruta... ¿Perdón? ¿Con cuatro meses? El niño estaba creciendo estupendamente, comía a demanda y me encargaba de dejarle leche suficiente en mi ausencia». Roser Febrer

......

«Esta no es mi historia sobre la lactancia materna y la vuelta al trabajo. Esta es la carta que te escribo a ti, mi bebé... Entre lágrimas solo puedo decirte: Querida Rita, faltan pocos días para que mami vuelva al trabajo. No querría separarme nunca de ti. ¡Te voy a echar tanto de menos! Lloro todas las noches, pensando que ya ha pasado otro día y que la cuenta atrás es cada vez más corta. Sé que te dejo en buenas manos, pero, aun así, no puedo evitar llorar... La lactancia materna ha sido, está siendo (y estoy segura de que será) la experiencia más maravillosa de mi vida. Por eso, querida Rita, quiero que sepas que estoy viviendo momentos inolvidables a tu lado, amamantándote como una leona a su cachorro. Lo estoy dejando todo listo para cuando nos tengamos que separar unas horas. Sacaleches en una mano y bolsitas de congelación en la otra. Escribo la fecha, los mililitros y te anoto mensajes de amor que no vas a leer nunca, pero que hacen que esta experiencia valga la pena. Querida Rita, mami desea que esperes ansiosa su vuelta, que no olvides su teta... Porque la teta es casa. Y aquí sigo, sorprendiéndome a mí misma de todo lo que soy capaz de hacer. Con una reducción del horario laboral, con la ayuda de papá y de los abuelos y, por supuesto, gracias a mi perseverancia y tenacidad, que han hecho que sigamos juntas muchos meses más (y hasta que tú quieras, querida Rita) en este viaje que me hace venerar mi cuerpo y en el que nuestras miradas se cruzan y el tiempo se para. Porque más que un par de tetas que alimentan, son recuerdos para toda la vida. Y para ti, para esa mamá que está leyendo estas líneas, solo decirte que, aunque el camino a veces no sea fácil, ¡lo vas a hacer muy bien!». Gisela

....

«Hoy celebramos "los nueve *in* y nueve *out*" (nueve meses dentro, nueve meses fuera),** aunque no llegamos a nueve meses porque Adrià se adelantó.

Nueve meses hace que conocemos la faceta más pura y salvaje del amor.

Es nuestro primer bebé y la felicidad es absoluta, aunque también me acompaña el miedo. El miedo y la inseguridad de una madre primeriza.

El "¿lo estaré haciendo bien?" resuena día y noche en mi mente.

Siempre digo que, al nacer un bebé, también nacen un papá y una mamá.

La comadrona colaboró a que fuera un parto muy humano y siempre le estaré agradecida. Nos acompañó a que naciéramos como papá y mamá, tenemos muy buen recuerdo. Nos sentimos únicos y especiales. Gracias a ella tenemos un muy buen recuerdo de la bienvenida al mundo de nuestro pequeño, y también establecimos la lactancia materna.

Nos ha ido muy bien, pero como todo, es un proceso. Un proceso de aprendizaje para todos.

Es un proceso el embarazo.

Es un proceso el parto.

Es un proceso el posparto.

Es un proceso la lactancia.

Es un proceso cuando papá se incorpora al trabajo.

Es un proceso cuando lo hace mamá.

Es un proceso la alimentación complementaria.

Es un proceso la crianza.

Será un proceso el destete (ya lo veremos).

Decidí trabajar a media jornada. Recuerdo el momento de empezar a trabajar, de alejarme de él, teniendo la sensación de que lo abandonaba, pero a la vez muy agradecida a mi pareja y a los abuelos por su puro amor incondicional y acompañamiento.

Quiero pensar que estamos tejiendo un hilo invisible que, en realidad, no nos va a separar jamás. Pero yo no necesitaba ir a trabajar, lo que sentía que necesitaba era estar con mi bebé. Ese hilo invisible está repleto de emociones positivas, y para qué mentir, también hay negativas. Una vez leí que se espera que trabajes sin tener en cuenta que tienes hijos y también que críes a tus hijos sin tener en cuenta que tra-

bajas. Esa es la realidad que nos representa. Eso es, miedo y agradecimiento. Agradecimiento y miedo. Agradecimiento y felicidad. Agradecida de poder trabajar. Miedo a que me necesite y no esté en ese momento o que luego no quiera venir tanto conmigo. Agradecida de poder compartir mi día a día con mi bebé. Miedo a no trabajar lo suficientemente bien. Agradecida cuando entro por la puerta del recibimiento que me hace. Miedo a que un día se olvide de mí al trabajar tantas horas seguidas. (Sí, eso también lo pensamos las mamás). Agradecida de que la lactancia materna sea tan fluida. Miedo a que cuando dejemos la lactancia no quiera estar conmigo. Un recién nacido saca la parte más bondadosa, maternal y feliz de una madre; pero para qué nos vamos a engañar, también en algunos momentos saca una parte oscura, de sufrimiento, de angustia, de preocupaciones. Hay que confiar». Anna

....

«**Soy matrona, tengo veintiocho años y soy autónoma con una consulta de lactancia y embarazo en mi domicilio y llevo también la gestión de una casa rural.** Mi hijo nació en mayo de 2023, actualmente tiene dos meses. También estoy preparándome para el examen IBCLC este septiembre, la lactancia me apasiona, creo que hay mucho por hacer en la sociedad a favor de la lactancia y acompañando a las madres en sus maternidades y crianzas, muchas veces tan ninguneadas. Me he

querido alejar de las prácticas hostiles de la mayoría de los paritorios de España (por desgracia tenemos mucho por avanzar y mejorar en este sentido), no soportaba la violencia obstétrica que se ejercía de forma sistemática y, en la mayoría de las ocasiones, sin ni siquiera ser conscientes de ello. He encontrado en la lactancia la paz con mi profesión y una forma de realizarme profesionalmente a la vez que poder compaginar mi vida familiar y personal con mi trabajo. Después del parto de mi segundo hijo, a la semana de vida comencé a estudiar de nuevo para el examen de IBCLC con mi hijo durmiendo encima de mí, haciendo piel con piel todo el día. Mi hijo es un bebé normal, de esos que solo quieren estar con su madre todo el día, de los que lloran cuando no sienten tu contacto y de los que no quieren la cuna ni en pintura. Consigo sacar unas tres o cuatro horas diarias para estudiar, hacer simulacros... Con mi cojín de lactancia y mi teta como mejores aliados. A las seis semanas posparto me incorporé a la gestión de la casa rural y a pasar consulta de lactancia en mi domicilio de nuevo. He estado haciendo banco de leche desde que nació mi hijo con ayuda de un colector de leche materna, colocándolo en el pecho contrario a en el que ponía al niño a mamar. En cada toma conseguía extraer solo por goteo de setenta a noventa mililitros. Tengo un reflejo de eyección muy potente que, de recién nacido, hacía a mi bebé atragantarse en las tomas y tenía que utilizar posturas antigravedad como la de crianza biológica. Una vez llegó el momento de ofrecer la leche materna de mi banco casero durante el tiempo que duraban las consultas, mi marido comprobó que no había forma de que el niño tomara mi leche ofrecida en cualquier otro recipiente que no fuera la teta. Ni biberones (hemos probado varias tetinas) ofrecidos mediante el método Kassing, ni vasito de alimentación. Lo bueno es que mi marido actualmente está disfru-

tando del permiso de paternidad y puede gestionar el cuidado del bebé y de mi hija mayor de cuatro años, mientras yo paso consulta. Dentro de las ventajas de ser autónoma está la gestión de tu propio horario, algo que me ayuda a compaginar consultas y tomas de lactancia al inicio y fin de estas. Mi marido trabaja por turnos (mañana, tarde y noche) y cuando finalice su permiso de paternidad tendré que adaptar mi horario a estos para poder alimentar, cuidar y criar a mis hijos. He decidido emprender este camino de autónoma para poder estar presente en la crianza de mis hijos, la verdad es que gestionar una casa y una familia con dos niños y dos padres a turnos es muy complicado. Las opciones son limitadas, no hay guarderías ni colegios que cuiden a los niños en cada turno y pagar a una persona disponible a cualquier hora del día o la noche supone un coste económico tan alto que supera o iguala mi sueldo. Además, que implica perderte tantos momentos de su día a día que no se recuperan, el tiempo no vuelve y los niños crecen en un abrir y cerrar de ojos y dejan de necesitarte rápidamente. Yo no me quiero perder nada y por ello, he decidido que, ¿quién mejor que una madre para cuidar, criar y amamantar a sus hijos? Volviendo a la lactancia, aún no he utilizado el sacaleches, después de dos meses y una semana sigo teniendo reflejo de eyección contralateral y goteo bastante en las tomas, con lo que sigo recogiendo y almacenando leche por

si más adelante la necesito. Si no, siempre puedo ofrecérsela a mi hija mayor o hacer polos de leche materna para este verano. Mi lactancia, salvo por la incomodidad del goteo constante, está siendo fluida, disfrutada y maravillosa, sin ningún dolor y completamente a demanda, siendo consciente de todas las crisis y baches de crecimiento y testigo de cómo mi hijo va cogiendo peso a un ritmo adecuado. Aunque la bimaternidad es dura, realmente la estoy disfrutando mucho».
Clara, @planetamatrona

«Hace diez años que soy autónoma. Me dedico a hacer webs, tiendas online, posicionamiento en Google y mantenimiento de todo eso y de los negocios digitales de mis clientes (y propios).

Mi horario habitual es de nueve y cuarto a tres menos cuarto y por las tardes a veces tengo que contestar algún email o así, pero nada que me quite mucho tiempo. Mi primera hija nació en octubre de 2018. Me tomé siete meses antes de llevarla a la escuela infantil. Lactancia materna exclusiva, BLW y atendiendo a mis clientes los pocos ratos que ella dormía... Fue muy estresante. He de decir que compré un sacaleches y lo odiaba. Quería sacarme leche, pero ella era muy demandante y nunca encontraba el momento y cuando lo hacía sacaba quince mililitros en media hora. Desesperante. Una cosa muy "guay" es que la escuela infantil estaba muy cerca de mi oficina. Así que a media mañana me acercaba y me dejaban a la niña en una salita para darle el pecho. Con el sacaleches apenas saqué una vez lo suficiente para hacerle un helado porque el bibe no lo quiso coger. Mi segundo nació en septiembre de 2020. Hacíamos lactancia materna exclusiva y tándem con la mayor. Lo apunté a la misma escuela infantil a los cinco meses y medio. Sí que empezó a coger el biberón y le daban allí, pero pronto comenzó a comer y apenas gastamos un bote de leche artificial. Hoy día sigue tomando el pecho a punto de hacer los tres años y tengo que negociar con él porque yo ya quiero dejarlo. Con él también trabajé mientras estaba de baja (sin poder facturar, pero tengo mucha confianza con mis clientes y posponía las facturas). Los ratitos que dormía eran muchos más que con la primera, así que estaba mucho más tranquila porque tenía la mayor parte del trabajo atendido. En cuanto me volvió el periodo fuimos a por el tercero y de repente me vi esperando mellizos para septiembre de 2022. Nacieron mucho antes de lo que tocaba. 31 + 2... Cinco semanas y pico ingresados en neonatos. Fue un palo y el trabajo es lo único que estaba en mi mano controlar, así que desde la misma habitación donde me recuperaba SOLA de la cesárea ya estaba arreglando servidores e instalando parches de seguridad urgentes... Resulta que los hackers trabajan mucho en verano. Digo sola porque pasé de tener dos niños encima y dos dentro a estar sola, ya que mi marido estaba entre cuidar a los mayores y correr al hospital a ver a los pequeños en la UCI de neonatos cuando nos dejaban... Pero fueron solo tres días y ya pronto cogimos la rutina de visitar a los pequeños en las horas de las tomas y unos largos ratos de piel con piel. Nos llevamos el ordenador a la sala de espera para aprovechar el tiempo y volvía a la oficina en cuanto podía. Fue un salvavidas mental. El sacaleches doble estaba todo el día encendido... Un suplicio, pero quería darles el pecho también a los recién nacidos. Cada vez demandaban más y yo no producía suficiente, así que enseguida les dieron leche adaptada para prematuros y luego fórmula cuando alcanzaron cierto peso. Cuando aprendieron a tragar por boca sí que se enganchaban al pecho, pero les costaba respirar, les bajaba la saturación... Es muy duro dar el pecho a prematuros. Cuando salieron del hospital fue una alegría, pero también muy duro enfrentarnos a dos pequeños diminutos... Dormían muchísimo. Con ellos hacemos lactancia mixta. Estuve cuatro meses usando el sacaleches, pero me ponía de muy mal humor y fue una satisfacción venderlo en Wallapop. En esta época una amiga estaba dando pecho a su segundo bebé y se volvía loca porque, a veces, como ya comía otros alimentos, producía un extra de leche que solo le servía para tener la ropa sucia todo el día. Así que me donó unos cuantos botes de leche extraída para poder dársela yo a mis peques. Un acto que para mí fue enorme y para ella creo que una satisfacción poder ayudarme en algunas tomas (se acababa enseguida ja, ja, ja, ja).

Estoy segura de que, si no fuera por el mediano, que es el rey de hacer que la teta produzca todo lo necesario, ahora ya no tomarían pecho, pero sí, hoy en día, trece meses después, seguimos ya con alimentación complementaria y con lactancia mixta. Mis pequeños empezaron la escuela infantil con nueve meses (siete de edad corregida). Desde que volvieron del hospital mi rutina ha sido muy clara. Llevar a la mayor al cole y a los bebés a la oficina. En mi trabajo (recordemos que soy autónoma) me monté un cambiador para ellos, el cojín de lactancia y un calentador para el agua y hacerles bibes. Dormían mucho, así que también me han dejado tener todo controlado. Y es que, a mí, al contrario que a muchas mamás, me encanta mi trabajo. Sé que es mucho más fácil con mis circunstancias y que no es lo habitual. También he de añadir que no tenemos aquí abuelos o alguien que nos ayude y que la escuela infantil nos ha salvado la vida. No me considero una adicta al trabajo ni nada parecido, me gusta, pero no cambio un rato de hacer un puzle con los niños o llevarlos a la piscina por trabajar. Sin embargo, me ayuda a mantener la calma y saber que puedo darles todo lo que necesitan por las tardes y los fines de semana. Por supuesto, si algún día se han puesto enfermos (poquísimo, por cierto) he podido ir tranquilamente a por ellos y pasar juntos el tiempo necesario o llevarlos al médico sin dar explicaciones a nadie, je, je. Me siento muy afortunada y esa es mi historia... Casi cinco años seguidos dando teta y sin dejar de trabajar, aunque a temporadas a un ritmo mucho más bajo». Anónimo

«Soy autónoma y madre de un hijo que nació con una cardiopatía y fue intervenido pocos días después de nacer. Nuestra estancia en el hospital fue muy difícil económicamente porque, aunque mi mundo dejase de trabajar con su complicación de salud, todo el resto seguía. Los gastos del local, de los seguros, ¡de todo! Recuerdo aprovechar mientras mi bebé dormía en mis brazos para dibujar sin parar y aceptar encargos de retratos y vender tazas ilustradas para que fuese más fácil. Siete días tardé en empezar a trabajar, desde una silla del hospital. Y desde que salimos del hospital, me acompañó en el trabajo. Por él, por seguir a su lado, creé mi propio estudio de tatuajes totalmente adaptado y cómodo para los niños. Y sé que es cómodo porque lo cuidé ahí un año entero, entre tatuajes y entre mucha mucha teta. Tres días tenía mi segundo bebé.

Ya en el hospital sabía que faltaba muy poco para tener que volver, ya que debía presentar urgentemente varias cosas a mi gestora. Recuerdo caminar hacia allá, poco a poco, con Aurora bien agarrada a mi pecho y sintiendo cómo sangraba con cada paso que daba. Estar sentada en esa mesa ordenando papeles y, de repente, encontrar mi mirada en el espejo de la pared. Mirarme y decirme a mí misma: "No tienes otra opción. Nadie lo hará por ti. De ti depende que esto funcione". Ser autónoma y madre para mí es así, nunca dejó de ser ni una cosa ni la otra. Mi primer tatuaje fue pocos días después y, hasta casi el año, mi hija ha crecido entre esas paredes del estudio, igual que lo hizo su hermano, con clientes avisados de que si necesitaba pecho debíamos parar un momento. El posparto fue difícil. Pero estoy orgullosa de haber estado con ellos a mi lado». Ares Alma

«Acabar la lactancia es, para cualquier madre, un sentimiento agridulce, que en algunas ocasiones no puede separarse de la culpa. Ese fue mi caso y, aunque mis condiciones laborales me habrían permitido continuar sin las dificultades que suponen otros empleos, el trabajo se convirtió en el salvavidas para finalizar un destete que había comenzado unas semanas antes. Cuando empecé la lactancia de mi hijo mayor, viví con cierta tranquilidad y sosiego el momento de la incorporación al trabajo, puesto que lo veía como algo lejano —soy profesora, y los meses de verano que por suerte coincidían con la finalización del permiso de maternidad y lactancia me regalaban más de ocho meses de estancia en casa—. A esa edad, pensaba, ya no daría el pecho tanto, ni el bebé dependería tanto de mí, de manera que con un banco de leche y la flexibilidad laboral de la que dispongo (dieciocho horas lectivas a la semana y cinco de permanencia en el centro; las demás —innumerables— horas de preparación de clases, corrección de exámenes y trabajos, burocracia, etcétera las sacas de donde quieras/puedas) mantener la lactancia sería algo a primera vista sencillo. Pero, por la razón que sea, los planes pocas veces salen como los dibujas en tu cabeza. Nuestra lactancia empezó con dolor, grietas, incertidumbre, culpabilidad, baja ganancia de peso, ausencia de profesionales cualificados en nuestro entorno, malos —que no malintencionados— consejos y una pila de remedios para curar las grietas que no funcionaban porque nadie detectaba la verdadera causa: un frenillo lingual limitante de tipo 4. Y la realidad fue que esos problemas iniciales solucionados tarde —al mes pudimos encontrar un profesional que le practicara la frenectomía lingual— derivaron en mastitis de repetición, mastitis subaguda y en un absceso mamario que hubo que operar de urgencia. Aun así, mi cuerpo y mi ser me pedían durante todos esos eternos meses seguir dando teta, darle un final feliz de Disney a nuestra lactancia a pesar de todas las dificultades vividas, a pesar de que la lógica y el sentido común no hacían más que apuntar al destete, a pesar del cuestionamiento —casi siempre silencioso— de familia y amigos. Sea como sea, si este relato tiene relación con la vuelta al trabajo es porque, aunque nunca lo hubiera pensado al inicio, marcó el punto de inflexión para iniciar el destete, con gran alivio para mí. Añadir una dificultad más, aunque fuera tan nimia, hizo que, por fin, quisiera abandonar una lactancia que me había dado muchos más disgustos que alegrías (de estas también hubo y son precisamente las que me animaron a seguir). En ese momento me sentí por primera vez "autorizada" moralmente a dejarlo, porque volvía a trabajar. Poco a poco, con grietas y dolor hasta el último momento, fuimos incorporando biberones de fórmula y una noche, que no recuerdo, le di la última toma. Si esos planes iniciales de mi cabeza se hubieran cumplido, yo habría podido tirar de banco de leche y de alimentación complementaria para mantener la lactancia más tiempo, puesto que me habría ido a trabajar después de darle el desayuno, se habría quedado con papá —que en ese momento tenía aún permiso de paternidad— para tomar el sólido, y yo habría vuelto —dependiendo del día— entre las doce y las dos, a tiempo para la toma de antes de comer. Con el banco de leche habríamos podido suplir alguna toma de media mañana, tal vez no habría hecho falta. Quizá habría sido uno de los pocos casos en los que la incorporación al trabajo y la lactancia habrían podido ir de la mano... Pero es solo un condicional, un "habría" que nunca fue». Raquel

«**Addaia nació a finales de noviembre de 2022.** Soy profesora interina en la pública de Mallorca y después de mis dieciséis semanas de mierda de baja (mierda, por lo vergonzoso de tener tan solo dieciséis semanas de baja), me tocó volver al trabajo. He de decir que no tuve pereza (me apetecía hacer algo por mí), ya que me tocaba volver para tan solo catorce días lectivos y a media jornada. Probablemente si hubiera sido jornada completa hasta final de junio, otro gallo cantaría. El chollo fue el horario, tres días hora y media y dos días, dos y media, ya que mi horario se redujo un poco más puesto que pedí mi hora de lactancia, que tanto jodió a la directora y a la jefa de estudios. Un mes antes tuve una sesión de lactancia con una matrona que me dio consejos para la vuelta al trabajo. Ambas supusimos que Addaia no necesitaría probablemente tomar leche durante mi ausencia, puesto que eran pocas horas, pero que si al finalizar este contrato iba a coger otras sustituciones (que serían a jornada completa), sí que debíamos prepararnos. Yo ya tenía leche congelada, ya que había sufrido grietas en un pecho, mastitis, etcétera y había hecho banco. Empezamos con bibe y no le gustó; para no tirar esa leche la puse en un vasito de iniciación y bueno, hubo por todo pegas, pero algo bebió. Lo intentamos más veces y algunas lloraba y se enfadaba, así que pensamos, total... para qué. A mí igualmente me rondaba la idea de no coger ninguna sustitución más hasta el inicio del siguiente curso escolar. Hasta un día antes de empezar no reaccioné, me preocupé y miniagobié por si Addaia aguantaría sin estar conmigo o papi tanto rato, o si lloraría mucho..., y mis amigas tuvieron una superidea: la que se quedaba a Addaia iba a ir casa de otra amiga que tenía un bebé un poco más mayor y así, si Addaia se ponía ñoña, mi amiga le daría pecho. Pasaron más de dos horas, entre una cosa y otra y he de decir que no tuve una supersensación de añoranza, pero sí por saber qué tal estaría. Al llegar y Addaia verme fue maravilloso... una sonrisa, un amor... y una superboca abierta reclamando su teta. El resto de los días se fue quedando o con el papi o con amigas y siempre fue genial y en ninguna ocasión se le ofreció leche. Y cuando yo llegaba tampoco se la notaba desesperada, me daba tiempo a ir al baño, preparar mi vaso de agua e incluso merendar algo. El trabajo lo disfruté y se me pasaba volando, sin tiempo de echarla de menos, pero sí que añoraba tener más tiempo para hacer cosas con ella por la mañana, me daba pena haber cambiado sus rutinas mañaneras, que ya no han vuelto a ser las mismas, en fin, por todo ello cada vez más tenía la certeza de que no cogería un nuevo trabajo, que había ahorrado dinero durante mi baja, y que tenía paro, y que estos meses con ella no volverán. El viernes pasado salió una sustitución en uno de mis coles top, y estuve muy tentada de coger la plaza (necesito puntuar en listas, y ¡el sueldo!), pero ni Addaia ni mi marido ni yo estamos preparados para estar tantas horas sin ella y sin saber si comerá. Estoy convencida de que es la mejor decisión que podía tomar. En septiembre me tocará volver, aunque si la economía me lo permite, intentaré que sea a media jornada. Mi vuelta al trabajo ha sido fácil, pero por la suerte que he tenido de que hayan sido catorce días con el horario que he dicho; igualmente, de ser de otra manera, me hubiera adaptado, no nos queda otra, ¿no? Personalmente la pereza más grande era la de sacarme leche para hacer banco, y la mayor pena estar sin Addaia tantas horas y preocuparme de si comería o no. Es una lástima no tener la opción de elegir algo mejor para nosotras por las leyes que hay en nuestro país, la poca conciliación familiar que existe y los pocos recursos que tenemos. Yo he tenido suerte de tener ahorros y el paro al menos hasta diciembre, porque, si no, no podría haber elegido no trabajar». Magda

«**Para ponerte en situación, antes de dar a luz trabajaba ejecutando obras como jefa de obra** (jornadas maratonianas de diez o doce diarias de lunes a viernes presencial y a veces teletrabajando los findes) y decidí cambiar porque me pareció incompatible con un bebé y la lactancia. A la vuelta de las dieciséis semanas de baja, tres semanas de lactancia, dos semanas de vacaciones y una excedencia de un mes, mi bebé de seis meses empieza la escuela infantil en septiembre de 2022 (con cuatro meses me parecía muy pequeño para dejarlo con nadie, pero ese es otro melón). Yo empiezo el trabajo nuevo y en ese momento, estábamos con lactancia materna exclusiva y empezando con alimentación complementaria. Conseguí trabajo en una oficina en un estudio de arquitectura en el que se echan muchísimas horas más de lo normal, pero puede teletrabajarse desde casa dos días en semana y ajustar el horario a mis necesidades los días que voy a la oficina. Ahora puedo decir que estoy muy contenta con esa flexibilidad, pues he podido compaginar la lactancia con bastante éxito y entre mi marido y yo hemos podido organizarnos. Los recuerdos que tengo sobre esta nueva etapa lactancia/trabajo son bonitos, pero también hubo otros duros y estresantes. Buscando información y leyéndote pudimos ir tomando decisiones que en ese momento nos fueron pareciendo las más acertadas. Echando la vista atrás, estoy segura de que habría sido mucho peor si no hubiese cambiado de trabajo. Estos fueron los problemas que me fui encontrando por el camino. Un mes antes de empezar hice un banco de leche, pero me fui un fin de semana de viaje con amigas y mi marido se quedó con el bebé. Como no le dábamos biberón, hicimos una estimación de cuánta leche necesitaría y nos quedamos justos. Se terminó el banco de leche esos días a una semana de empezar el trabajo. Otro bache que nos encontramos fue que hasta una semana antes de irme ese fin de semana, no conseguimos que aceptara el biberón. Nuestra actitud fue siempre sin forzar y desde la paciencia y la calma. Al final era cuestión de probar y al parecer le gustaba la leche muy caliente. :) Ahora sabemos que hay otras opciones además del biberón, pero en ese momento no lo sabíamos. Cuando empezó la escuela infantil solo había conseguido un banco de tres bolsitas de unos ochenta mililitros cada una (el resto se las había bebido como comentaba anteriormente). Empecé a tener un poco de ansiedad. No era capaz de sacarme suficiente leche y me sentía también culpable. Tomé la decisión de sacarme la suficiente leche cada día por la mañana en la oficina y en casa mientras el bebé estaba en la escuela, para que al día siguiente se la dieran las maestras con biberón. También decidí que la leche que me sacaba los fines de semana la congelaría para ir así aumentando un poco ese banco de leche para urgencias. Pensé que podría. Una meta muy ambiciosa. Tenía las expectativas altas. Al principio parecía que el bebé se quedaba bien con un biberón de ciento cincuenta y ciento ochenta mililitros y más o menos era lo que conseguía sacar, pero varias semanas más tarde tuve que aumentar producción y sacarme doscientos cincuenta porque se quedaba con hambre. Ese fue otro de los aspectos más duros: no era capaz de sacarme tanta leche en un día. El 60 % de los días lo conseguía y el 40 % no. Y para completar, biberón descongelado del banco… Fue un momento duro, me sentía culpable y además me sentía esclava del sacaleches: sacaleches a las siete de la mañana durante treinta minutos antes de despertarle y a las dos o cuatro de la tarde (según estuviera en casa o en la oficina) durante una hora. Mi marido vio mi angustia y mi estrés, y entre los dos llegamos a la conclusión de que necesitábamos suplementar con leche de fórmula en casa para que me pudiera sacar leche de esa toma para el cole. Nos pareció en ese momento la mejor decisión porque el bebé no mostraba ningún interés por la alimentación complementaria (lo tocaba con un dedo, lo miraba con cara de asco, a ve-

ces se lo metía en la boca y hacía gestos por ese sabor tan desconocido). Ahora lo pienso y creo que ver a mi bebé feliz experimentando y las palabras de apoyo de mi marido me daban la fuerza que necesitaba para seguir con el sacaleches. Así estuvimos durante varios meses: le dábamos dos o tres tomas a la semana de leche artificial y eso me permitía conseguir extraerme la suficiente leche materna. Después, te escuché en una de tus múltiples preguntas y respuestas mañaneras hablar sobre sustituir las tomas de leche artificial (si son muy pocas) por alimentación complementaria manteniendo lactancia materna principalmente, y así lo hicimos: las meriendas eran sin teta, con fruta, y aprovechaba para sacar leche. Este cambio me ayudó a reducir la ansiedad. El bebé empezó a mostrar interés. Unos días comía más y otros solo quería teta, pero lo llevábamos bien. Aun así, empezó a hacérseme cuesta arriba el uso diario del sacaleches, así que cuando cumplió un año decidí terminar con él. No he dicho nada antes, pero en la oficina no tuve ningún problema para sacarme leche. Se lo expliqué a mi jefe y lo entendió. Había un baño grande donde podía estar tranquilamente sin presiones y una nevera y un congelador en la cocina. Me llevaba cuarenta y cinco minutos sacarme leche de los dos pechos con la ayuda de un solo sacaleches, pero lo fui reduciendo a solo veinticinco o treinta minutos. En la obra esto habría sido impensable: un baño muy pequeño típico de caseta de obra que se limpia una vez a la semana y es el único para todo el equipo (cuatro o cinco personas) y sin congelador. Hoy seguimos con lactancia materna a demanda. Le damos prioridad a la comida, pero si un día le apetece antes, se lo doy. Mi bebé sabe pedirlo y ahora acaba de aprender a decir "teta" y me resulta muy tierno (tiene un año y cuatro meses). Echando la vista atrás estoy muy contenta por cómo lo he llevado. A pesar de las dificultades, he buscado información, he preguntado a otras madres y me he apoyado en mi pareja, una persona con la que puedo compartir mis dudas abiertamente sin reservas y buscarles una solución, que respeta mis decisiones sobre la lactancia (pues es algo único entre mamá/bebé) y que me ha ayudado en este camino».
Sara García

«La vuelta al trabajo emocionalmente para mí ha sido casi como volver al posparto inicial. Es como un posparto volumen II y aquí poco me habían avisado. El parto al principio es como un muro de miedos que te prepara un montón para vencerlo disfrutándolo, pero da tanto miedo que, aunque te avisen y leas un montón del posparto, no te deja ver más allá, y una vez superado, descubres que es un hito mágico y maravilloso. Descubres a tu bebé con la magia misteriosa con la que recibes el mejor regalo de una noche de Reyes, y ¡catapum! El posparto, con toda su potencia y hermosura te desarma, es un desbordamiento de todo, amor, felicidad y plenitud, a la vez que agotamiento, vértigo y chispa de soledad. Cuatro meses después no sabía dónde estaba, orgullosa por haber pedido ayuda en la lactancia y haber llegado hasta allí, disfrutando de la teta y de nuestros momentos, enamorada de mi bebé. A la vez se sumaba el agobio y el miedo de tener que estar lista por dentro y por fuera para volver a tope al trabajo que me apasiona (o ya no sabía si tanto) y "dejar" de estar toda yo para mi bebé, y me pregunto, ¿y esta etapa cómo se llama? Con todo esto, un agobio brutal, no saber quién era, ya no era la misma trabajando, no disfrutaba igual, necesitaba a mi bebé... Pedí ayuda a mi matrona y asesora de lactancia para seguir con el pecho por las noches y alguna toma que el bebé pidiera y que con el teletrabajo pudiera combinar. Y eso funcionó y me salvó en estos meses. Tras un mes y medio desde que volví a trabajar, me entró un superbajón y no era capaz de encontrarme. Lo pasé muy regular, echaba mucho de menos al bebé, físicamente seguía viéndome muy grande, y sentía una tristeza a ratos como cuando di a luz. Lo echaba de menos. Mi trabajo me encanta (soy consultora de regulación financiera, antes de dar a luz trabajaba unas catorce horas y a veces más), pero ahora necesitaba mucho al bebé. Adicionalmente, con tanto estrés y líos del trabajo, empecé a dejar de hacer las dos o tres extracciones planificadas, se redujo la producción y una vez más menos mal que estaba mi matrona al rescate. En la vuelta al trabajo, hay que gestionar la lactancia (extracciones no siempre regulares, el bebé pide más que nunca, hay mil cosas y surgen dudas). Pero también hay mucha exigencia y emocionalmente es más complejo de lo que esperaba. Es la leche que la lactancia sea como un flotador emocional en esta etapa, pero necesitas apoyo extra del entorno para que no se olviden de que no eres *superwoman* y que para que todo sea compatible necesitas ayuda. Aquí mi marido ha sido clave para el éxito. Otra cosa horrible es la sociedad. Parece que ahora, como en todo, hay extremos, o eres una loca de la leche o eres contraria completamente. Me he sentido profundamente incomprendida en mi entorno y también en el profesional. Muchos me criticaban o desanimaban a seguir dando el pecho y compaginando la vida laboral al máximo nivel. Y para mí era el mejor momento del día. No me enrollo más, la lactancia ha sido una aventura, imposible sin tu libro, la matrona, la pediatra, mi marido e incluso mi gato, que nos ha acompañado en las noches». Mariona

«**El año que di a luz, 2020, decidí no trabajar como profesora y poder estar con mi bebé.** Pero resultó que, al haber COVID, muchísimas personas estaban enfermas y de baja, y me llamaron de modo urgente para cubrir una plaza en un instituto. Al ser un procedimiento urgente, no tuve tiempo de pensarlo y dije que sí. En cuanto colgué el teléfono me empecé a arrepentir. Tenía solo cuarenta y ocho horas para incorporarme, mi hijo tenía cinco meses y nunca había tomado un biberón. No tenía con quién dejarlo, y lo más importante: no tenía banco de leche. Esas cuarenta y ocho horas fueron un continuo de llantos y arrepentimientos mientras me sacaba leche a destajo. Pensaba que estaba abandonando a mi hijo por dinero y que yo no estaría cuando él despertara ni cuando tuviera hambre. Compré un biberón supuestamente idéntico al pecho, mi padre cogió un avión para venir a cuidar a mi hijo y me fui a trabajar. El primer día, mi bebé no supo o no quiso tomar biberón ni cuchara ni vasito. Solo quería a su mamá. Yo me martirizaba pensando que la decisión de haber vuelto al trabajo había sido voluntaria. Afortunadamente en dos días comenzó a tomar la leche que le había dejado. Mientras, durante los recreos, yo me sacaba leche de pie en el cuarto de la limpieza del instituto, algo que, por cierto, jamás permitiré de nuevo. Al final, llegué a hacer un buen banco, tanto que me convertí en donante de leche y mi lactancia terminó durando veintitrés meses. No hay mal que por bien no venga». Cris B.

....

«**Antes de nacer mi bebé tenía dos trabajos.** Uno a tiempo completo y presencial en la Administración local (secretaria de altos cargos) y otro a tiempo parcial y en remoto como docente en la universidad. Me pasaba, literalmente, el día trabajando, si no era en una cosa, en otra. Siempre en el ordenador, leyendo, analizando, redactando, corrigiendo, organizando, etcétera. Cuando llegó mi hija, llegó también la calma de la baja de maternidad. O eso pensaba yo. Pensé que, como siempre había dedicado la mayor parte de mis semanas al trabajo, a la investigación y a los quehaceres laborales, la baja de maternidad sería un oasis que iba a disfrutar. Pero ¡qué equivocada estaba! Disfruté de no tener la obligación de sentarme delante de un ordenador, pero en realidad estuve muy atareada, sin apenas tiempo para nada más que atender a mi hija. Ella crecía de forma muy lenta, no ganaba peso, lloraba mucho y no se enganchaba bien al pecho. Yo tenía unas heridas en los pezones que me hacían llorar cada dos por tres. El inicio de la lactancia fue durísimo y tuve que emplear el poco tiempo que tenía en actualizarme: leí todo sobre lactancia, alimentación, sueño del bebé. En fin, cambié los temas, pero la presión seguía siendo compañera de mi día a día. Al final, conseguí, y lo digo con mucho orgullo, enfocar la lactancia de forma positiva y, aunque tuve que complementar con leche de fórmula, disfruté mucho de todo lo que me aportó este proceso. Una de las cosas que trajo la apuesta por la lactancia fue la decisión de reducir mi jornada laboral. No había hueco en el día para compaginar la lactancia con dos trabajos como los que tenía. En realidad, podría haberme sacado leche en el trabajo. Si la lactancia hubiera ido bien y no hubiera sufrido las complicaciones que sufrí, me lo habría planteado. Pero no siempre es tan fácil como te lo cuentan. Estuve mucho tiempo complementando la alimentación de mi bebé con mi leche, por lo que le dediqué muchas horas al sacaleches. Pensé que incorporarme a trabajar con el sacaleches en el bolso y sacar leche para las tomas y para los complementos que necesitaba iba a ser una auténtica locura. Y todo esto, en medio de una vorágine de reuniones, encuentros y actos en mi lugar de trabajo. La teoría me la sabía, pero ¿la práctica iba a ser tan sencilla? No, por supuesto que no. ¿Dónde me sacaría la leche? ¿Cuánto tiempo me dejarían ausentarme para ello? La verdad es que no es un proceso que se haga velozmente. Además, confieso que siempre he sido muy vergonzosa con mi pecho. No quería sacarme leche en un lugar donde hubiese compañeros de trabajo. Estaba segura de que me darían facilidades, pues el ambiente laboral era muy bueno, pero ¿yo quería pasar por ello? Esta reflexión que realicé durante semanas me impulsó a tomar la decisión de poner el freno en el trabajo. Rechazar el trabajo en la Administración pública y quedarme únicamente con el trabajo en la universidad. Podía trabajar desde casa, salvo algunos días específicos, lo que me permitía seguir luchando por esa lactancia positiva que tanto me estaba costando conseguir. Así que aposté por un cambio rotundo. La verdad es que la lactancia me ayudó a tomar una decisión que debía haber tomado tiempo atrás. Trabajar tantas horas me estaba quitando la vida con mis seres queridos, y además trabajar en la universidad siempre había sido mi objetivo, mi aspiración y mi ilusión. Tuvo que llegar mi hija para que me diese cuenta de la importancia de dedicarnos tiempo, dedicárselo a los que te rodean y, por supuesto, dedicarlo a conseguir tus objetivos». María Martín de Vidales

....

«Mi nombre es Irene y el 30 de agosto de 2022 me convertí en la mamá de Kai. Un hermoso bebé de tres kilos que salió en tres empujones y se prendió rápidamente al pecho. La matrona se quedó asombrada de lo rápido que lo hizo. Desde entonces, hemos estado disfrutando de una lactancia exitosa, ya casi han pasado ocho meses y ¡que dure mucho más! Traté de extender mi baja todo lo posible, combinando vacaciones, los veintiún días de lactancia..., en definitiva, me reincorporé al trabajo el 16 de febrero. Preocupada por mantener la lactancia, un mes y medio después de dar a luz comencé a hacer un banco de leche, no sacaba mucho, pero cualquier cantidad era bienvenida. Cuando quise descongelar una bolsa para probar a darle biberón y ver si lo aceptaba... ¡horror! La leche tenía un olor muy desagradable..., era la lipasa. No sé si es que no recordaba tu libro, donde hablabas del tema, pero me angustié y tiré todo el banco. Volví a empezar, todavía tenía tiempo, unas semanas después diagnosticaron a Kai con APLV..., otro banco a la basura. Volvimos a hacer extracciones, pero ahora conmigo habiendo eliminado todos los lácteos de mi dieta, esperando al menos un mes para eliminar la PLV del organismo y hacer un nuevo banco, ahora con menos tiempo, ya que me reincorporaba al trabajo en poco más de un mes. Como mencionaba, el 16 de febrero volví al trabajo a tiempo parcial, de nueve a una. Con todo el dolor de mi corazón y temiendo que mi pequeño se "destetara", cargada con mi mochila de "mamá lactante", equipada con mi sacaleches, los recipientes, los geles..., volví al trabajo. Todavía recuerdo emocionada la bienvenida que me dieron, mi mesa llena de globos y pó-

sits con buenos deseos, la verdad es que así se hace menos duro el regreso. Doy gracias por trabajar en una empresa grande donde se promueve la conciliación y se protege mucho la maternidad y la lactancia, excepto que hasta la semana treinta y ocho de gestación no te dan la baja por riesgo... ¡Eso es otro tema! En mi empresa tenemos una sala de lactancia, equipada con sillones, nevera y fregadero. No nos falta de nada y gracias a ella continuar con la lactancia está siendo mucho más sencillo. Tengo una compañera de trabajo (María) que dio a luz una semana después y con la que he hecho tribu durante el embarazo y el posparto. Las dos nos encontramos diariamente en la sala de lactancia para contarnos las batallitas ahora del BLW y, cómo no, despotricar sobre las parejas, ¡eso como deporte nacional! De momento somos las únicas que utilizamos la sala y nos dijeron que no se ha utilizado mucho en todos los años que lleva disponible. La verdad es que es una lástima, pero suerte que la han mantenido y no han decidido cerrarla o destinarla a otra cosa por el poco uso que se le ha dado. Al saberlo me propuse hacer algún tipo de comunicado interno en la empresa para promover la lactancia materna y el uso de la sala, a ver si me animo y lo hago en los próximos días. Debo decir que mantengo la lactancia perfectamente, que mi pequeño no se ha destetado como pensaba o temía, que me espera cada día con una sonrisa, que se toma los biberones sin problema (es un comilón), pero prefiere el pecho por encima de todo, y yo feliz porque no veo el momento de dejar de compartir estos momentos con él, solo pensar en el destete me provoca angustia y tristeza..., ojalá dure mucho más. Eso sí, por ahora veo imposible volver a trabajar las ocho horas más una hora de trayecto, no soy capaz de separarme de él tantas horas, nos necesitamos y mientras pueda aguantar así, lo haré». Irene

....

«Cuando volví al trabajo remunerado la primera vez, mi bebé se quedó con su papá. Y mi papá venía a hacer la comida y cuidarlos a ambos. Como las funciones eran por la noche, mi padre llegaba a la tardecita. Traía una o dos bolsas con alimentos. Cuando se hacía la hora, salíamos los cuatro con el carrito y me acompañaban hasta el teatro. Allí nos despedíamos. Yo me quedaba trabajando. Y ellos tres se iban para casa. Entonces mi papá se ponía a cocinar. Armaba grandes comidas, mientras mi marido se ocupaba del bebé. Luego cenaban. Y se iban a dormir. Ellos la pasaban bien. Cada uno disfrutaba de su parte del asunto. Y si bien para mí fue una etapa difícil, saber que ellos estaban bien me ayudaba mucho a ocuparme de mi trabajo. La cadena de cuidados que libera». Silvia Aguado

....

«Mi bebé nació el 1 de mayo de este año, tres semanas antes de la fecha prevista de parto, que casualmente coincidía con mi fin de contrato y renovación de este. Estuve del 1 al 21 de mayo de baja de maternidad con mi empresa. Y luego tuve que coger la maternidad de la seguridad social porque no me podían hacer el contrato porque estaba de baja. Hablé con mi empresa y, para no perder semanas de antigüedad (de cara a puntos en una futura oposición), acordamos que trabajaría un día para hacerme el contrato y luego me volvería a coger el permiso, y así lo hice.

Trabajé un día (con mi sacaleches a media jornada), con pena por dejar a la bebé de siete a tres sin su teta, pero estaba con el papi con leche extraída y leche de fórmula, por si acaso y para mayor tranquilidad (finalmente se tomó treinta mililitros). Cuando volví, tomó teta y todos felices. Ahora, acabando el permiso de maternidad con pena, pero con la tranquilidad de que podré sacarme leche en mi descanso (bebé al cole e iniciaremos lactancia mixta, primero mi leche y, si tiene más hambre, biberón). En resumen, he perdido tres o cuatro semanas de antigüedad en mi empresa (pública) porque no me han podido contratar al finalizar mi contrato, pero me han dado muchas facilidades y flexibilidad. Mi primera lactancia y el trabajo fue ideal, porque trabajaba en el cole (ahora ya no), entonces le daba teta a las ocho menos diez, en el descanso, y luego a las tres. La primera parte de la lactancia fue cuando mi primera hija fue a un cole diferente del mío. Cuando iba a buscarla después de trabajar o de hacer la compra, aprovechaba con el sacaleches puesto todos los minutos para sacar leche, que luego ella no quería. En las dos lactancias hubo preocupación porque, como bien dices, hacen huelga de hambre durante el día y por la noche la recuperan. Además de la presión del entorno por seguir dando la teta a demanda, pero a mí, plin, más me lo dicen, más que saco la teta».

Blanca Parra

«Para mí, la decisión de destetar fue muy meditada. Siempre supe que no podría amamantar durante muchos meses, ya que es totalmente incompatible con la medicación que tomo para combatir mi enfermedad crónica, la narcolepsia. Estoy muy orgullosa de haber podido dar lactancia materna a mi hijo, aunque solo fueron tres meses y medio. Supuso un gran esfuerzo, ya que no es fácil estar somnolienta durante todo el día... La sensación de somnolencia diurna es difícil de llevar y te genera cierto mal humor que, junto con el posparto, ¡no fue fácil! Pero el amor puede con todo. Mi bebé me dio las fuerzas y la alegría más inmensa que jamás había sentido, y decidí continuar y seguir su ritmo. Básicamente, comíamos y dormíamos. Una vida relajada. No había nada más en el mundo. No había más planes. Solo importábamos nosotros y mi pareja, que por supuesto fue fundamental en todo esto. También creo que la COVID-19 me ayudó de manera positiva. Me enseñó que podía vivir de más tranquila en casa, sin querer hacer siempre tantas cosas... El periodo de confinamiento me ayudó a lanzarme y dejar mi medicación para buscar el embarazo tan deseado. Creo que he querido ser madre desde muy pequeña, es uno de mis primeros recuerdos. Volviendo al tema principal, cómo decidí el destete... Una muy buena amiga mía, madre de tres hijos, que trabajó muchos años conmigo en la multinacional donde llevo once años, me dijo: "Haz un cambio cada mes". Ejemplo: dejar el pecho, sacar al bebé de la habitación, volver al trabajo, etcétera. Y eso fue lo que hice... Soy metódica y este esquema mental me ayudó mucho. Yo siempre hice lactancia mixta. Le daba un biberón de leche artificial al día. No sé muy bien por qué, pero a mí me dio tranquilidad que le gustara y eso significaba que podía destetar en cualquier momento. Con mi enfermedad, me daba miedo no poder continuar la lactancia mucho tiempo, así que esta estrategia me dio tranquilidad mental. Destete: a mediados de julio, cuando mi hijo tenía dos meses y medio, empecé a incrementar el número de biberones de leche artificial y poco a poco a espaciar las tomas de pecho. Me ayudó mucho darle el biberón o el pecho en la misma posición. Siempre con mi almohada de lactancia... Juntos y bien acurrucados. Seguir nuestra rutina de abrazarnos y que me oliera. Que el bebé se acostumbrara a que el biberón también se le daba con cariño y tranquilidad, igual que el pecho... Y podía dormir y relajarse, igual que hacía con la lactancia materna. A mediados de agosto dejé totalmente de darle el pecho. Los últimos días tenía muy poca leche e hice un par o tres de intentos de sacarme manualmente lo poco que quedaba... Me ayudó para las últimas tomas... Yo nunca quise usar ningún aparato para sacarme leche. No estoy en contra ni nada, pero no me veía haciéndolo. Estuve muy pegada a mi hijo los primeros meses, así que tampoco tuve la necesidad, la verdad. Y esos últimos días, me ayudó lo de sacarme gotitas manualmente... Me recomendasteis ver un vídeo en YouTube y seguí esos pasos... que ahora ni recuerdo. Recuerdo que el día que di el pecho por última vez, mi pareja me dio una sorpresa y me regaló un masaje con una terapeuta buenísima, que vino a nuestra casa, en medio de la naturaleza del Empordà. Estuvimos hablando y ella me dijo que, en lugar de estar triste o sentirme extraña porque la lactancia había terminado..., cambiara el pensamiento y lo enfocara hacia la gratitud: dar gracias a mi cuerpo por haberme permitido ser madre y alimentar de manera natural a mi hijo durante todo ese tiempo. Mi cuerpo que tanto me costó reconocer durante esos meses, con todos los kilos de más, con la barriga, la cicatriz de la cesárea, los pechos que nunca me gustó tener grandes..., todo ese conjunto de cosas estéticas que podría calificar como negativas, conseguí borrarlas. Y me quedé con el mensaje de agradecimiento. Gracias, cuerpo. Gracias, barriga. Gracias, pechos. Y poco a poco, volvimos a la ciudad. Sabiendo que regresaría al trabajo a mediados de octubre, aproveché las semanas que me quedaban para buscar guardería y tenerla elegida para cuando hiciera falta, cambié al niño a su habitación para dormir y empecé el plan de relevo con mi pareja, ya que él se quedaría en casa con el niño durante un par de meses cuando yo volviera a trabajar. Mi incorporación a la multinacional fue a la vez fácil y difícil. El hecho de que el niño estuviera con su padre me lo hizo muy fácil. ¡Sabía que estaba en las mejores manos! Pero lo difícil fue enfrentarme a cómo podría estar yo fuera de casa doce horas al día. Un cambio muy radical después de haber estado tan unida a mi hijo todos los días, sin dejarlo prácticamente por nada. Tuve la sensación de que realmente esto está muy mal organizado... Debería haber algún derecho al teletrabajo al menos un día a la semana los primeros meses... O una reducción de horas por la adaptación... Porque en mi empresa no les gusta que la gente tome jornada reducida, y por eso ni lo planteé. Pero nada de nada, por suerte no me cogió por sorpresa, ya sabía que no había excepciones para nadie. Que en el trabajo tenemos que estar al cien por cien y punto. Así que lo tomé por el lado positivo... Realmente me gusta mucho lo que hago y me ayudó a volver a ser yo. Arreglarme, vestirme bien, ver a los compañeros, trabajar y pensar en cosas distintas a mi hijo... Fue como darme cuenta de que había sido madre, de que la Cristina de siempre hacía las mismas cosas, pero, además, en casa tenía un regalo al llegar cada día que me esperaba y que llenaba mi vida como nadie. Incluso ahora que mi hijo tiene dos años, llego a casa y me desprendo completamente de mi trabajo. Tengo dos vidas separadas. Estoy en una o en la otra. No hay conciliación. Pero no lo tomo como un drama..., con organización y buena disposición, disfruto de las dos vidas. Y, obviamente, siempre priorizaré la familiar, la incondicional, la que me da la vida, la que me cuida y la que me llena de ganas de mirar hacia el futuro para ver crecer a mi hijo». Cristina

«**Trabajo dirigiendo un centro de salud mental grave, soy psicóloga** y me incorporé al trabajo justo tras las dieciséis semanas de permiso de maternidad. Ahora mi bebé va a cumplir dos años y seguimos con la lactancia materna. Hasta que empezamos la alimentación complementaria, siempre ha sido lactancia materna exclusiva y, hasta el día de hoy, nunca ha tomado leche de fórmula. Estuve con el sacaleches hasta que cumplió dieciséis meses, en el trabajo tuve facilidades para poder extraer leche entre reunión y reunión o paciente y paciente, esa leche la almacenaba y se la daba a la persona que cuidaba a mi bebé para que se la ofreciera durante el día siguiente. Al principio hice un banco de leche, pero, aunque me reservaba momentos para sacar leche en el trabajo, ese banco se agotó porque no es tan fácil sacar suficiente leche durante el día para el siguiente si tienes que lidiar con el estrés del trabajo, la responsabilidad, las obligaciones..., sacarse leche frente a un ordenador o hablando por teléfono con mil personas no es nada fácil. Había días que sacaba en una sesión de extracción un biberón entero y, otras, tan solo algún mililitro, me frustraba, lloraba, me desesperaba, la gente de mi entorno (entiendo que con su buena intención) me decía que dejara ya la lactancia materna, que no era necesario, que le diera un biberón y listo, que era masoquista..., en fin, muchos comentarios bien o mal intencionados que desgastan mucho y que te hacen dudar mucho. Por otro lado, tuve unas grietas horribles en ambos pezones y no encontraba asesores de lactancia que me ayudaran, en mi entorno es raro dar el pecho y mucho menos durante tantos meses, yo no soy demasiado de

redes sociales —de hecho conocí la existencia de Alba cuando mi niña tenía quince o dieciséis meses—, así que me limpiaba las heridas con agua y jabón, estuve en urgencias varias veces, me mandaron alguna pomada, y al usar el sacaleches muchas veces la leche se manchaba de sangre y, como no sabía si valía o no, la desechaba y vuelta a empezar. Gracias a mi instinto y a mi perseverancia logré lo que me propuse y mi bebé ha ido creciendo sana y fuerte. Cuando comenzó la guardería a los dieciséis meses, decidí prescindir del sacaleches y ahora seguimos igual de felices con la lactancia materna cuando estamos juntas».
Paula

....

«Había peleado mucho por la lactancia. Es la parte más especial de mi maternidad. Gracias a una asesora y mucha perseverancia, conseguí mi lactancia materna exclusiva tras dos meses de dolor. Pude volver al trabajo cuando el peque tenía cinco meses, casi seis, pero todavía no se sentaba solo, así que no habíamos empezado con la alimentación complementaria. El apego que tenía y tengo con él me hizo sufrir mucho para separarme; mi chico era el que se quedaría con él. No me apetecía volver a trabajar a pesar de que todo el mundo me decía que me iba a venir bien. ¿Bien? Yo quería darle teta a mi bebé tranquilamente y pasarme el día con él. Probamos biberones. De un tipo, de otro. Vasito, cuchara... Biberones como porrón fue lo que terminó funcionando. Pero ¡a veces ni eso! Sufría mucho pensando en si habría tomado leche o no..., alguna vez me escapé a casa para darle teta. Me iba desnudando en el ascensor prácticamente y llegaba a casa ya con un pecho fuera.

Nunca me funcionó muy bien el sacaleches, no me salía demasiada leche y para conseguir unos tristes mililitros me las veía y me las deseaba. Por esto mismo nunca fui capaz de hacerme un buen banco de leche y opté por sacarme la toma todas las noches. ¡Qué horror! ¡Qué poco me salía! Me acostaba rendida, sabiendo que me esperaba una noche dura y que encima ya había robado una hora de sueño a mi descanso. Echando la vista atrás, estoy orgullosa de mi determinación, pero no sé si volvería a hacer lo mismo. Quizá sí, ¿quién sabe? La maternidad va de comerse "yo-nuncas" constantemente. A los dos meses cogí una excedencia cuando mi padre me sugirió que podía ayudarnos económicamente para que pudiera cuidar y disfrutar de mi hijo que, al fin y al cabo, seguía siendo un bebé. ¡Gracias a él pude disfrutarlo nueve meses en exclusiva! Trabajo en una universidad en la que no me pusieron ningún problema para ausentarme un tiempo y mis jefas directas me aplaudieron el gesto. Una de las mejores decisiones de mi vida. Tiene ya dos años y seguimos con la teta día y noche. Sin ganas de destetar. Esos meses de trabajo y sacaleches fueron estresantes, los viví con angustia. No tanto como el pozo del posparto, por supuesto, pero no es de mis recuerdos favoritos. Aun así, se pasa, todo mejora y muchas cosas acaban en el cajón de la nostalgia, ese al que nos asomamos de vez en cuando». Txaro Gomariz

....

«Era febrero de 2022 y mi hija Vera iba a cumplir cuatro meses. A pesar de eso, aún me quedaban casi dos meses más de baja por las vacaciones no disfrutadas del año anterior y la lactancia. Estaba llevando genial mi lactancia materna exclusiva y me sentía tremendamente orgullosa de haberlo conseguido, ya que era algo que deseaba con todo mi ser. Desde que me quedé embarazada hice la vista gorda a los comentarios despectivos de mi jefe al respecto. Yo era la única trabajadora de la empresa y su acoso por mi embarazo y posterior maternidad cada vez fueron a más hasta que cogí la baja y, evidentemente, cesaron, ya que dejé de estar presente. A principios de febrero me llamó mi jefe para pedirme que volviera a reincorporarme antes de lo que tocaba porque no estaban pudiendo sacar el trabajo adelante. Me pidió que hiciera media jornada por las mañanas y me pagaba, en negro, por supuesto, bastante más de la mitad de mi sueldo. En ese momento en casa nos iba muy bien ese aporte económico y pensé que también podía utilizarlo a modo test para ver cómo iba a ir reaccionando yo misma al separarme de mi hija unas horitas. El 14 de febrero de 2022 me reincorporé de diez a dos. Como en ese momento yo estaba salvando la situación, el acoso anterior no se mantuvo y todo era una balsa de aceite. Orgullosa, mantuve la lactancia. Me sacaba leche en el trabajo y conseguía suficiente cantidad para mantener a flote el banco que teníamos en el congelador. Todo iba bien, muy bien, diría yo, hasta que se acabó mi baja y el acoso volvió con más fuerza que antes. La presión que se ejercía sobre mí era tremenda con frases como "Mi vida es una puta mierda desde que te quedaste embarazada" o cuando pedí la reducción de jornada (que se me negó en un principio) se me dijo: "A ver si te crees que eres la dueña de la empresa o la única mujer del mundo que es madre". Toda esa situación de estrés me acabó generando una pérdida de la producción de mi leche y tuve que recurrir a la lactancia mixta. No me importó, pero tenía claro que no iba a perder mi lactancia por culpa de una situación ajena a mi hija y a mí. En terapia fui trabajando esa ansiedad y estrés (por los que llegaron a tener que medicarme para poder dormir) y aprendí a poner límites a mi jefe, y eso me hacía sentirme mejor y un algo más relajada y, poco a poco, conseguí tener un más de producción, aunque nunca volví a tener una lactancia materna exclusiva. Mis jornadas laborales eran de diez a una y de tres y media a ocho y media, lo que suponía llegar a casa y que mi hija durmiera, es decir, entre semana la veía de ocho a nueve y media, ya que teníamos la suerte de que Vera dormía doce horas del tirón desde los tres meses y medio. Evidentemente, pedí la reducción de jornada y todo se volvió un horror. Las frases fuera de lugar dieron paso a los gritos, los gritos abrieron la puerta a las amenazas y, por desgracia, las amenazas dieron paso a una agresión. Ya hacía tiempo que, asesorada por una abogada laboralista, iba a trabajar con una grabadora escondida en el pecho para poder demostrar todo lo que yo vivía en aquellas cuatro paredes. Evidentemente, hubo una denuncia de por medio donde mi jefe alegó que fue una discusión "sin más" y que yo la estaba sacando de contexto por las hormonas de la maternidad, sin saber que yo podía demostrar la agresión (porque estaba grabada) y las amenazas. El pro-ceso judicial ha sido muy duro. Mucho. Teniendo en cuenta que mi jefe vive a dos bloques del mío y que habitamos en un pueblo (Molins de Rei). Nos hemos estado encontrando habitualmente y su asedio ha continuado por las calles del pueblo, y también lo pude demostrar. Gané el juicio y una indemnización porque, evidentemente, por mi seguridad, renuncié a mi puesto de trabajo. (En el acta consta como despido improcedente para que en mi expediente laboral no quede como que me han despedido). Hoy día mi hija tiene dieciocho meses y seguimos con la lactancia mixta. Nos encanta a ambas nuestro rato de teta. Vera es una bebota feliz que me pide teti en varios momentos del día y yo soy una mami orgullosa que se la doy con una sonrisa cada vez que ella pide. Por ahora no me planteo que la lactancia se acabe, por lo menos finalizarla yo. Las dos somos felices y así seguirá. De toda historia se saca algo positivo». Olga

«Soy autónoma y me dedico a la gestión de empresas agrarias principalmente (subvenciones, PAC, altas y bajas en seguridad social de trabajadores del campo y autónomos agrarios, entre otras cosas), en mi empresa trabajamos dos personas, pero la otra es ingeniero y nuestros trabajos no se parecen para nada, por lo tanto delegar... no era una opción, algo puntual, pero poca cosa. En el embarazo trabajé hasta el último minuto y tenía muuucha barriga, por lo que era muy gracioso verme recorriendo las distintas administraciones, algún funcionario tuvo que pensar que paría allí, cierto es que me facilitaron mucho mi trabajo flexibilizando plazos, me ayudaron con algunos temas... se portaron muy bien, chapó por la Delegación de Agricultura de Albacete. Supongo que necesitarás otro tipo de historias donde haya habido alguna problemática, pero bueno... la mía manda un mensaje positivo, la lactancia de mi hija, puedo presumir, que ha sido totalmente exitosa. Rompí aguas el día 21 de diciembre (siete días cumplida) mientras estaba trabajando, nos fuimos para el hospital y mientras estaba en la sala de dilatación, todavía contesté muchas llamadas de clientes y resolví algunos problemas con el móvil. Nació el 22 de diciembre de 2021 a las siete menos cuarto, y sí, me tocó la lotería con ella, ja, ja, ja, ja. Como buena autónoma, a esa misma hora me estaban mandando al móvil los DNI del personal del campo para dar altas laborales, algo que no se puede posponer, así que dos horas tras el parto tuve que ponerme en contacto con una amiga con la que colaboro en ocasiones para que diera las altas para el día siguiente.

No pude hacer "piel con piel" porque, aunque fue parto natural, me mareé tras el parto y le dieron a Lucía a mi marido, el cual no me hizo ni caso cuando le dije que se quitara la camiseta e hiciera él el "piel con piel" (hasta la bata del quirófano llevaba puesta cuando los vi). La niña se agarró al pecho, como dice la gente mayor, "como si lo llevara haciendo toda la vida", y ahí empezó nuestra lactancia. Lucía es una tragona y cada hora llama a su mamá para que le dé unos chupitos de teti. El día 23 continué contestando llamadas de trabajo y había gente que, aunque le dijeras que acababas de dar a luz le daba lo mismo, lo que quería era que le solucionaran su problema. Nos dieron el alta el día 24 a las siete de la tarde y la Nochebuena la pasamos en casa los tres solitos, pero muy felices. No tengo claro en qué momento pasé del calostro a la subida de leche, lo que sí sé es que Lucía no lloró ni una sola vez por hambre. Las Navidades fueron relativamente tranquilas de trabajo, por lo que yo pude disfrutar de mi niña; tras las fiestas no me quedó más remedio que teletrabajar, así que mi baja maternal no fue tal, y Lucía y yo nos tuvimos que poner a trabajar, a medio gas, pero algo había que hacer, no podía cerrar el chiringuito, por lo tanto con la niña en el fular de porteo durmiendo y yo en el ordenador redactamos muchas memorias e informes de subvenciones, ¡¡¡las conversaciones al teléfono que habrá oído la niña sobre subvenciones!!! Mi marido cogió la baja paternal partida, así que por las tardes se quedaba con ella, salvo los ratos en que la teta tenía que entrar en acción, que eran muy frecuentes. Se terminó la baja de maternidad y tuve que volver a la oficina, menos mal que mi madre vive justo encima de mi oficina y Lucía ya solo mama cada hora, de noche de día aguanta algo más, por lo tanto, mi hija estaba con mi madre y yo abajo, y cuando hacía falta subía para amamantar a mi cachorrillo. Así que ni tuve que hacer banco de leche ni sacaleches ni lactancia mixta ni nada de nada, del envase al paladar. En octubre entró a la guardería y, claro, por las mañanas ya no podía mamar, al principio las tetas parecía que me iban a estallar, pero en unos días esa sensación se fue reduciendo, por la tarde Lucía se ponía las botas en su tetita y ya está. De esta forma yo trabajaba en la oficina por las mañanas y por las tardes teletrabajaba; después de la siesta, a mi hija se la llevaba mi suegra de paseo y así hemos estado hasta los dieciocho meses que decidí destetar para en un par de meses ponerme en un tratamiento de fertilidad; si no fuera así habría amamantado más tiempo, a Lucía no le gustó un pelo esta decisión y nos costó llorar un poco, hice un destete progresivo, lo primero que le quité fue la noche y lo último las siestas. Cuando retiré la teta totalmente, tuve unos días de mucha hinchazón de pechos, pero extraje un pelín de forma manual y en dos tres semanas se pasó. Tras dieciocho meses de lactancia ni una grieta, ni un bulto, ni una mastitis, nada de nada, lo único que tuve que corregir un pelín al principio fue el agarre y tuve mucha ayuda en una amiga matrona sobre este tema. Otros temas:

- En el hospital tuve cero ayuda con la lactancia, cero información, menos mal que yo me había informado bastante, y entre mi amiga y tú estaba preparada para lo que se avecinaba.
- Lo peor de la lactancia fue la gente diciendo que la niña dormía poco y se despertaba cada hora por culpa de la teta.
- Lo todavía peor fue descubrir que somos las propias mujeres las que más criticamos la lactancia.
- Lo mejor fue darme cuenta de que, aunque parezca mentira, los hombres (la mayoría de mis clientes) tenían paciencia a la hora de esperar un rato en la puerta de la oficina a que terminara de dar de mamar a mi hija, ninguno me ha puesto mala cara ni me ha hecho ningún comentario negativo al respecto, más bien lo contrario, todos me han dicho que es lo mejor que le podía dar.
- Y lo mejor, la niña se ha criado estupendamente, va en el percentil 85 y se ha puesto malita cuatro días contados, ha sido la única que no ha faltado a la guardería. La enfermera de pediatría siempre me ha felicitado por apostar por la lactancia más allá de los cuatro meses.
- Lo que me indignó y cabreó fue descubrir que, como autónoma, no tengo derecho a prestación por lactancia ni nada parecido; mi esposo —en régimen general— sí lo tuvo, pero la que tenía la teta era yo.

Volvería a repetir mi experiencia como madre lactante mil veces más, es lo mejor y lo más bonito que he vivido. Hay gente que califica esta época como muy dura, no digo que haya sido fácil, hasta los trece meses se ha estado despertando cada hora como máximo y, claro, aunque mi marido lo intentaba, la señorita quería su teta para conciliar el sueño, ya que el chupo le daba asco, pero a pesar de lo poco que hemos dormido, repetiría esta experiencia mil veces, para mí muy gratificante y compensa las noches sin dormir, una vez te acostumbras, ya no notaba el cansancio, ja, ja, ja, ja». Ana Noguerón

· ·

«He vuelto a trabajar a los cinco meses de mi hijo a principios de julio. Trabajo en Suiza en la parte francófona. No empezó nada bien, ya que mi jefa puso ojos como platos cuando le dije que daba la teta. Me preguntó hasta cuándo pensaba darla. Mentí y dije hasta más o menos un año (pienso seguir hasta cuando me dé la gana), y le recordé que la OMS recomienda hasta los dos. En Suiza es raro porque las suizas alemanas dan la teta mucho tiempo y en público. Entonces, aunque donde esté no se hace, hay como una conciencia de que se puede hacer. La ley dice que las pausas por amamantamiento no están deducidas de mi tiempo de trabajo durante el primer año. También tengo el derecho a dar la teta directamente o usar el sacaleches, no se me puede imponer qué hacer. Como nos acabamos de mudar, vivimos muy cerca de donde trabajamos, que la verdad no pensábamos que iba a ser tan importante y es clave. Trabajo como investigadora posdoctoral en la universidad, lo que es un gran privilegio, ya que tengo mucha flexibilidad. Voy dos horas cada mañana a la oficina y el resto lo hago mientras mi hijo duerme. Mi marido cuida a mi hijo cuando no estoy. Me voy durante su siesta de la mañana y tengo la impresión de que casi no se ha dado cuenta de que me he ido. El domingo antes de empezar lloré todas las lágrimas de mi cuerpo de rabia contra un sistema capitalista patriarcal que no nos da las posibilidades de "maternar" en buenas condiciones. Sentí una rabia inmensa por todas esas mujeres que no tienen un trabajo como el mío y que no se lo pueden organizar así. Ha sido una suerte que hayamos pasado el permiso de parentalidad juntos, ya que mi marido conoce las señales de hambre, sabe calmar a nuestro hijo y entiende la lactancia. Varias cosas que quería comentar son estas:

– El teletrabajo tendría que ser la norma si es posible para la vuelta al trabajo. Nos podemos organizar las horas alrededor de las de nuestras hijas e hijos. Tengo días larguísimos, pero hago mis siete horas diarias solo que en momentos diferentes y estoy para mi hijo cuando está despierto.
– He conseguido usar la ignorancia sobre la lactancia a mi favor. No entienden cómo funciona, no entienden que mis tetas se llenan y tengo que vaciarlas, ni que es a

demanda. Entonces he dicho que el pediatra me recomendó que comiera cada hora y media, y como el sitio donde puedo extraer leche está a la misma distancia que mi casa, preferí quedarme en casa. Soy investigadora en derechos humanos y si hubiera un proyecto de comparar legislaciones, me apuntaría con mucho gusto». *Alicia*

AGRADECIMIENTOS

18 de agosto de 2023

¡Otro agosto escribiendo! Aparte de los mosquitos y del calor no ha estado tan mal. Tengo que deciros que este libro lo empecé a escribir en julio de 2023. Acababa de terminar el tercer curso del grado de Logopedia y estaba exhausta. Me encontraba tan tan agotada que pensé que no podría, que no sería capaz ni de empezar ni de terminar este libro. Un miedo que siempre se me dispara, tengo terror a no terminar nada de lo que hago... y ya veis que parece que es algo totalmente infundado.

Bueno, a ello: los que tenéis mis otros libros ya sabéis que siempre necesito tener este pequeño espacio para dar las gracias.

En primer lugar y cómo no a la familia que me aguanta. Santa paciencia tenéis conmigo. Baba, Rome, María, Abril..., gracias. Este ha sido un verano de muchas emociones, de ir y venir, de cambios, de hacer relevos para cuidar a las peludas... ¡GRACIAS! *Us estimo.*

En segundo lugar, a la familia Lact-App. Estamos a punto de empezar una nueva etapa y eso siempre genera mucha ilusión. Gracias a todas vosotras, equipo, ha sido un verano de escribir y estar pendiente de Telegram para ver las novedades de LactApp Barcelona. En pocos días ya estaremos todos ahí, para empezar un nuevo período. ¡Seguimos creciendo juntas!

Y quiero dar las gracias especialmente a María Berruezo, por encaminarme en el primer capítulo y leer todo el libro con tanto detalle y paciencia. A Laia por sus ganas y su experiencia y a Enric, ¡que con este libro ya te gano por goleada! A Núria, que ha intentado leerlo, pero tenía entre manos algo más grande: LactApp Barcelona. Pero quiero dar las gracias muy especialmente a Anna Berruezo, que es un «gran ojo del halcón» y lo ve ¡todo, todo y todo! Sin la revisión exhaustiva de Anna se me hubieran colado muchas cositas... ¡GRACIAS!

A Noelia, Linda y Cristina, con las que hemos estado en contacto por WhatsApp o Telegram y siempre habéis preguntado por el libro o me habéis ayudado a procrastinar a ratitos.

A mis «compis» del equipo A: Rosa y Kiko, con los que comparto mis noches de poco sueño y muchos quebraderos de cabeza.

A Sara Sálamo, por hacer el prólogo de este libro mucho antes de que hubiera escrito ni una línea. He tenido el placer de acompañarte en tus dos lactancias: gracias por la confianza y por todo el cariño que me has demostrado siempre. ¡GRACIAS!

A Carmen Torres y María Espinosa, que forman Mamá Jurista, a las que os recomiendo infinito si tenéis que plantear consultas a nivel legal. Gracias por vuestra amabilidad y por aclararme las dudas.

Gracias a mi editora, Teresa Petit, por no soltarme la mano y estar siempre pendiente y con ganas de hacer más y más. Yo me habría rendido con *Somos la leche* y mira dónde estamos y lo mucho que nos queda.

Por supuesto, a todas las mujeres que me siguen en Instagram, que hacen la mejor comunidad del mundo y que, a pesar de los años, siguen aguantando el *Mucha teta* mañanero. ¡Sois la mejor comunidad del mundo mundial!

Y, por supuesto, a todas las mujeres que me han mandado su relato. Creo que al igual que en *Destete. Final de una etapa*, era esencial que este libro tuviera muchos testimonios. Al final nada ayuda tanto a una madre como otra, y los relatos son verdad, son posibilidad, son reflejo de lo que podéis hacer. ¡Gracias a todas! De nuevo he tenido que dejar fuera relatos, pero, aun así, ¡gracias, gracias, gracias a todas! ¡Ah! Y gracias a todas las demás seguidoras a las que pregunté temas puntuales y habéis aportado ideas geniales, ¡que tenía que incluir sí o sí en el libro!

Y, si me permitís, este libro se lo quiero dedicar a mis dos abuelas, a Rosa y Montserrat, de las que os he hablado al inicio de este libro y las que me gustaría que ahora me pudieran ver.

Y antes de cerrar esta nota de agradecimiento, quiero dejar otra para mí misma, para dentro de doce meses, concretamente, cuando este libro ya esté publicado, y yo ya haya terminado la universidad y sea logopeda: ¡LO HAS CONSEGUIDO, FLIPA EN COLORES!